呼吸器看護ケアマニュアル

編集

石原英樹 大阪府立呼吸器・アレルギー医療センター 呼吸器内科主任部長
竹川幸恵 大阪府立呼吸器・アレルギー医療センター 慢性疾患看護専門看護師
山川幸枝 大阪府立呼吸器・アレルギー医療センター がん看護専門看護師

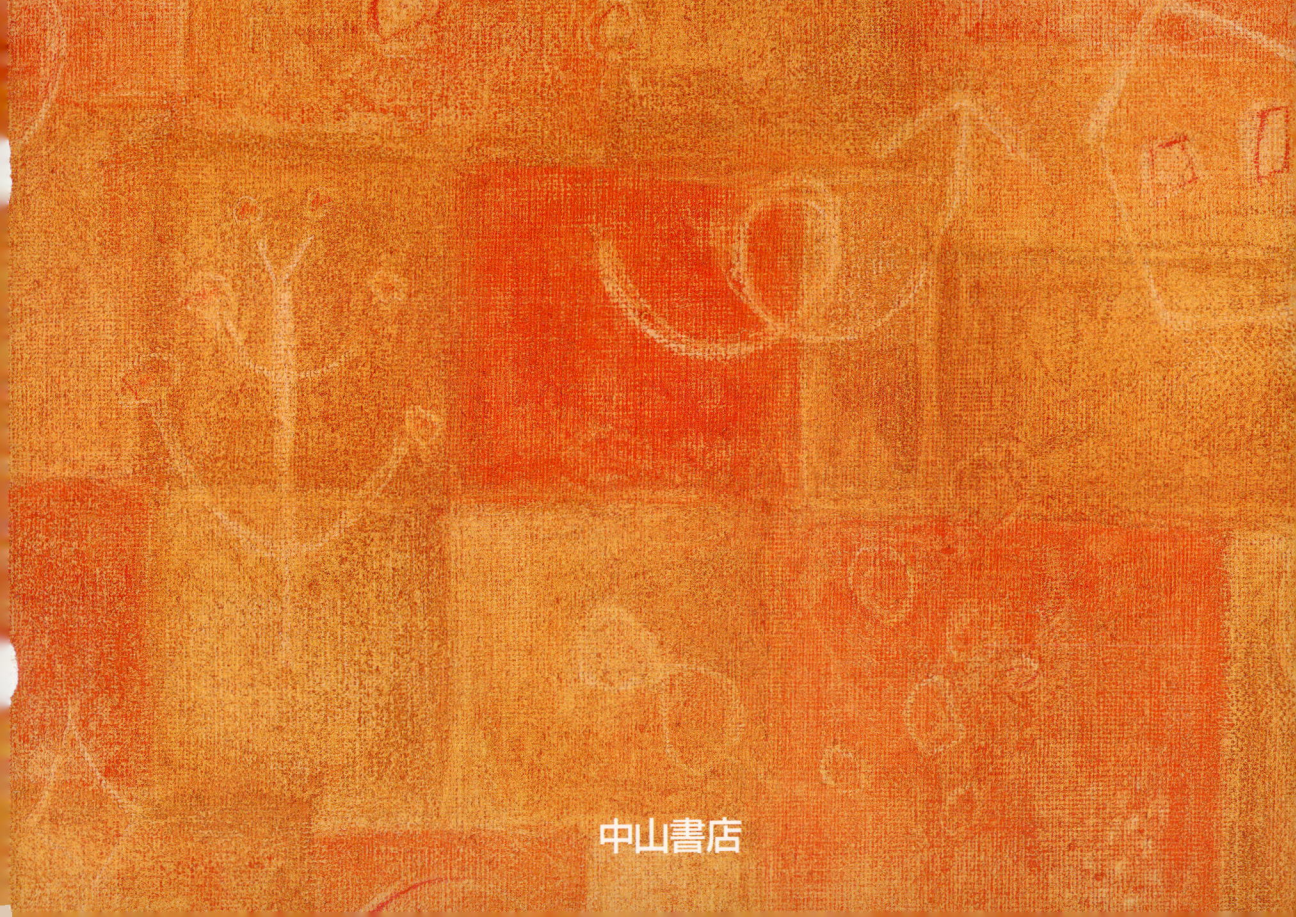

中山書店

執筆者一覧

●編集
石原　英樹　大阪府立呼吸器・アレルギー医療センター呼吸器内科主任部長
竹川　幸恵　大阪府立呼吸器・アレルギー医療センター慢性疾患看護専門看護師
山川　幸枝　大阪府立呼吸器・アレルギー医療センターがん看護専門看護師

●執筆者（50音順）
■医師
石川　秀雄　岸和田盈進会病院
石原　英樹　大阪府立呼吸器・アレルギー医療センター

■看護師
岩田　　香　大府立呼吸器・アレルギー医療センター
大下　真弓　大府立呼吸器・アレルギー医療センター
岡田由佳理　大府立呼吸器・アレルギー医療センター
荻野　洋子　大府立呼吸器・アレルギー医療センター
鬼塚真紀子　大府立呼吸器・アレルギー医療センター
川原イサヱ　岸和田盈進会病院
桑原田真弓　大府立呼吸器・アレルギー医療センター
堺　　幸子　大府立呼吸器・アレルギー医療センター
住田　桐子　大府立呼吸器・アレルギー医療センター
竹川　幸恵　大府立呼吸器・アレルギー医療センター
田中　　静　大府立呼吸器・アレルギー医療センター
橋本　美鈴　大府立呼吸器・アレルギー医療センター
樋野　仁美　大府立呼吸器・アレルギー医療センター
平田　明美　大府立呼吸器・アレルギー医療センター
虫明佐百合　大府立呼吸器・アレルギー医療センター
山川　幸枝　大府立呼吸器・アレルギー医療センター
山下　陽子　大府立呼吸器・アレルギー医療センター
吉井裕紀子　大府立呼吸器・アレルギー医療センター
良田　紀子　大府立呼吸器・アレルギー医療センター
吉田めぐみ　大府立呼吸器・アレルギー医療センター
渡部　妙子　大府立呼吸器・アレルギー医療センター

■薬剤師
嶋津　史恵　大府立呼吸器・アレルギー医療センター

■理学療法士
相田　利雄　大府立呼吸器・アレルギー医療センター

序

　「呼吸」は人間の生体現象のなかでも直接生命に関係するものであり，「呼吸」の破綻は生命の危機につながる．「呼吸」というと，まず肺でのガス交換（外界からの酸素の取り込みと二酸化炭素の放出）が思い浮かぶ．これは「外呼吸」といわれるものである．「呼吸」には「内呼吸」といわれる，もう一つの側面があり，細胞（ミトコンドリア）が酸素を利用してエネルギーを産生し，二酸化炭素を放出する代謝系のはたらきがある．

　したがって「呼吸」の障害は肺だけではなく，全身の変化を反映するため，呼吸器疾患に対する看護ケアには多岐にわたる知識が必要となる．また，呼吸ケアは，集中治療領域から慢性期・在宅までを幅広く包含しており，それゆえにチーム医療・地域医療連携が重要なキーワードとなるため，多職種による連携が必須である．このような企図から，呼吸器領域全般にわたる看護ケアに必要な呼吸生理・疾患の基礎知識と具体的な患者の看護・ケアを網羅した本書の企画がスタートした．

　本書の執筆では呼吸器看護ケアの基礎を中心に，できるだけ医療現場での実践に重点を置いた記述をお願いすることとなった．当初は執筆者のほとんどが当センター（大阪府立呼吸器・アレルギー医療センター）のスタッフという構成に，いささかの抵抗を覚えたのも事実であるが，それゆえのメリットもあると判断し，企画通りに進めさせていただいた．全体の構成にバランスが欠けている，あるいは独りよがり的な部分があるとすれば，その責任は編集に携わった私にある．

　本書が呼吸器看護ケアにかかわる全ての看護師の一助になれば幸いである．

　最後に本書の企画から出版まで，支援と助言を惜しまれなかった中山書店編集部の皆様，なかでも直接ご担当いただき，忍耐強く原稿を待っていただいた島田陽子氏に深甚の謝意を表する．

2014年7月

石原　英樹

CONTENTS

執筆一覧──ii
序文──iii

1章 呼吸器の基礎知識

1　呼吸器の解剖と機能 ……………………………………………………… 2
2　呼吸のしくみ（メカニズム） …………………………………………… 9
3　血液ガスと酸塩基平衡 …………………………………………………… 12
　COLUMN 酸素化の指標：PaO_2 と SaO_2 は状況に応じて使い分ける──13
　COLUMN 酸素解離曲線右方移動の意義──15
　COLUMN 酸素化の指標として PaO_2 を用いる際に留意しておくこと──16
　COLUMN $A-aDO_2$ の意義と注意点──29
　COLUMN アニオンギャップ──30
4　呼吸器の症状とフィジカルアセスメント ……………………………… 31

2章 疾患・症状別の看護

1　腫瘍
　・肺がん──42
　・悪性胸膜中皮腫──51
　　COLUMN 補償・救済制度──56
2　慢性閉塞性肺疾患（COPD） ……………………………………………… 57
3　感染症
　・肺炎──72
　　看護 TOPICS 人工呼吸器関連肺炎（VAP）──80
　・誤嚥性肺炎──81
　・結核──86
　　COLUMN 環境上の感染防止──93
　　治療 TOPICS 潜在性結核感染症（LTBI）の治療──94
　・非結核性抗酸菌（NTM）症──95
　・肺真菌症──100

- インフルエンザ —— 105
4 間質性肺炎（IP） 110
5 気管支喘息 122
6 気胸 133
7 びまん性汎細気管支炎（DPB） 140
8 気管支拡張症 145
9 急性呼吸窮迫症候群（ARDS） 152
   COLUMN ARDSの定義 —— 154
10 胸水貯留 161

3章 治療別の看護

1 外科的治療（開胸術，胸腔鏡手術〈VATS〉） 168
2 気管支動脈塞栓術（BAE） 175
3 化学療法
   ・がん化学療法 —— 181
   看護 TOPICS 外来化学療法の看護 —— 191
   ・抗結核薬 —— 194
   看護 TOPICS 外来DOTS（直接服薬確認療法） —— 197
4 放射線治療 198
   COLUMN 放射線宿酔 —— 205
   治療 TOPICS 多発性骨転移に対する内照射 —— 205
5 吸入療法 206
6 酸素療法 213
7 非侵襲的陽圧換気療法（NPPV） 223
8 侵襲的陽圧換気（IPPV） 232
   看護 TOPICS TPPV（気管切開下陽圧換気） —— 242
9 胸腔ドレナージ 244
10 呼吸リハビリテーション 249
11 気道ステント留置術 257
12 緩和ケア 264
   看護 TOPICS 非がん性呼吸器疾患の終末期ケア —— 270

4章 退院後の患者を支える看護

1 地域や社会資源との連携・調整 …………………………………… 274
2 呼吸器看護専門外来 ……………………………………………… 283
　　COLUMN その人らしさを理解するために必要なこと──284
　　治療TOPICS 地域の保険薬局薬剤師との連携──295
　　治療TOPICS 禁煙支援──299

付録●英略語一覧 …………………………………………………… 304

索引 ……………………………………………………………………… 309

1章 呼吸器の基礎知識

1 呼吸器の解剖と機能

呼吸器は，空気の通り道である気道（上気道，下気道）とガス交換を行う呼吸部（呼吸細気管支，肺胞管，肺胞嚢）で構成されている．

肺

- 肺の構造と位置を図1に示す．
- 右肺は，上葉・中葉・下葉の3葉，左肺は，上葉・下葉の2葉から構成される．それぞれの肺葉は，さらに肺区域に分かれる（図2）．

気道（図3）

上気道

- 鼻腔，咽頭，喉頭からなる．
- 役割：吸入気を下気道へ導くための経路，下気道への異物混入を防ぐ，吸入気の加湿・加温．

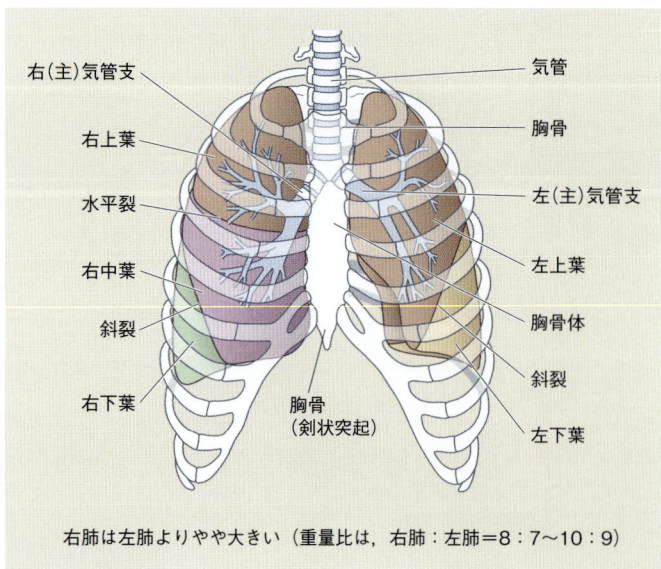

図1　肺の構造
（高橋仁美：呼吸器のしくみと働き．高橋仁美，佐藤一洋編著：フィジカルアセスメント徹底ガイド 呼吸．中山書店；2009. p.11 より）

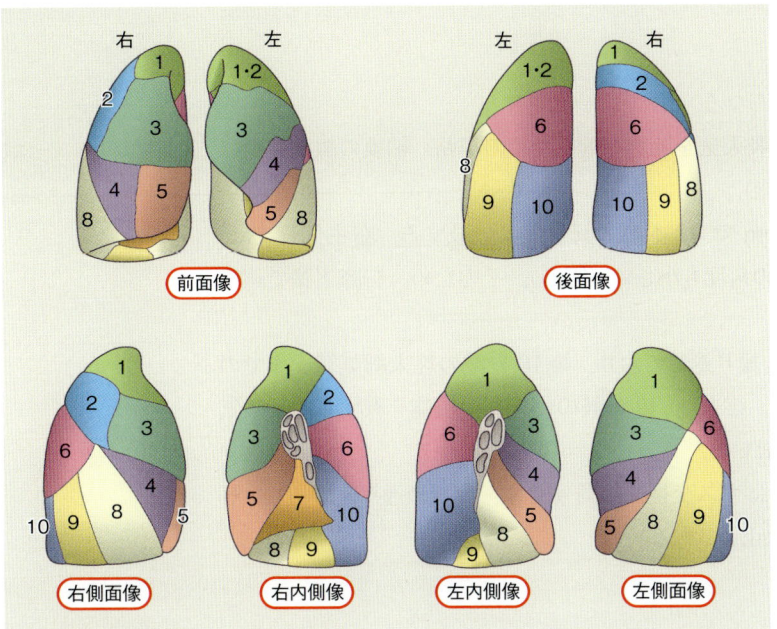

図2 肺区域
図中の番号は肺区域を示す．

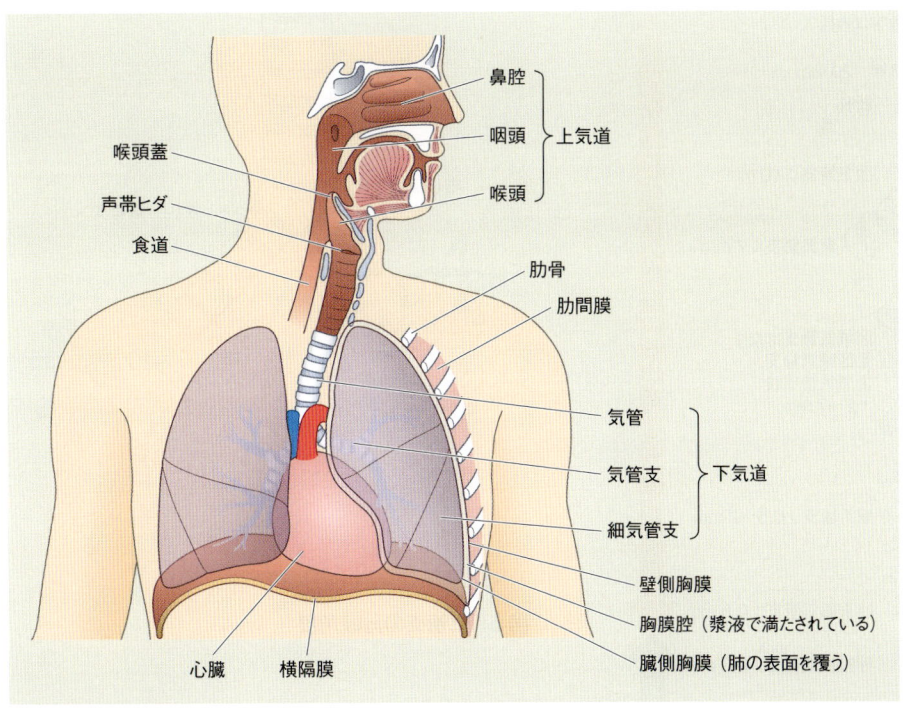

図3 気道の構成
(高橋仁美：呼吸器のしくみと働き．高橋仁美，佐藤一洋編著：フィジカルアセスメント徹底ガイド 呼吸．中山書店；2009．p.10 より)

下気道（図4）

- 気管，気管支，細気管支からなる．
- 役割：上気道から導かれた吸入気を肺胞へ導くための経路，粘膜の線毛運動による気道浄化（感染防御機能）．
- 成人の気管の長さは約 10 cm で，2 本の主気管支に分岐する．右主気管支は，左主気管支より太く，分岐の角度も小さい（図5）．そのため，右肺下葉で誤嚥性肺炎を起こしやすい．
- 主気管支は，23 回の分岐を繰り返しており，第 16 分岐の終末細気管支までのガス交換機能がない部分と，第 17～19 分岐のガス交換機能を有する呼吸細気管支とを合わせて，下気道という．
- 鼻腔から終末細気管支まではガス交換には関与せず，ガスの通り道であり，解剖学的死腔（成人で約 150 mL）である．

呼吸部

- 第 20 分岐以降は肺胞管，肺胞嚢からなる．

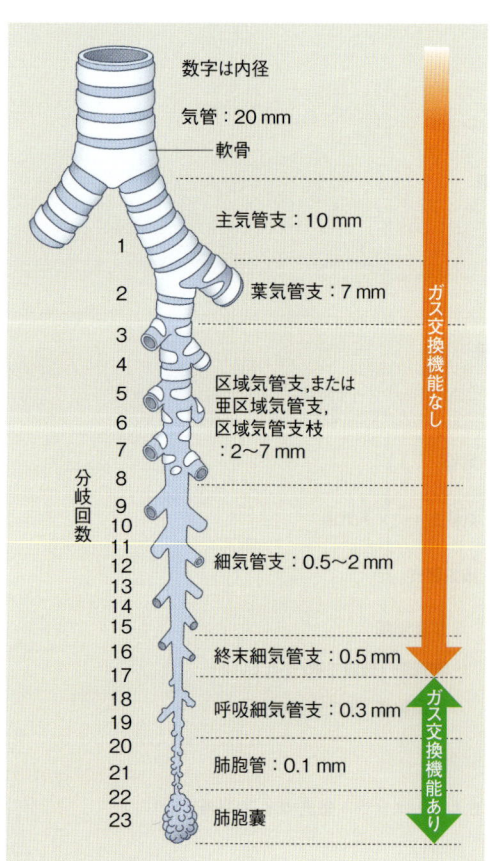

図4　下気道の解剖

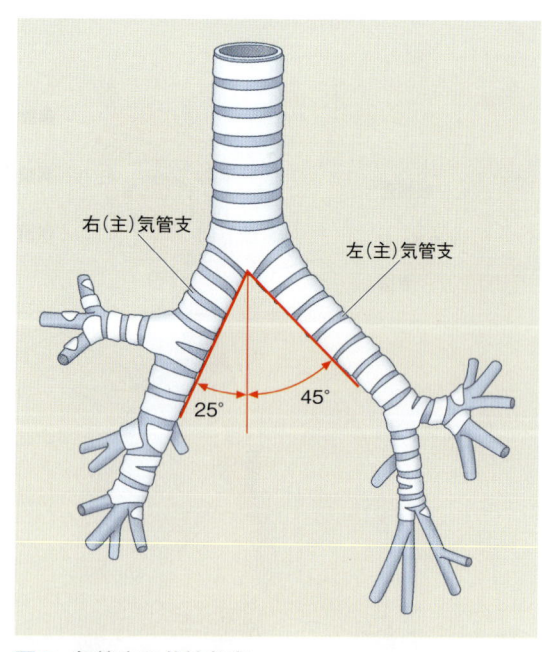

図5　気管支の分岐角度

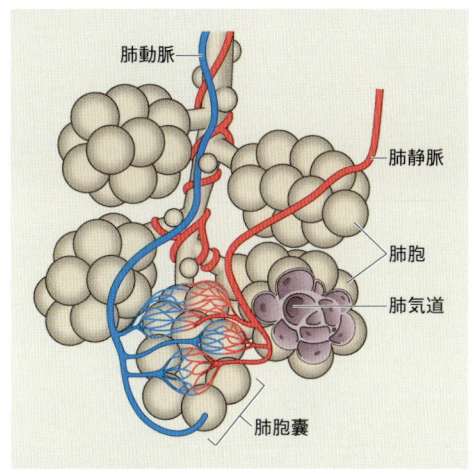

図6 肺胞実質系

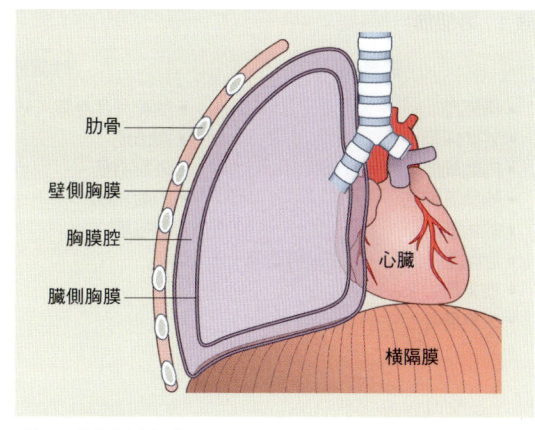

図7 胸膜の構成

- 役割：ガス交換．
- **肺胞**

　ガス交換は，肺胞実質系の肺気道，肺胞囊，肺胞で行われる（図6）．肺胞は，Ⅰ型とⅡ型の肺胞上皮細胞によって覆われている．Ⅰ型肺胞上皮細胞は，肺胞の約95％を覆っており，大気と毛細血管の間でガス交換を行う主要な部分である．Ⅱ型肺胞上皮細胞は，サーファクタント（界面活性物質）を分泌し，肺胞の萎縮を防いでいる．

胸膜（図7）と胸郭

- 胸膜は，肺の表面を覆う臓側胸膜と，胸壁の内面を覆う壁側胸膜からなる．2つの胸膜間の胸膜腔は，少量の胸水で満たされており，胸腔内での肺の動きを円滑にしている．
- 胸郭は，胸骨，第1〜12肋骨，肋軟骨，胸椎からなる．第1〜10肋骨は，肋軟骨を介して胸骨と連結するが，第11，12肋骨は連結していない．
- 胸骨角[*1]に，第2肋骨が付着しており，これは気管分岐部の位置にあたる．

[*1] 胸骨角：鎖骨と胸骨が交わる点から約3横指下の，胸骨が少し膨らんでいるところ．

呼吸筋（表1，図8）

- 呼吸筋とは，呼吸を行う筋肉の総称．
- 横隔膜：収縮・弛緩により呼吸運動のほとんどを担うドーム状の形をした，板状筋．
- 換気量が増大したときには，吸気筋である外肋間筋，内肋間筋の肋軟骨部や呼吸補助筋がはたらく．また努力呼気時には，肋軟骨部を除く内肋間筋や腹直筋などがはたらく．

表1 呼吸筋

吸気筋	呼気筋
・横隔膜 ・外肋間筋 ・内肋間筋の肋軟骨部 ・胸鎖乳突筋 ┐ ・斜角筋　　│ ・僧帽筋　　├ 呼吸補助筋 ・前鋸筋　　│ ・大胸筋など┘	・肋軟骨部を除く内肋間筋 ・腹直筋 ・外腹斜筋 ・内腹斜筋 ・腹横筋

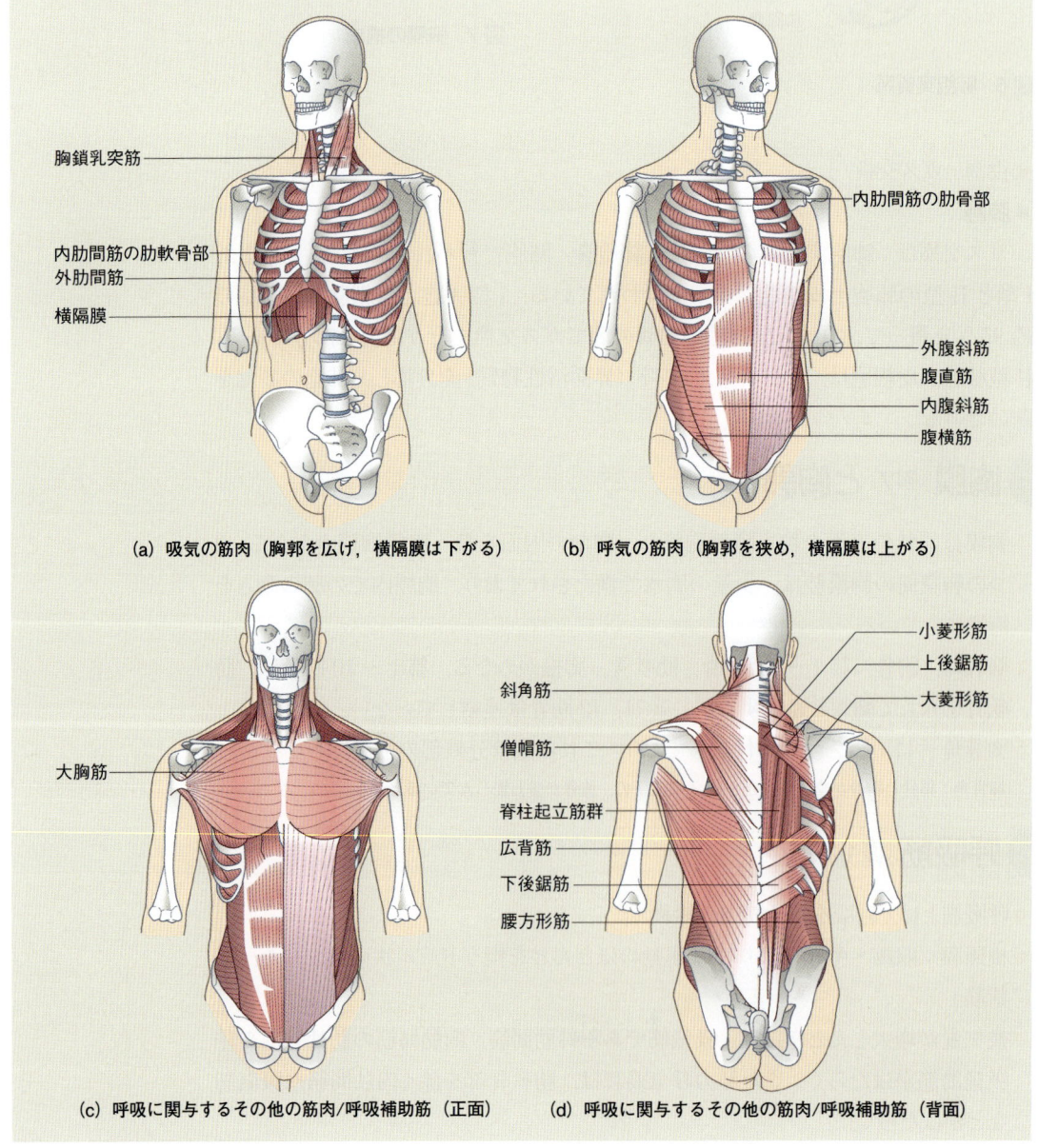

(a) 吸気の筋肉（胸郭を広げ，横隔膜は下がる）
(b) 呼気の筋肉（胸郭を狭め，横隔膜は上がる）
(c) 呼吸に関与するその他の筋肉/呼吸補助筋（正面）
(d) 呼吸に関与するその他の筋肉/呼吸補助筋（背面）

図8　呼吸運動に関与する筋群
（黒澤　一，佐野裕子：評価1―視診．黒澤　一，佐野裕子編著：呼吸リハビリテーション〈DVD付き〉―基礎概念と呼吸介助手技．学研；2006．p.37 より）

肺の血管

肺には機能血管と栄養血管がある．

機能血管（図9）

- 肺循環系の肺動脈，肺静脈がある．
- 肺動脈は，右心室から大動脈弁を越えたところから左右2つの肺動脈に分岐し，全身からの静脈血を肺へ送り込み，肺胞を取り囲んでいる毛細血管でガス交換を行い酸素化を得る．

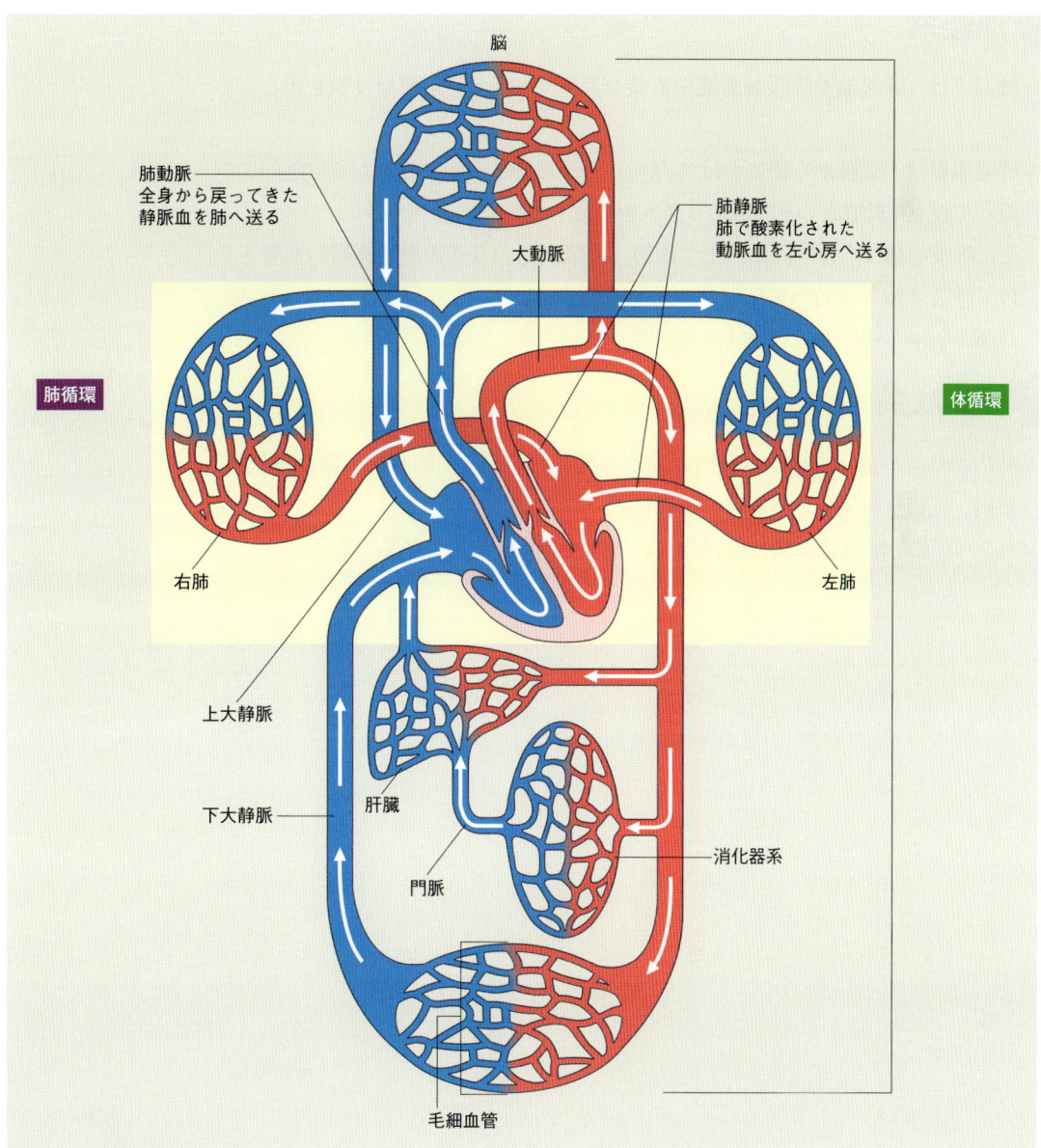

図9 体循環と肺循環

- 肺静脈は，肺で酸素化された動脈血を左心房へ運ぶ．
- 赤血球が肺毛細血管を通過する時間は安静時で0.75秒，運動時には0.25秒まで短縮する．
- 肺循環は，体循環と比較し，きわめて低圧であるため，血流は重力の影響を受けやすく，上方では減少し，下方では増加する．

栄養血管

- 気管支循環系は，栄養血管である気管支動脈と気管支静脈で構成されている．
- 血液量は循環系の1％であるが，気管支組織への栄養を担う重要な役割がある．

神経系

- 神経系は，呼吸筋や呼吸補助筋を直接コントロールする重要な役割を担っている．
- 呼吸中枢は，延髄から橋にかけて存在し，呼吸筋を一定のリズムで自動的に刺激して吸息，呼息という呼吸のリズムを形成している．
- また呼吸中枢は，行動調節，化学調節，神経調節の3つの調節機構の影響を受けて呼吸調節[1]を行っている．

[1]「呼吸のしくみ（メカニズム）」の表1：p.10参照．

リンパ系

- 肺内のリンパは，末梢から肺門に向かって流れており，肺リンパ節から気管，縦隔，気管支縦隔リンパ本幹へと流れていく．
- リンパ節の分布は肺腫瘍や結核のリンパ行性の転移などで重要である．

（竹川幸恵）

2 呼吸のしくみ（メカニズム）

換気のメカニズム

　換気とは，吸息によって肺内に大気を取り込み，呼息として肺内の空気を放出することをいう．吸気は，主に横隔膜の収縮運動と，胸郭を広げる運動により肺を拡張させて起こる．呼気は，横隔膜を代表する吸気筋の弛緩により受動的に行われる．

呼吸筋，呼吸補助筋

- 横隔膜は安静呼吸時の主役で，吸気時に収縮し，約1.5 cm垂直に拡大する．このとき，胸腔内圧は呼気終末時より約4 cmH$_2$O陰圧となり，400〜500 mLの吸気が得られる．呼気は，横隔膜などの弛緩により行われるため，安静時呼吸の呼気時には，呼気筋はほとんど使用しない．
- 換気需要が増加すると，吸気は外肋間筋や胸鎖乳突筋，斜角筋などの呼吸補助筋が，呼気には内肋間筋，腹直筋，内腹斜筋，外腹斜筋，腹横筋などがはたらく．

胸郭

- 胸郭の横径や前後径が広がることで吸気が得られる（図1）．
  - バケツハンドル運動：吸気時に外肋間筋が肋骨を外側・上方向に挙上させ，

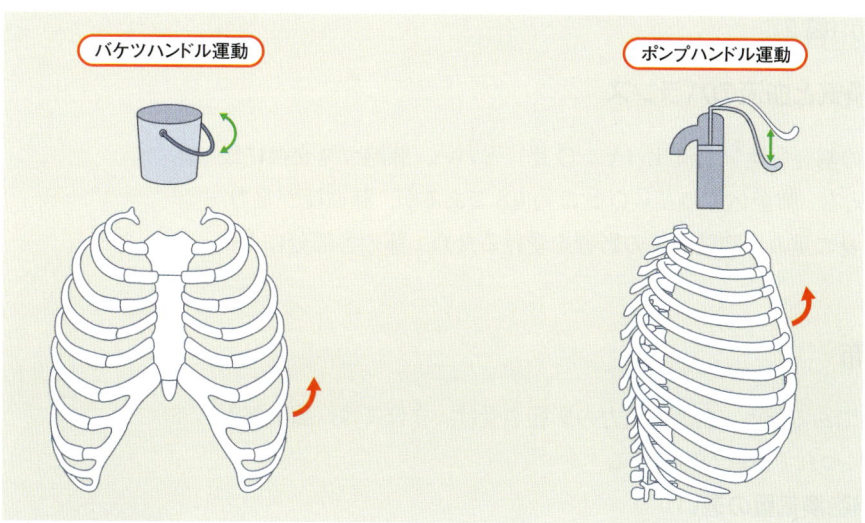

図1　胸郭の運動

表1 呼吸調節

呼吸調節の種類		関与する部位	刺激となるもの	反応
随意	行動調節	大脳皮質	発声，会話，情動の変化	—
不随意	化学調節	化学受容体 中枢化学受容野（延髄に存在）	主に，動脈血二酸化炭素分圧（PaCO₂）の変化およびそれに起因する脳脊髄液のpHの変化	・PaCO₂上昇時に反応し呼吸を促進する ・日常的な呼吸では，呼吸促進の刺激になるのは中枢化学受容野におけるPaCO₂の上昇
		末梢化学受容体（頸動脈小体，大動脈小体に存在）	主に動脈血酸素分圧（PaO₂）の変化	・PaO₂低下時に反応し，呼吸を促進する ・PaO₂ ≦ 60 Torrで刺激となる
	神経調節	伸展受容体（気道平滑筋に存在）	肺の伸展	・肺の膨張を感知（1回換気量が0.8～1.0 Lに増大）すると，迷走神経を介して吸息を抑制，呼気を促進する（ヘーリング・ブロイエル〈Hering-Breuer〉反射）

胸郭の横径を広げる．
- ポンプハンドル運動：吸気時に，胸骨を前上方向に拳上させ，胸郭の前後径を広げる．
- 胸郭の運動においては外肋間筋や胸鎖乳突筋，斜角筋も重要な役割を担う．

神経系

- 呼吸中枢は延髄に存在し，呼吸の基本的なリズムを形成している．また，大脳や橋，化学受容体，伸展受容体からの情報により呼吸調節を行っている（表1）．

ガス交換のメカニズム

ガス交換とは，空気中の酸素（O₂）を体内に取り入れ体内から二酸化炭素（CO₂）を排出することで，外呼吸と内呼吸に分けられる．肺で行われるガス交換を外呼吸といい，換気と拡散現象によって行われる．血液と組織・細胞間で行われるガス交換を内呼吸という（図2）．

肺局所における換気と血流のバランス

- 呼吸ガスと肺血流の割合を換気血流比（V_A/Q比）といい，肺胞ガス交換に最も大きな影響を与える．肺全体でのV_A/Q比は約0.8であるが，肺血流が重力，肺胞の容量が肺自身の重みと胸腔内圧の影響を受けるため，肺の各部分によって一様ではない．

肺血流の肺内分布

- 肺循環系は低圧系であるため，血流は重力の影響を受け，立位では，肺尖部から肺底部に向かうにつれて血流が増加する．
- 肺局所における肺胞換気量の違い
- 呼気終末時は，肺尖部では胸腔内圧の陰圧が強く大きく拡張しているが，肺底

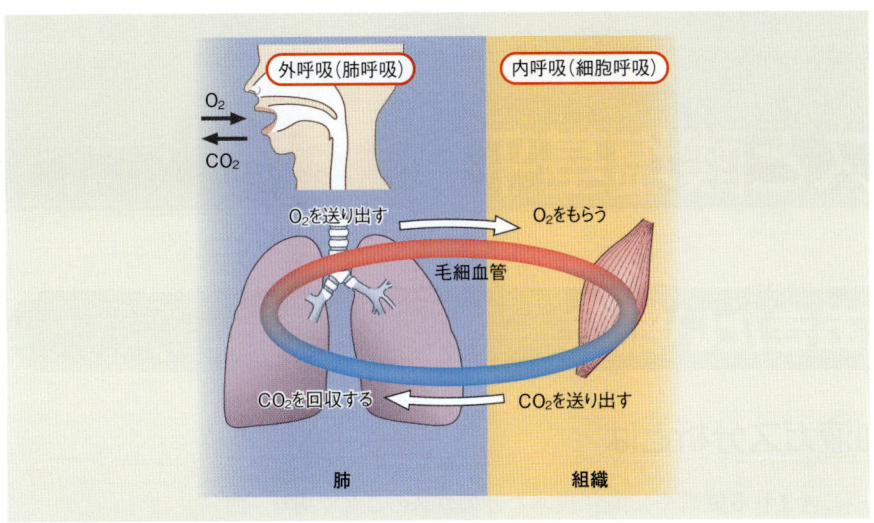

図2　内呼吸と外呼吸
(高橋仁美：ガスの交換と運搬．高橋仁美，佐藤一洋編著：フィジカルアセスメント徹底ガイド 呼吸．中山書店；2009．p.19 より)

部では，肺自身の重みのため，かなり収縮している．したがって吸気時の肺尖部の残気量は少なく，肺底部の換気量は多くなる．
- 前述の肺血流の肺内分布をあわせると，立位時，肺底部の血流は多く，肺胞換気量も多いため，ガス交換はよい．

● 肺胞腔-毛細血管の血液間でのガス交換
- 酸素と二酸化炭素の交換は，肺-毛細管膜を通して拡散により行われる[1]．
- 肺胞での酸素と炭酸ガスの交換に影響を与えているのが，肺胞換気量と肺毛細血管血流量である．

[1]「血液ガスと酸塩基平衡」の項：p.12 参照．

● ガス交換の異常の原因
- 低酸素血症の原因として以下の3点がある．
    - 換気血流比不均等[2]：肺胞で換気と血流比の均等が崩れている状態．
    - 拡散障害[2]：肺胞と肺毛細血管内の血液との間では，酸素と二酸化炭素の移動はガス分圧の高いほうから低いほうへと圧が均等になるまで移動し，平衡状態になろうとするが，平衡状態になりづらい状態．
    - シャント[2]：静脈血が肺を通らずに動脈系へ流れる状態．

[2]「血液ガスと酸塩基平衡」の項：p.12 参照．

(竹川幸恵)

血液ガスと酸塩基平衡

おさえておきたい概念

血液ガス，血液ガス分析とは

- 血液ガスとは血液中に含まれる酸素や二酸化炭素などのガスのことであり，血液ガス分析では一般的に動脈血液中のガス分析を行う．
- 体循環系の全ての動脈は同じ組成をもち，動脈血サンプルは肺のガス交換機能を表す．
- 動脈血液中の酸素分圧（PaO_2）と二酸化炭素分圧（$PaCO_2$），および pH や重炭酸イオン（HCO_3^-）などを調べ，正常・異常を見きわめる（**表1**）．
- ガス交換の指標は PaO_2，$PaCO_2$，動脈血酸素飽和度（SaO_2），酸塩基平衡の指標は pH，$PaCO_2$，HCO_3^-，過剰塩基（BE）である．

酸塩基平衡とは

- 健常者の血液は，pH 7.35〜7.45 すなわち軽度アルカリ性に保たれている．この範囲に pH を調節するメカニズムが酸塩基平衡である．
- pH が低下して酸性側に傾いた状態がアシドーシス，pH が上昇してアルカリ性側に傾いた状態がアルカローシスである．
- 生体が生存可能な pH の範囲は，6.8〜7.8 といわれている．
- pH の調節は，緩衝系による輸送と体内からの除去で行われる．
- 水素イオン（H^+）濃度の変化を小さくするメカニズムを緩衝作用という．
- 血液ガスと酸塩基平衡を考えるうえで最も重要な緩衝系は，炭酸-重炭酸緩衝系であり，以下の式で表される．

$$HCO_3^- + H^+ \rightleftarrows H_2CO_3 \rightleftarrows H_2O + CO_2$$

  - この緩衝系に H^+ が入ると，反応は右に進み，H^+ の上昇が抑えられる．

表1 血液ガスデータ解釈手順

まずガス交換の指標に注目し，次に酸塩基平衡の指標をチェックする
① PaO_2：酸素化に問題がないかどうか
② $PaCO_2$：換気が維持されているかどうか
③ pH：アシドーシス，アルカローシスがないかどうか
④ pH，$PaCO_2$，HCO_3^-：酸塩基平衡に異常がないかどうか

COLUMN

酸素化の指標：PaO₂とSaO₂は状況に応じて使い分ける

酸素化について考える場合，①肺できちんと血液が酸素化されているかどうか，②組織に必要な酸素が供給されているかどうか，に留意する必要がある．

■ 肺での酸素化の評価：PaO₂が有用

肺での酸素化を判断する際には，PaO₂が有用である．PaO₂が大気中から生体での酸素の流れ（「酸素カスケード（瀑布）とPaO₂の変化」の節参照）を表していることからも理解できる．また，酸素化能の指標（P/F比，oxygenation indexなど）は種々あるが，いずれもPaO₂をもとに計算されている．

例えば，空気呼吸下でのPaO₂が100 Torrであれば，肺での酸素化能に問題ないと判断するが，吸入気酸素濃度（F$_I$O₂）0.5でPaO₂が100 Torrであれば，何か問題があると判断することになる．しかし，いずれの場合も，PaO₂が100 Torrであるからといって，組織への酸素供給が十分かどうかは別問題となる．

一方SaO₂は，肺での酸素化能の指標という観点において，特に酸素投与を行っている場合は判断が難しくなってしまう．

例えば，F$_I$O₂1.0の酸素投与下で，PaO₂が500 Torrから100 Torrに低下すれば，何か問題があると判断するが，同じ状況をSaO₂で評価すると100％から98％程度の低下となり，誤差範囲だと判断する可能性がある．また，酸素解離曲線がアシドーシスやアルカローシスで左右へ移動している場合もあり（「PaO₂と酸素解離曲線」の節参照），この場合は肺に問題がなく，PaO₂の変化がなくてもSaO₂の値は変動する．

■ 組織への酸素供給の評価：SaO₂とヘモグロビン値が有用

組織に十分な酸素が供給されているかどうかを判断する際には，動脈血の酸素含有量がポイントになる．その酸素含有量の大部分はヘモグロビンと結合した酸素である．したがって，組織への酸素供給の状態を判断するには，SaO₂とヘモグロビン値が有用になる．さらに，心拍出量などの循環器系因子も組織への酸素供給に影響を及ぼす．

- 上昇したH₂CO₃はさらに反応が右へ進み，二酸化炭素が産生される．
- H⁺が増えるとHCO₃⁻も同時に消費されるが，HCO₃⁻は腎臓で再吸収されることで調節される．
- 肺での二酸化炭素排泄（換気）と腎臓でのHCO₃⁻の再吸収により，この炭酸-重炭酸緩衝系は常に飽和されることなく水素イオンの緩衝系として作用する．

● 以上の関係をHCO₃⁻とPaCO₂を用いて数式化したものが，ヘンダーソン・ハッセルバルヒ（Henderson-Hasselbalch）の式である（図1）．
● 体内で産生された二酸化炭素や水素イオンが体外へ排出されなければ，炭酸-重炭酸緩衝系が破綻し，血液のpHは低下し生命を維持できなくなる．したがって，肺と腎臓での酸塩基調節がpHの維持に重要な役割を果たす．
● 肺では，呼吸中枢の機能を介する分時換気量の増減によってPaCO₂が変化する．
● HCO₃⁻は腎臓の近位尿細管における再吸収の程度で変化する．
● 酸塩基平衡が保たれている状態を図2に示す．

$$pH = 6.1 + \log([HCO_3^-]/[H_2CO_3])$$

H_2CO_3 は $PaCO_2$ に依存しており，$H_2CO_3 = 0.03 \times PaCO_2$ となるので，この式は最終的に以下のように書き換えることが可能となる

↓

$$pH = 6.1 + \log([HCO_3^-]/0.03 \times PaCO_2)$$

したがって，下記のように考えると理解がしやすくなる

↓

$$pH = 6.1 + \log 腎臓/肺$$

すなわち，この式から理解できるように，HCO_3^- は腎臓で再吸収されることで調節され，$PaCO_2$ は換気で調節されている

図1 Henderson-Hasselbalch の式の理解

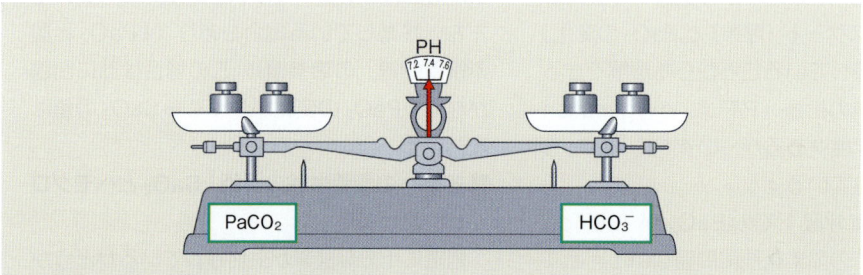

図2 酸塩基平衡が保たれている状態

動脈血酸素分圧（PaO_2）

PaO_2 と酸素解離曲線

- 酸素は溶解性，膜の透過性ともに低く，輸送にはヘモグロビンとの結合を必要とする．
- PaO_2 とヘモグロビン（Hb），酸素の結合度（ヘモグロビン酸素飽和度）の関係は酸素解離曲線（図3）で表され，標準的曲線は pH 7.40，$PaCO_2$ 40 Torr，温度 37 ℃の条件で適用される．
- 酸素解離曲線の上方部分（平坦部）（図3の①）
- PaO_2 が 100 Torr に上昇すると，ヘモグロビンはほぼ完全に飽和され，PaO_2 をそれ以上上昇させても，O_2 輸送にはあまり貢献しない．逆に，PaO_2 が 95 Torr から 70 Torr に低下しても，酸素ヘモグロビン量にはわずかな変化しか生じない．
- このことは，例えば PaO_2 を 95 Torr から 70 Torr に低下させる要因があるような中等度の肺疾患では，酸素ヘモグロビン量は有意に低下しないことを示している．

COLUMN
酸素解離曲線右方移動の意義

例えば図1に示すようなPaO_2が100 Torrから40 Torrに低下した酸素解離曲線右方移動の場合を考えてみよう．

標準曲線（図1の①）でのSaO_2の変化は98％－75％＝23％となり，全ヘモグロビンの23％分の酸素が組織に供給されている．一方，右方移動した曲線（図1の②）では，98％－50％＝48％となり，標準曲線に比べ，ヘモグロビンが25％分多い酸素を放出していることがわかる．

また図1の③に示すような右方移動の場合は，PaO_2が100 Torrに相当するSaO_2は90％となり，組織に供給される酸素量の減少が懸念される．しかし，PaO_2が40 Torrに相当するSaO_2が40％となるため，90％－40％＝50％となり，標準曲線でのSaO_2の変化を大きく上回ることになる．

例えば激しい運動をしたときには，筋肉での酸素消費量は増加するが，同時に嫌気性代謝によってアシドーシスになる．その結果，酸素解離曲線が右方に移動して組織への酸素供給を増加させるという合理的なメカニズムがはたらく．

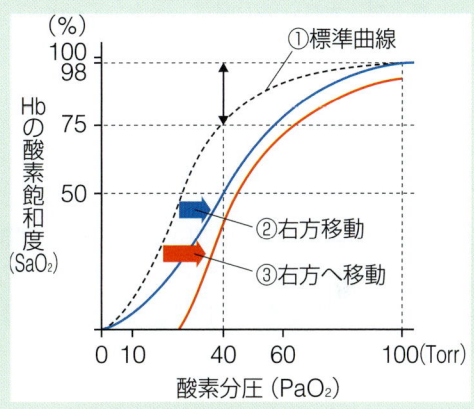

図1 酸素解離曲線右方移動

- ● 酸素解離曲線の急峻部分（図3の②）
- ● 一方，PaO_2が60 Torrから30 Torrへ低下した場合，酸素ヘモグロビン量は大きく低下し，O_2輸送に重大な支障をきたすことを示している．

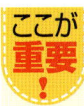
▶ PaO_2が高い肺などの組織では，ヘモグロビンは酸素を放出しにくく，逆にPaO_2が低い組織では，ヘモグロビンは酸素を放出しやすくなる．これによって，ヘモグロビンは組織に効率よく酸素を供給することが可能になる．

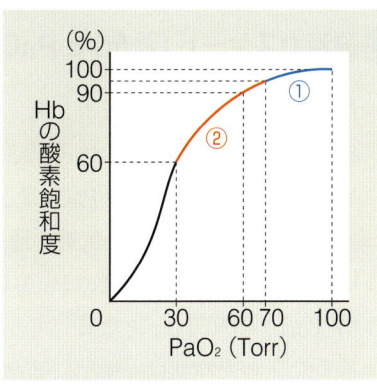

図3 酸素解離曲線

- ● 酸素解離曲線の移動
- ● 酸素解離曲線はS字の基本形は変わらないが，pH，$PaCO_2$，温度，2,3BPG（2,3－ビスホスホグリセリン酸）によって左右に移動する．アシドーシスや$PaCO_2$，温度の上昇の場合は右方移動，逆の場合は左方移動を起こす．
- ● 右方移動ではヘモグロビンの酸素親和性[*1]は減少，すなわちヘモグロビンが酸素を離しやすい状態になるので，酸素はヘモグロビンから放出され，組織にはより多くの酸素が供給される（COLUMN「酸素解離曲線右方移動の意義」参照）．

> **COLUMN**
>
> ## 酸素化の指標としてPaO₂を用いる際に留意しておくこと
>
> 例えば同じPaO₂ 100 Torrの場合でも，室内空気下，酸素5 L/分吸入下，ベンチュリーマスク50 %吸入下，リザーバーマスク15 L/分吸入下では，それぞれ意味合いが異なってくる．室内空気下でのPaO₂ 100 Torrは正常であるが，それ以外の場合，吸入している酸素の影響を加味する必要がある．その際に用いられる指標がP/F比である．
>
> P/F比 = PaO₂ ÷ F₁O₂
> （F₁O₂は0.5，1.0などで計算）
>
> このようにP/F比は，PaO₂だけでなく吸入気の酸素濃度を考慮しているので，より客観的な指標となる．ここで注意すべきことは，F₁O₂をできるだけ正確に評価するということである．
>
> したがって，鼻カニュラから酸素投与している場合は，正確なF₁O₂が評価できないため，P/F比を計算してもあまり意味がないことになる．しばしば，鼻カニュラ下の酸素吸入○ L/分の場合のF₁O₂は△%に相当すると判断して計算している場合があるが，鼻カニュラの場合，患者の換気量によってF₁O₂が変化する可能性があるので，厳に慎むべきであり，最低限ベンチュリーマスクの使用が望まれる．
>
> さらに人工呼吸器装着患者などでは，先述のP/F比に気道内圧（主にPEEP）を考慮した指標であるoxygenation indexが用いられることもある．

- 左方移動ではヘモグロビンの酸素親和性が増大する．

[*1] 酸素親和性：SaO₂ 50 %におけるPaO₂の値で，P₅₀と表される．P₅₀は，pH 7.40，PaCO₂ 40 Torr，温度37 ℃で26.8 Torrである．

酸素カスケード（瀑布）とPaO₂の変化

- 酸素が大気から吸い込まれ，肺，血液を通って体内組織での拡散に至るまでのPaO₂の変化を図4に示す．空気中の酸素は，大気圧（760 Torr）の21 %を占める．したがって空気のPaO₂は21/100 × 760 = 160 Torrとなる．
- 空気は吸入されると，上気道を通過する際に37 ℃の水蒸気飽和空気となる．
- 吸入された気道内の空気のPaO₂は21/100 × 713（大気圧760 Torr −水蒸気圧47 Torr）=150 Torrとなる．
- 肺胞に入った空気は，すでに肺胞に存在するガスと平衡になる．肺胞気は血液から肺胞へ拡散してきた二酸化炭素を含んでいるため，肺胞気のPaO₂はさらに低下する．
- 肺の拡散能がすぐれ，肺胞気と肺毛細血管血との間には大きな酸素分圧較差があるので，酸素が血液中に運搬されるときには，PaO₂はほとんど低下しない．
- 各部位からの毛細血管血が混和し，肺静脈，左房を経て動脈血液となる．しかし，それぞれの肺胞における酸素化の状態が異なるため，動脈血液のPaO₂は，理想状態の肺毛細血管血のPaO₂よりも低下する．
- 血液が体循環系を移動する間に，PaO₂は次第に低下する．それは，酸素が細胞外液へ拡散して出ていくからであり，最終的に組織に達する（図5）．

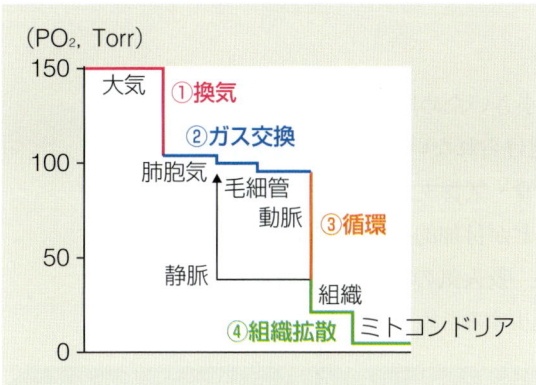

図4 O₂, CO₂ の輸送

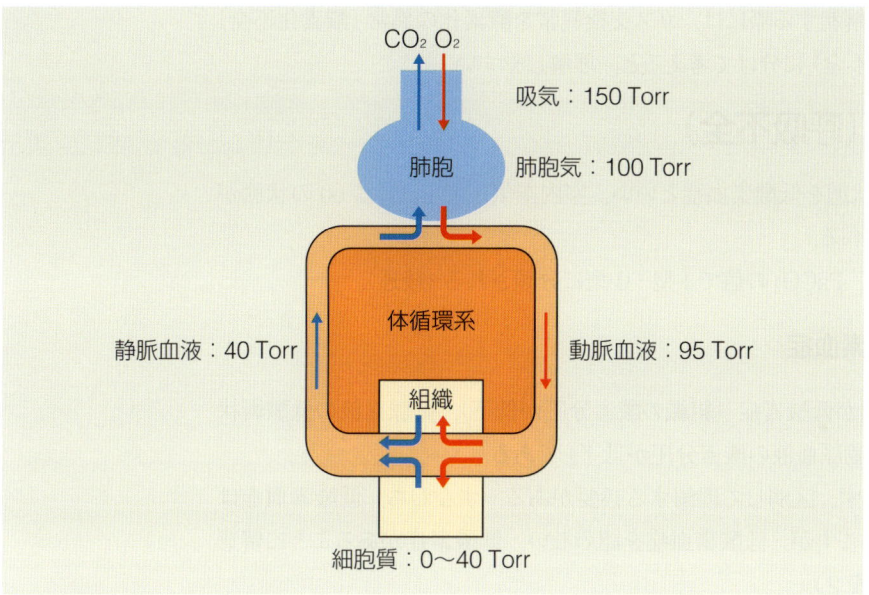

図5 各部位での PaO₂ の変化

動脈血二酸化炭素分圧（PaCO₂）

二酸化炭素の輸送と PaCO₂（図4, 5）

- 二酸化炭素は代謝によって産生され，静脈血液に溶解して肺に運搬される．
- 二酸化炭素は静脈血液と肺胞気の肺胞での接触時に肺胞気へ移行する．大気中の PaCO₂ は無視できるほど小さいため，肺毛細血管血の PaCO₂ と肺胞気の PaCO₂ はほぼ同じである．
- PaCO₂ は，静脈血液経由で運搬されてくる二酸化炭素量（産生量）に比例し，二酸化炭素を受け取る肺胞気の量（肺胞換気量）に反比例する．

死腔とPaCO$_2$

- 先述のように大気中のPaCO$_2$は無視できるほど小さいため問題にならないが，実際の呼吸では呼気の一部を再吸入することは避けられない．この部分を解剖学的死腔といい，一般的には鼻腔，咽・喉頭，気管・気管支がこれに相当する．
- 人工呼吸器装着患者では，さらに気管チューブなどが付加的死腔となる．
- 死腔の増加に伴い呼気の再吸入量が増加すると，吸入気のPaCO$_2$が増加し，静脈血液から肺胞気への二酸化炭素の移行量が減少するためPaCO$_2$が上昇する．

ガス交換の異常

血液ガスデータを解釈する際には，ガス交換異常を酸素化の異常（酸素化不全）と換気の異常（換気不全）に分けて考えると，理解しやすい．

酸素化不全（呼吸不全）

- PaO$_2$が低下した状態を低酸素血症といい，室内空気下でPaO$_2$≦60の状態が呼吸不全と定義される．
- 呼吸不全はさらに，PaCO$_2$の値でⅠ型・Ⅱ型に分類される（後述）．

低酸素症と低酸素血症

- 組織の低酸素状態が低酸素症（組織の酸素分圧が低下），動脈血液の低酸素状態が低酸素血症（動脈血液の酸素分圧が低下）である．
- この2つを混同せず，区別して理解する必要がある．すなわち，低酸素血症は低酸素症を引き起こすが，低酸素血症を認めない，低酸素症があることに留意する必要がある（表2）．
- 動脈血液の酸素化の指標はPaO$_2$，組織の酸素分圧の指標はP$\bar{v}$O$_2$（混合静脈血酸素分圧）である．

低酸素血症のメカニズム

- 低酸素血症は，肺実質におけるガス交換障害（酸素化不全），換気の障害（換気不全）のいずれによっても起こりうる．
- 肺実質におけるガス交換障害の成因とは，拡散障害，換気血流比（V$_A$/Q）不均等分布，シャントである．これらの3つは高二酸化炭素血症は引き起こさない．
- 換気不全の成因は，肺胞低換気であり，これが高二酸化炭素血症を引き起こす．したがって，血液ガスデータで高二酸化炭素血症が認められる場合は，肺胞低換気が関与していることになる．
- 一方，低酸素血症に関しては，先述の拡散障害，換気血流比不均等分布，シャントに加え，肺胞低換気もその成因になり，これらの4つが単独あるいは混在

表2 低酸素症の分類

低酸素血症性低酸素症	・ガス交換障害による低酸素血症で，拡散障害，換気血流比不均等分布，シャント，肺胞低換気が原因となる
貧血性低酸素症	・酸素を組織に輸送するヘモグロビンの低下によって血液中の酸素含有量が低下することで生じる ・貧血のほかに，メトヘモグロビン血症，一酸化炭素中毒などの異常ヘモグロビンが増加する場合も酸素含有量は低下する ・PaO_2 は正常である
低心拍出量性低酸素症	・ショック・循環不全などで，心拍出量が低下し，末梢組織に十分な酸素が運搬されないことで生じる ・PaO_2 は正常または低下する
酸素利用障害	・青酸中毒，硫化水素中毒などでは，ミトコンドリア内の電子伝達系が障害され，酸素が利用できない結果，生じる ・PaO_2 は正常または上昇する
酸素消費性低酸素症	・敗血症，発熱，痙攣など組織の代謝亢進により酸素消費量が増加することで生じる ・PaO_2 は正常または低下する ・混合静脈血酸素分圧が著しく低下するのが特徴である

している場合がある．
- $PaCO_2 \leq 45$ Torr（肺胞低換気なし）の呼吸不全をⅠ型呼吸不全，$PaCO_2 >$ 45 Torr（肺胞低換気あり）の呼吸不全をⅡ型呼吸不全と分類する．

肺実質におけるガス交換障害の成因

拡散障害

- 肺胞に入った酸素は，通常は速やかに肺毛細血管に分布するが，間質性肺炎などで肺胞の壁が厚くなると，この肺毛細血管への酸素の受け渡しが障害される．これを拡散障害という．
- 正常な場合，図6に示すように，毛細血管を流れる静脈血液が肺胞と接触するときガス交換が行われ，酸素が取り込まれると同時に二酸化炭素が排出（拡散）される．
- 肺胞と毛細管血の間は，Ⅰ型肺胞上皮細胞，基底膜，毛細血管内皮などがあり（この部分を血液空気関門とよぶ），ガス交換はこれらを通して行われる．
- 血液空気関門が何らかの原因で肥厚した状態では，肺胞から毛細血管への酸素の移動に時間がかかるため，酸素が十分供給されず，低酸素血症をきたす．

◎拡散障害では，二酸化炭素の排出も障害されるが，二酸化炭素の拡散は酸素に比べ非常に速いため（酸素の数十倍），生理学的に問題になるような高二酸化炭素血症はきたさない．

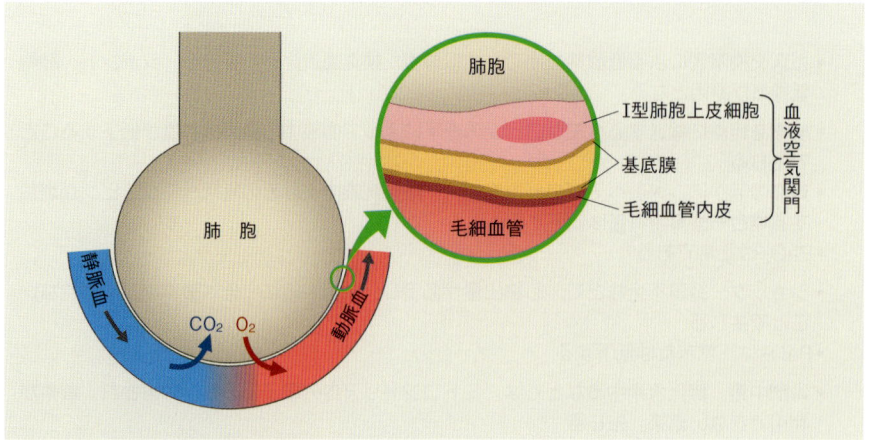

図6 肺胞でのO_2, CO_2の拡散

シャントと換気血流比

- 図7は同じ血流を受けている2つの肺胞を表し，どちらの肺胞でも正常にガス交換が行われている．これらの血液が合流したときの血液ガス成分を考えると，同じ成分の血液が混ざり合うので，当然，合流後の成分も同じになる．
- 次に図8のように，一方の肺胞に何らかの障害があるため十分なガス交換ができず，もう一方の肺胞で正常なガス交換が行われ，血液が合流した場合を考えてみる．
- この場合，まず$PaCO_2$は両方の血液の数値の平均値になる．その理由は，二酸化炭素に関しては，分圧と含有量の関係が直線的であるからである．
- ではPaO_2はどうだろうか？ 同じように（100 + 40）/ 2 = 70となるだろうか？ 残念ながらこの計算式は正しくない．なぜなら，血液では「酸素分圧 = 酸素含有量」ではないからである．正確にはそれぞれの酸素含有量の平均を求める必要があるが，酸素の大部分はヘモグロビンに結合しているという特性を考慮すると，合流した血液のSaO_2は両方の平均値でよいことになる．すなわち，（98 + 75）/ 2 = 86.5となる．酸素解離曲線から，これに相当するPaO_2を求めると約55 Torrとなる．
- このように，酸素化の程度が異なる毛細血管終末血が混合すると，最終的な動脈血液の酸素化の程度は，酸素化不良の部分の影響を強く受けることになる．

シャント

- シャントとは換気のない肺胞への血流のことである．
- したがってシャント部の血液は動脈血化されず，静脈血液がそのまま動脈に還流するために，低酸素血症の原因となる．
- この場合，換気がまったく行われていないため，FiO_2を上げても酸素化は改善されない．

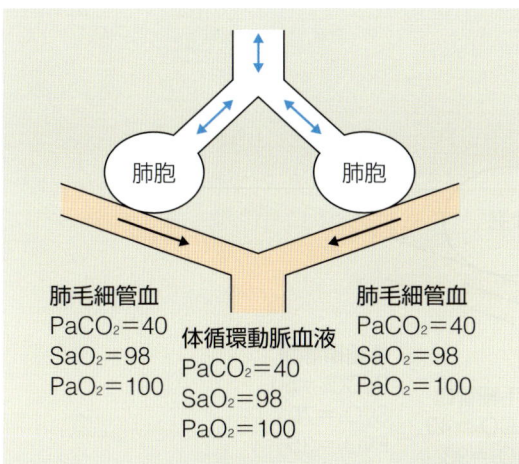
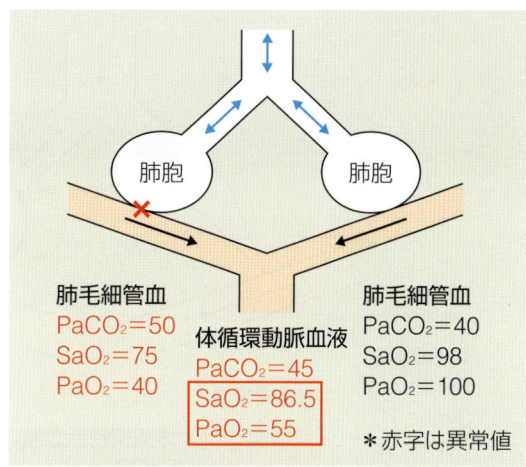

図7 正常な肺胞における血液ガス分圧と酸素飽和度

図8 ガス交換障害のある肺胞における血液ガス分圧と酸素飽和度

- 逆にいえば，酸素吸入を行っても改善しない低酸素血症の場合，シャントの存在が示唆される．
- シャントがある肺胞は大気と隔絶され，まったく換気ができないので，そこを通過する血液は酸素化を受けることができず，静脈血のまま，もう一方からの血流と合流する（図9）．
- その結果，図8のときと同様，最終的な体循環動脈血液の酸素化の程度は，酸素化不良の部分の影響を強く受けることになる．
- このケースに$F_IO_2 1.0$の酸素吸入をさせると，図9の下に示すようにシャントがある肺胞は酸素吸入の恩恵にあずかることはできないが，正常な肺胞のPaO_2は酸素吸入のため高値となる．
- しかし，合流後の体循環動脈血液の酸素化にはあまり寄与しない．
- したがって，シャントによる低酸素血症の改善には，人工呼吸などで虚脱した肺胞を開く必要があり，そこでのポイントは呼気終末陽圧（PEEP）である．

換気血流比不均等分布

- 肺胞での換気の状態と血流の状態は，場所によって異なる．そのため，各区域から肺静脈に流入する動脈血液の酸素化の程度が異なり，これを換気血流比不均等分布という．
- 例えば，仰臥位の場合，血流は重力の影響で腹側よりも背側に多くなる．一方換気は，自発呼吸の場合，下方の背側部の横隔膜の動きが大きいので，血流の多い背側部での換気が良好となるため問題にならないが，人工呼吸管理の場合は，上方の腹側部の横隔膜の動きが大きくなるため，血流の多い背側よりも腹側の肺の換気が良好となる．
- 酸素化の程度が異なる毛細血管終末血が混合すると，最終的な動脈血液の酸素

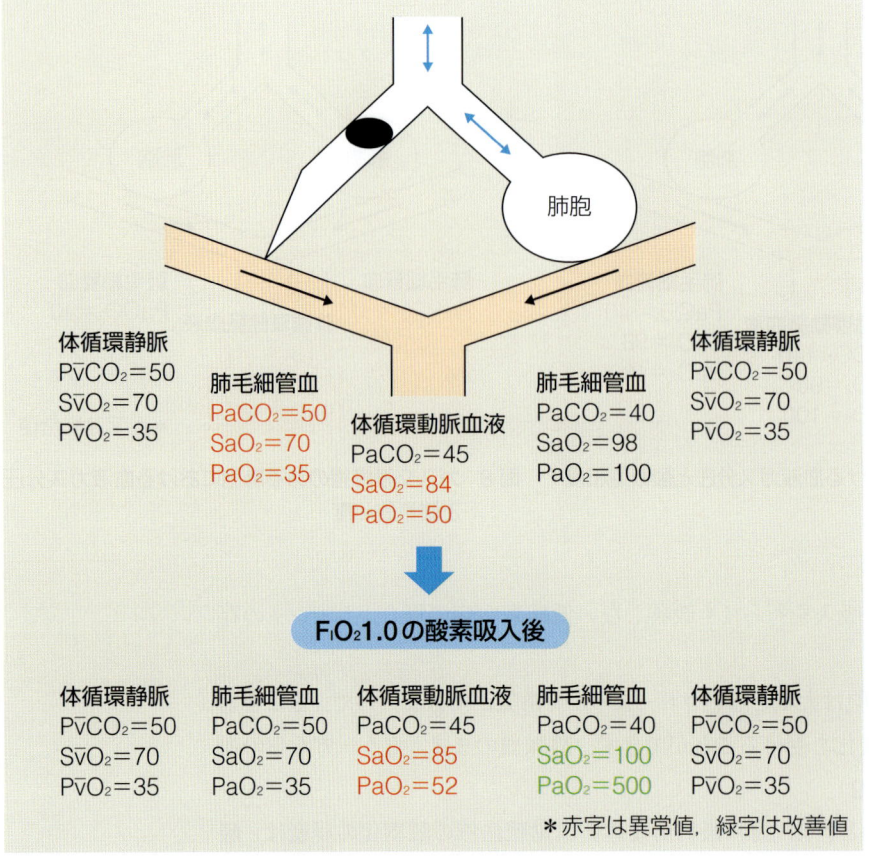

図9 シャントのある肺胞での血液ガス分圧と酸素飽和度

化の程度は，酸素化不良の部分の影響を強く受ける．これは，先述の酸素解離曲線での SaO_2 と PaO_2 の関係に起因しており，SaO_2 が PaO_2 を規定するためである．

- 換気血流比不均等分布による PaO_2 低下は，シャントとは異なり，酸素吸入により改善する．

- **換気異常，血流正常モデル（図10）**
- 図10 の一方の肺胞は換気が乏しいため，肺胞気酸素分圧（P_AO_2）は右の肺胞と比べて低下し，逆に肺胞気二酸化炭素分圧（P_ACO_2）は高値となる．
- したがって，合流後の体循環動脈血液の PaO_2 が低くなるだけではなく，$PaCO_2$ の上昇も伴う．$PaCO_2$ 上昇の程度は，換気が悪くなり P_ACO_2 が高値になるほど高くなることがわかる．

- **同じモデルで換気量を増やした場合（過換気気味にした場合）（図10）**
- 図10 の一方の肺胞は低換気モデルなので，過換気の恩恵にあずかれないが，もう一方の肺胞は過換気により肺胞気の酸素が上昇し二酸化炭素は低下する．
- この結果，体循環動脈血液の二酸化炭素も低下する．すなわち，ほかの領域の過換気が，別の領域の低換気を代償している．しかし，酸素化に関してはほと

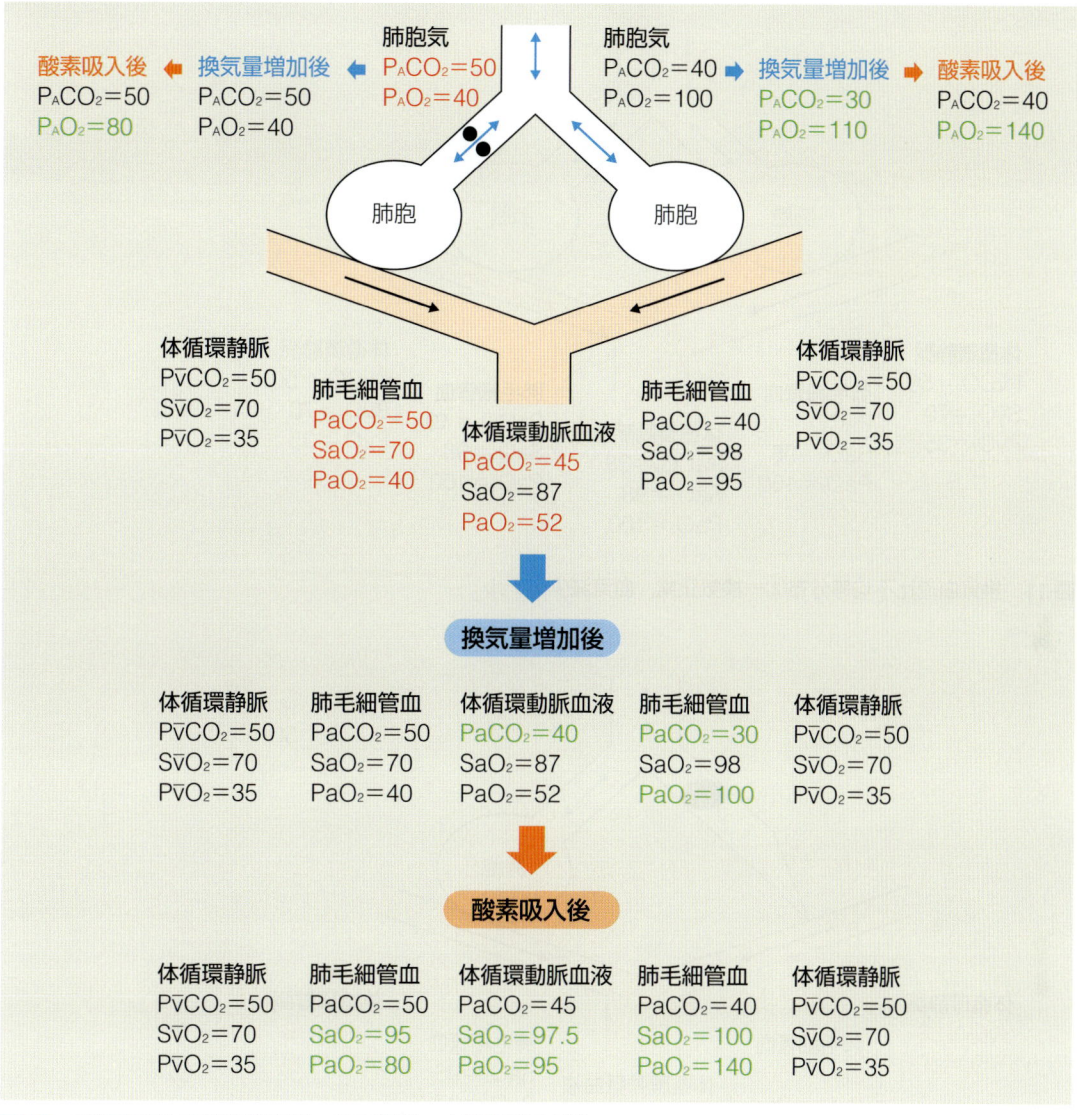

図10 換気血流比不均等分布①—換気異常，血流正常モデル

んど変化がない．

- **さらに，酸素吸入をした場合**（図10）
- 酸素吸入を行うことで左右の肺胞気の酸素分圧（P_{AO_2}）が上昇し，体循環動脈血液のPaO_2も上昇する．
- **換気正常，血流減少モデル**（図11）
- 血液量が小さいため，血液ガスパラメーターへの影響は非常に少ない．
- **シャントがあるときに体循環動脈血液量に大きな変化が起きた場合**（図12）
- 心拍出量が低下すると，混合静脈血酸素飽和度（$S\bar{v}O_2$）も低下する．これまでの解釈を当てはめると，シャント時に心拍出量が低下すると，低酸素血症も助長されることがわかる（図9と比較）．

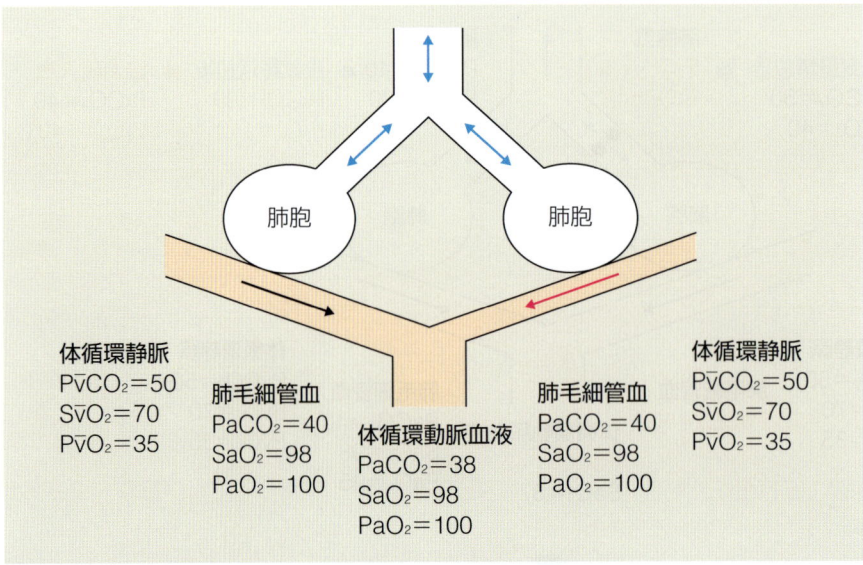

図11 換気血流比不均等分布②─換気正常，血流減少モデル

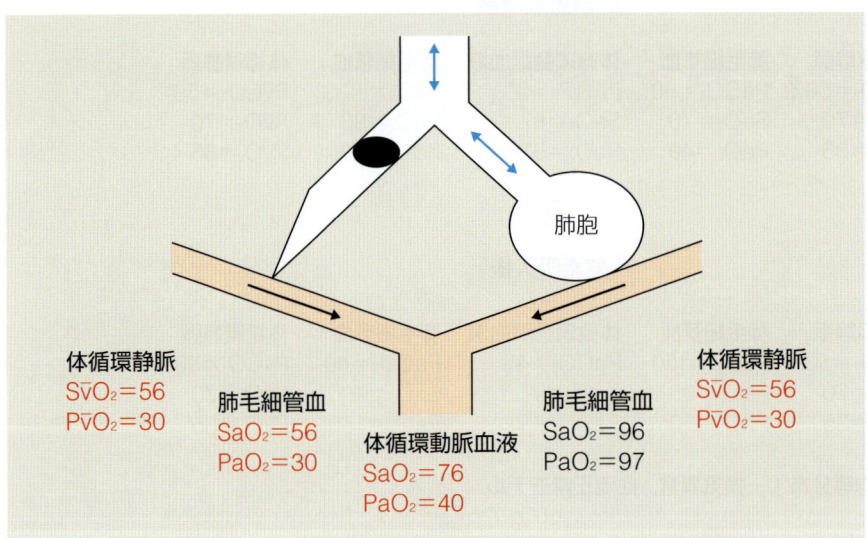

図12 シャントがあるときに体循環動脈血液量に大きな変化が起こった場合
理解しやすいように二酸化炭素のパラメーターは省いている．

換気の異常

高二酸化炭素血症

- 低酸素血症は，先述の拡散障害・シャント・換気血流比不均等分布・肺胞低換気が，単独あるいは混在することで引き起こされるが，高二酸化炭素血症のメカニズムは，肺胞低換気であり換気不全ともいわれる．

表3 分時換気量

呼吸パターン	1回換気量	呼吸数	分時換気量	有効分時換気量 （死腔換気量も考慮した分時換気量[*2]）
パターン1	500 mL	10回/分	5,000 mL	(500 − 100) × 10 = 4,000 mL
パターン2	250 mL	20回/分	5,000 mL	(250 − 100) × 20 = 3,000 mL

[*2] 体重50 kg，死腔を100 mLと仮定した場合．

肺胞低換気

- 二酸化炭素の産生量に見合った肺胞換気量が得られていないことで起こるポンプ機能の障害である．
- 室内空気下で$PaCO_2$が上昇すると，その分PaO_2は低下する．
- 血液ガスデータで，換気が正常に行われていれば$PaCO_2$は正常である．逆に$PaCO_2$が正常であれば換気も正常に保たれている．したがって，肺胞低換気状態では$PaCO_2$は上昇し，逆に$PaCO_2$が高値であれば肺胞低換気が疑われる．
- 一方，換気が過剰に行われると$PaCO_2$は低下し，逆に$PaCO_2$が正常値以下の場合は，換気が過剰に行われているということになり，この状態を過換気という．

換気効率と死腔の関係

- 換気の指標として，血液ガスデータ上の$PaCO_2$について前述したが，もう一つ換気の指標となるものに，分時換気量という概念があり，次の式で表される．

$$分時換気量＝1回換気量×呼吸回数／分$$

- 表3に示す2つの呼吸パターンは，1回換気量と呼吸回数は異なるものの，分時換気量はどちらも5,000 mLとなる．ところが実際の呼吸では，先述のように呼気の一部を再吸入することは避けられず，この部分を解剖学的死腔という．解剖学的死腔は，約2.2 mL/kgといわれている．
- この死腔を考慮して，再度，先ほどの呼吸パターンの分時換気量を計算すると，表3に示すように両者に差が認められる．死腔を考慮した分時換気量を肺胞換気量（有効分時換気量）という．
- 以上のことから，換気効率の観点から呼吸パターンを考察すると，大きくてゆっくりした呼吸が有利であり，逆に速くて浅い呼吸は不利ということになる．

酸塩基平衡の異常

アシドーシス（図13）

- アシドーシスは，血液中の水素イオン濃度が増加した状態である．
- "$PaCO_2$の増加"または"HCO_3^-の低下"が原因となり酸塩基平衡のバランスが

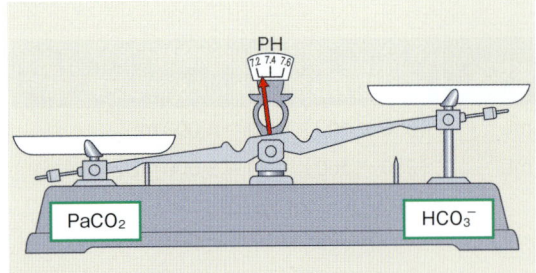

図13　アシドーシス

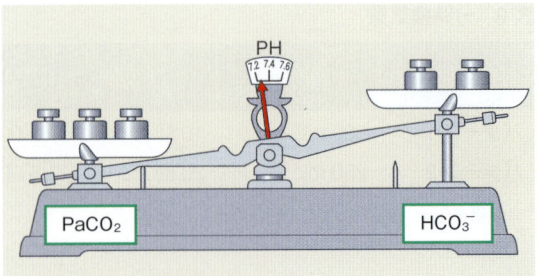

図14　呼吸性アシドーシス

左へ傾いた状態である．

呼吸性アシドーシス（図14）

- $PaCO_2$の増加により酸塩基平衡のバランスが左へ傾いた状態である．
- 肺胞低換気が原因で起こる．
- **呼吸性アシドーシスに対する代償作用**
- HCO_3^-を増加させることで代償作用がはたらく．この代償作用は，腎臓の尿細管でHCO_3^-の再吸収が増加することで起こる．
- 腎臓の尿細管でのHCO_3^-の再吸収増加には，数日単位の時間が必要になるため，急激に進行した呼吸性アシドーシスを速やかに代償することはできない．
- 逆に慢性高二酸化炭素血症による呼吸性アシドーシスは，腎性代償作用がはたらいていることが多く，HCO_3^-の増加がみられる．

代謝性アシドーシス（図15）

- HCO_3^-低下により酸塩基平衡のバランスが左へ傾いた状態である．
- HCO_3^-低下のメカニズムは以下の2つである．
  - HCO_3^-が喪失する状態：下痢などでHCO_3^-を多く含む腸液が体外へ失われる場合．
  - 水素イオンと反応し消費される場合：炭酸よりも強い酸が体内に蓄積し，水素イオンとHCO_3^-が反応して炭酸になる場合．
- **代謝性アシドーシスに対する代償作用**
- 換気を増加させて二酸化炭素を低下させることで，代償作用がはたらく．これを呼吸性代償という．

アルカローシス（図16）

- アルカローシスは，血液中の水素イオン濃度が減少した状態である．"$PaCO_2$の低下"または"HCO_3^-の増加"が原因となり酸塩基平衡のバランスが右へ傾いている．

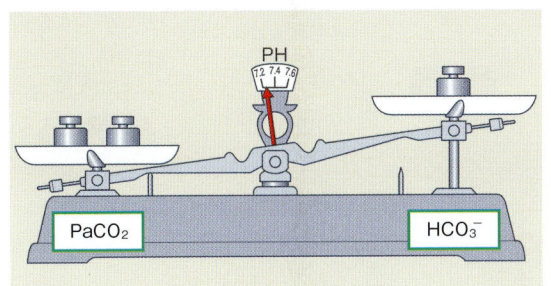
図15　代謝性アシドーシス

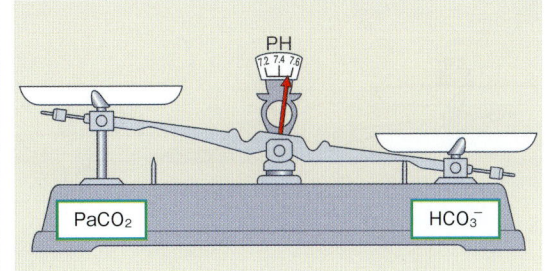
図16　アルカローシス

呼吸性アルカローシス（図17）

- $PaCO_2$ の低下により酸塩基平衡のバランスが右へ傾いた状態である．
- 過換気などが原因で起こる．

代謝性アルカローシス（図18）

- HCO_3^- 増加により酸塩基平衡のバランスが右へ傾いた状態である．
- HCO_3^- 低下のメカニズムは以下の3つである．
  - 強酸が喪失する場合：塩酸濃度の高い胃液が体外へ失われたり，カリウムイオンが不足したりすると，代わりに水素イオンの排泄が増加するために起こる．
  - 腎臓における HCO_3^- の再吸収が増加している場合：ある種の利尿薬投与時に起こることがある．
  - 外因性の HCO_3^- あるいはその前駆物質投与：乳酸リンゲル液，酢酸リンゲル液などを大量に投与した場合に起こりうる．乳酸イオン，酢酸イオンから HCO_3^- への転換が亢進し，代謝性アルカローシスとなる．
- 代謝性アルカローシスに対する代償作用
- 換気を低下させて二酸化炭素を増加させることで，代償作用がはたらく．

◎人工呼吸器からのウィニング時に代謝性アルカローシスを認めると，代償作用として低換気が生じる場合があるため，注意が必要である．

まとめ

ガス交換の評価（図19）

- ガス交換の評価は，PaO_2，$PaCO_2$，SaO_2 で行う．

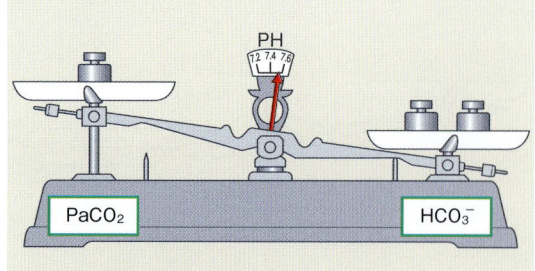

図17　呼吸性アルカローシス

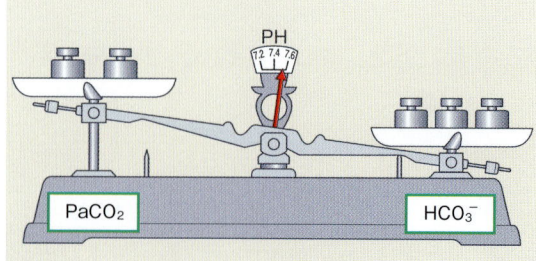

図18　代謝性アルカローシス

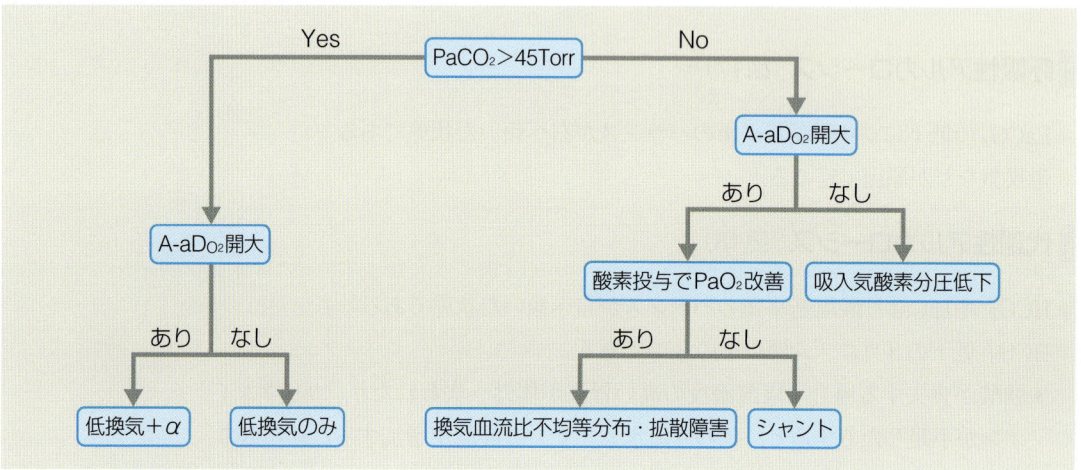

図19　血液ガス所見の評価手順

- PaCO₂が高値でなければ，換気は正常に行われていると判断する．次に肺胞気－動脈血酸素分圧較差（A-aDo₂）これは計算が必要な場合がある．COLUMN「A-aDo₂の意義と注意点」参照）と酸素療法に対する反応から，図19の手順で病態を評価する．
- PaCO₂が高値の場合，A-aDo₂の開大がなければ，純粋な肺胞低換気と判断する．逆にA-aDo₂の開大がある場合は，肺胞低換気に加えて，拡散障害，換気血流比不均等分布，シャントなどの病態を疑う．

酸塩基平衡の評価（図20とCOLUMN「アニオンギャップ」参照）

- 酸塩基平衡の評価は，pH，PaCO₂，HCO₃⁻ で行う．
  - まずpHに注目し，アシドーシス，アルカローシスの有無を評価する．
  - どちらかに該当する場合は，PaCO₂の値・HCO₃⁻の値から，呼吸性か代謝性かを判断する．
  - さらにアシドーシスの場合は，アニオンギャップを計算し，正常かどうかの評価をする．
- アルカローシスの場合は，尿中Cl⁻を測定する．

COLUMN

A-aDo₂の意義と注意点

　A-aDo₂とは，肺胞気と酸素化される血液の酸素分圧の差のことであり，「肺の血液を酸素化する能力」を表している．正常値は，通常空気呼吸下で10以下であるが，加齢とともに高くなる傾向がある．しかし，A-aDo₂はF_IO_2で変化することに留意する必要がある．例えばF_IO_2 1.0の酸素吸入下でのA-aDo₂の正常値は100である．どうしてこのようなことが起こるのであろうか？

　図1の左の肺胞モデルは理想的なガス交換を示しており，$P_AO_2 = PaO_2$となり，このとき，A-aDo₂は0となる．しかし実際は図の真ん中の肺胞モデルが現実的なモデルであり，このときのA-aDo₂は5となる．これは，正常でも存在する3～5％程度のシャントの影響のためである（「酸素カスケード（瀑布）とPaO₂の変化」の節参照）．図1右はF_IO_2 1.0の酸素吸入下の肺胞モデルを示す．計算上P_AO_2が663と高値になるため，先述の3～5％程度のシャントの影響が大きくなるために，A-aDo₂の正常値は100以下となる．

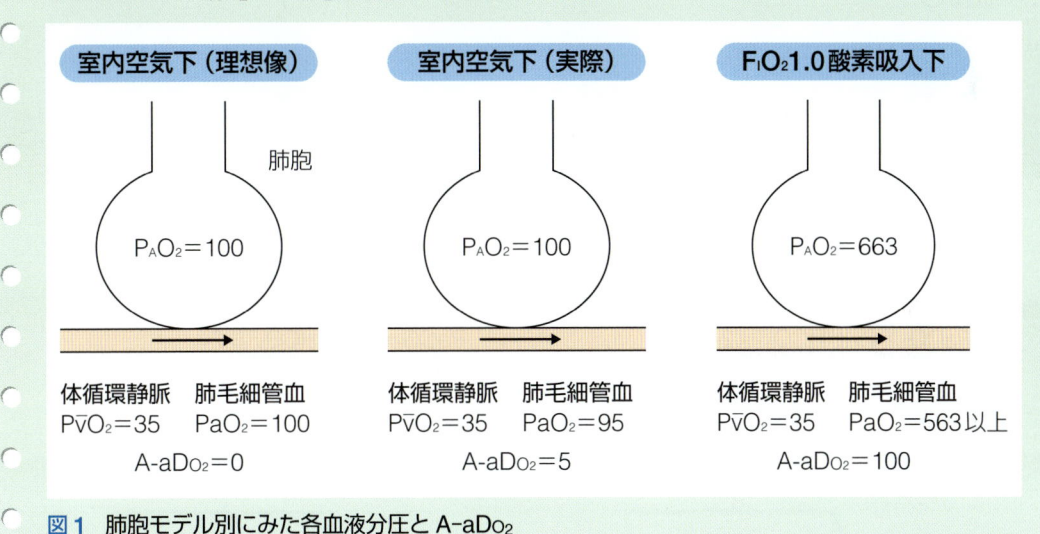

室内空気下（理想像）	室内空気下（実際）	$F_IO_2$1.0酸素吸入下
肺胞 $P_AO_2=100$	$P_AO_2=100$	$P_AO_2=663$
体循環静脈　肺毛細管血 $P\bar{v}O_2=35$　$PaO_2=100$ A-aDo₂=0	体循環静脈　肺毛細管血 $P\bar{v}O_2=35$　$PaO_2=95$ A-aDo₂=5	体循環静脈　肺毛細管血 $P\bar{v}O_2=35$　$PaO_2=563$以上 A-aDo₂=100

図1　肺胞モデル別にみた各血液分圧とA-aDo₂

- 20以下の場合はCl反応性すなわち生理食塩液（NaCl）に反応する病態（胃液喪失，腎前性腎不全など）であると判断する．
- 逆に20以上の場合は，Cl不応性の病態（アルドステロン症，クッシング症候群など）と判断する．
- さらにpHが正常であっても，代償作用がはたらいている場合があるので，$PaCO_2$，HCO_3^-が正常値から逸脱していないかどうかをチェックする．

COLUMN

アニオンギャップ

アニオンギャップは，代謝性アシドーシスの評価に用いられる．

血液中には，陰イオンと陽イオンがあり，通常両者は平衡状態にある．したがって，陽イオン（主にNa^+と少量のK^+，Mg^+，Ca^+）の総数と陰イオン（主にHCO_3^-，Cl^-）との総数は等しくなるはずであるが，測定では検出されない陰イオン（リン酸，有機酸など）も存在するので等しくならず，この差をアニオンギャップという．

アニオンギャップ = $Na^+ - (Cl^- + HCO_3^-)$[*1]

アニオンギャップが正常値（8～16 mEq）以上であれば，異常な有機酸の上昇が疑われる．例えば乳酸性アシドーシスがあれば，ショックに起因している可能性があり，また糖尿病性ケトアシドーシスでは，ケト酸が上昇する．アニオンギャップ正常の代謝性アシドーシスには，尿細管性アシドーシスや下痢がある．

[*1] K^+などはほとんど影響を与えないので省略．

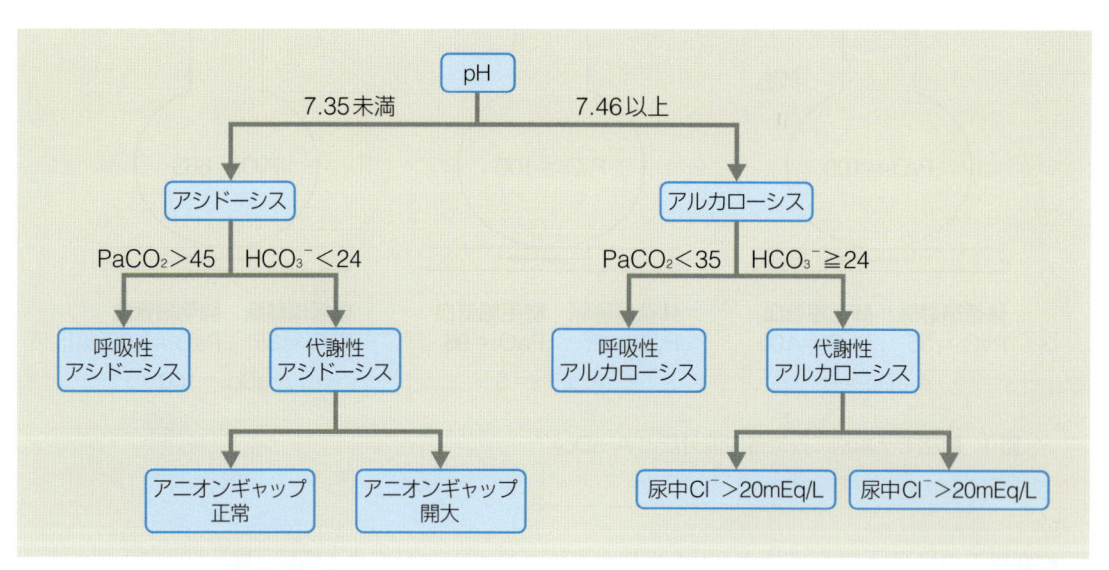

図20 酸塩基平衡所見の評価手順

（石原英樹）

4 呼吸器の症状とフィジカルアセスメント

呼吸器の症状

咳嗽, 喀痰

■ 咳嗽

- 咳嗽とは, 過剰な上気道分泌, ほこりや煙などの異物を排除しようとする生体の防御的反射反応である.
- 1回の咳嗽で2kcalのエネルギーを消費する.
- **咳嗽のメカニズム**
- ①速く深い吸気, ②声門の閉鎖と呼気筋の収縮で, 胸腔内圧と気道内圧が上昇, ③声門の開放による気道・肺門のガスの急激な呼出, の3相からなる.
- **咳嗽の種類**
- 痰を伴わない乾いた咳のことを乾性咳嗽, 痰を伴う湿ったものを湿性咳嗽という.
- 持続時間から, 3週間未満のもの(急性咳嗽), 3～8週間持続するもの(遷延性咳嗽), 8週間以上持続するもの(慢性咳嗽)の3つに分類される.

咳嗽の種類と主要な原因疾患

咳嗽の種類	主要な原因疾患
急性乾性咳嗽	かぜ症候群, 胸膜炎, 自然気胸, 肺血栓塞栓症, 気道異物
慢性乾性咳嗽	咳喘息, アトピー咳嗽, 間質性肺炎, 肺結核, 肺がん, がん性リンパ管症
急性湿性咳嗽	急性気管支炎, 急性肺炎, 気管支喘息, 肺水腫, 肺膿瘍
慢性湿性咳嗽	気管支喘息, 慢性閉塞性肺疾患(COPD), びまん性汎細気管支炎, 気管支拡張症, 後鼻漏, 肺結核, 塵肺, 細気管支肺胞上皮がん

咳嗽の特徴と原因疾患

咳嗽の特徴	原因疾患
起床時～午前中に多い	COPD, びまん性汎細気管支炎
就寝直後	急性気管支炎, 咽頭炎などの過敏状態
就寝1～3時間後	肺うっ血, 肺水腫
深夜か早朝	気管支喘息
体動, 寒冷空気吸入に伴う	気管支喘息, 気道過敏症
喘鳴を伴う	気管支喘息, COPD

喀痰

- 喀痰とは，気道に炎症やうっ血などが生じて分泌物が増加したとき，気道粘膜に存在する咳受容体が刺激され，咳嗽反射により喀出されるものである．

喀痰の種類と性状，主要な原因疾患

喀痰の種類	性状	主要な原因疾患
泡沫状痰	泡沫状	肺水腫
漿液性痰	サラサラした透明の痰	肺水腫，細気管支肺胞上皮がん
粘液性痰	半透明で白色，粘稠	かぜ症候群，急性上気道炎，気管支炎，慢性気管支炎，びまん性汎細気管支炎，COPD，気管支喘息，塵肺，肺がん，肺結核
粘液性膿性痰	粘液性の部分と膿性の部分の混在	気管支炎，気管支拡張症，肺結核
膿性痰	膿性	気管支炎，肺炎，肺結核，肺化膿症
血性痰	血性	気管支拡張症，肺結核，肺真菌症，肺がん，肺梗塞など

> **ここが重要！**
> ▶ 咳嗽・喀痰が続くことで体力を消耗し，ADL の低下や睡眠の障害など日常生活にも支障をきたす．咳嗽・喀痰の観察から，原因疾患との関連性や，患者の苦痛や生活への影響に注目してアセスメントし計画を立案する．

呼吸困難

- 呼吸困難とは，呼吸に際して「息が苦しい」「酸素をスムーズに吸い込めない」などの苦痛や努力感などを感じる，不快な主観的症状をいう．
- この主観的症状である呼吸困難の程度を客観的に把握するために修正 MRC 質問表の息切れスケール（表1）を用いることが多い．

呼吸困難のメカニズム

- メカニズムは複雑で十分に解明されていないが，脳幹で生じる呼吸運動出力の

表1 修正 MRC 質問表

グレード0	激しい運動をしたときだけ息切れがある
グレード1	平坦な道を早足で歩く，あるいは緩やかな上り坂を歩くときに息切れがある
グレード2	息切れがあるので同世代の人より平坦な道を歩くのが遅い，あるいは平坦な道を自分のペースで歩いているとき，息切れのために立ち止まることがある
グレード3	平坦な道を約 100 m，あるいは数分歩くと息切れのために立ち止まる
グレード4	息切れがひどく家から出られない，あるいは衣服の着替えをするときにも息切れがある

強度，血液ガス分圧の異常，相対的酸素不足，呼吸機能の障害，呼吸筋の張力の不均衡，精神的要因，などが考えられる．

呼吸困難の出現状況と原因疾患

出現状況	原因疾患
突発発症	自然気胸，肺塞栓症，胸部外傷，気管内異物，心筋梗塞など
急速に進行	気管支喘息，緊張性気胸，重症肺炎，急性呼吸窮迫症候群（ARDS），急性間質性肺炎，急性好酸球性肺炎，過敏性肺臓炎，慢性呼吸不全の増悪，急性左心不全，心タンポナーデなど
徐々に進行	肺線維症，COPD，気管支喘息，転移性肺がん，慢性肺塞栓症，悪性胸膜中皮腫，塵肺など

フィジカルアセスメント

　患者へのインタビューから得られた主観的情報と，看護師による観察やフィジカルイグザミネーション（身体診査）の結果である客観的情報とを総合して，患者の身体状況に対する判断を行うのが，フィジカルアセスメントである．

　適切なフィジカルアセスメントにより身体的変化の徴候をいち早くキャッチし，医師へ必要な情報を提供することで適切な治療が迅速に行われる．また，患者が必要としている適切な看護ケアを迅速に提供できる．

　適切な看護ケアとは，患者がもっている機能を可能な限り活かし，QOLの維持・向上ができるよう，さらに症状・苦痛の緩和および病いと折り合いをつけ患者が望む生活を再構築できるよう療養指導を行うことである．

視診

- 視診とは，視覚的に患者の病態を把握する手技．呼吸状態，胸郭の形状，頸部の呼吸補助筋の活動，頸静脈の怒張，浮腫，チアノーゼなどを観察する．

呼吸状態

- 呼吸数，深さ，リズムを観察する．
- 呼吸補助筋の活動性の亢進は呼吸障害を示唆，口すぼめ呼吸は慢性閉塞性肺疾患（COPD）を示唆する．

呼吸状態と代表疾患

	呼吸状態	呼吸パターン	状態	代表疾患
正常			成人：12〜20回/分 1回換気量500 mL程度	—
呼吸と深さの異常（規則的）	頻呼吸（tachypnea）		呼吸数が25回/分以上に増加，深さは不変	肺炎，気管支喘息，ARDS，肺水腫など
	徐呼吸（bradypnea）		呼吸数が12回/分以下に減少，深さは不変	頭蓋内圧亢進，麻酔・睡眠薬投与時など
	多呼吸（polypnea）		呼吸数・深さともに増加	過換気症候群，肺塞栓など
	少呼吸（oligopnea）		呼吸数・深さともに減少	肺胞低換気症候群，死の直前など
	過呼吸（hyperpnea）		呼吸数は不変だが，深さが増加	過換気症候群，運動後など
リズム異常	睡眠時無呼吸（sleep apnea）		睡眠中に10秒以上の気流の停止を伴う無呼吸	睡眠時無呼吸症候群など
	チェーン・ストークス（Cheyne-Stokes）呼吸		ごく浅い呼吸から，深く数の多い呼吸となり，再び浅くなる．20〜30秒の周期的な無呼吸	脳出血，脳腫瘍，重症心不全など
	ビオー（Biot）呼吸		深さが一定しない呼吸と無呼吸が，不規則に交互に出現．周期性はない	脳腫瘍，脳外傷，脳膜炎など．特に橋の障害時にみられる
	クスマウル（Kussmaul）呼吸		ゆっくりとした深く大きい規律的な呼吸が発作性に出現	糖尿病や尿毒症など，代謝性アシドーシスにみられる
努力呼吸	鼻翼呼吸	気道を少しでも広げようと鼻翼が張って鼻孔が大となり，喉頭を下に大きく動かすような呼吸		重篤な呼吸不全
	下顎呼吸	口や下顎をパクパクして必死に気道を広げ，空気を体内に取り入れようとする呼吸		死の直前，重篤な呼吸不全
	陥没呼吸	胸郭内が強い陰圧になるため，吸気時に胸壁がへこむ		特発性呼吸窮迫症候群

（高橋仁美：視診．高橋仁美，佐藤一洋編著：フィジカルアセスメント徹底ガイド 呼吸．中山書店；2009．p.29 より改変）

体位，姿勢

● 起坐位

- 気管支喘息の発作，慢性呼吸不全の急性増悪，肺水腫などのとき，起坐位になることが多い．起坐位により横隔膜が下がり，換気スペースの確保や呼吸補助

筋の活動がしやすくなるためである．

頸部

観察項目	アセスメント
呼吸補助筋の活動性	胸鎖乳突筋や斜角筋の活動性の亢進：呼吸障害の存在
頸静脈怒張	中心静脈圧の上昇：右心負荷から肺性心へ至る可能性がある

- **呼吸補助筋（胸鎖乳突筋，斜角筋）の活動性の亢進や肥大**
- 努力呼吸が必要な呼吸障害の状態を示している．
- 1秒量（FEV_1）＜1Lで活動性亢進の指標：フレッチャー・ヒュー・ジョーンズ（Fletcher-Hugh-Jones）の分類[*1] III．
- **頸静脈怒張**
- 45°ベッドを挙上し，頸静脈怒張がみられたら異常．

[*1] フレッチャー・ヒュー・ジョーンズの分類：次のような呼吸困難の評価として使用されている．I度 同年齢・同体格の人と同様の労作が可能で，歩行，階段の昇降もできる．II度 同年齢・同体格の健常者と平地では同様に歩行できるが，坂，階段ではついていけない．III度 平地でも健常者と一緒には歩けないが，自分のペースで平地なら1.6 km（1マイル）以上歩ける．IV度 休まなければ平地でも50m以上は歩けない．V度 会話や衣服の着脱でも苦しく，そのため外出もできない．

胸部

- 胸郭の形態異常，脊椎の変形を観察する．

観察項目	アセスメント
胸郭の左右非対称	胸郭・脊柱の変形，または片側性の疾患（肺炎，肺水腫，気胸など）
胸郭の前後径の増大	樽状胸郭：肺の過膨脹により機能的残気量（FRC）が増大している
奇異呼吸	フーヴァー（Hoover）徴候：横隔膜の平低化

胸郭の形状と原因

胸郭の形状	原因
患側の扁平化・陥没	陳旧性肺結核や滲出性胸膜炎による一側胸膜の高度の癒着や無気肺
患側の拡大	大量の胸水貯留・気胸
前後径の拡大	樽状胸郭（COPD）
前後径の低下	扁平胸（両側・広範の肺萎縮，胸膜癒着）
胸骨下部の陥没	漏斗胸（先天的）
胸骨下部の突出	ハト胸（くる病が原因のこともある）
脊柱の弯曲	後側弯が多い（脊柱カリエス，脊柱骨関節炎が原因）

その他

観察項目	アセスメント
下肢の浮腫	静脈還流の低下，心原性の浮腫
ばち状指	末梢循環障害により指尖の組織が増殖し，爪の弯曲が増加した状態
チアノーゼ	・低酸素血症による． ・中心性：口唇に現れる．動脈血酸素含有量の低下を意味する（呼吸器疾患，心疾患） ・末梢性：指，爪，耳に現れる．毛細血管の収縮に伴い，末梢組織が酸素不足に陥る

- **ばち状指**（図1）
- 手指，足趾の末梢指節の軟部組織が腫大して指先が太鼓のばちのように膨れて，爪が手掌側に弯曲した状態．
- 間質性肺炎，気管支拡張症，化膿性肺疾患，チアノーゼをきたす心疾患，肝硬変などの疾患で起こる．

- **チアノーゼ**
- 毛細血管内血液の還元ヘモグロビンが5 g/dL以上のときに，毛細血管が豊富な口唇，口腔内粘膜，爪床，耳介，四肢末端などの表皮が，青紫～暗赤色に変化する．
- 貧血では認めにくく，多血症では認めやすい．

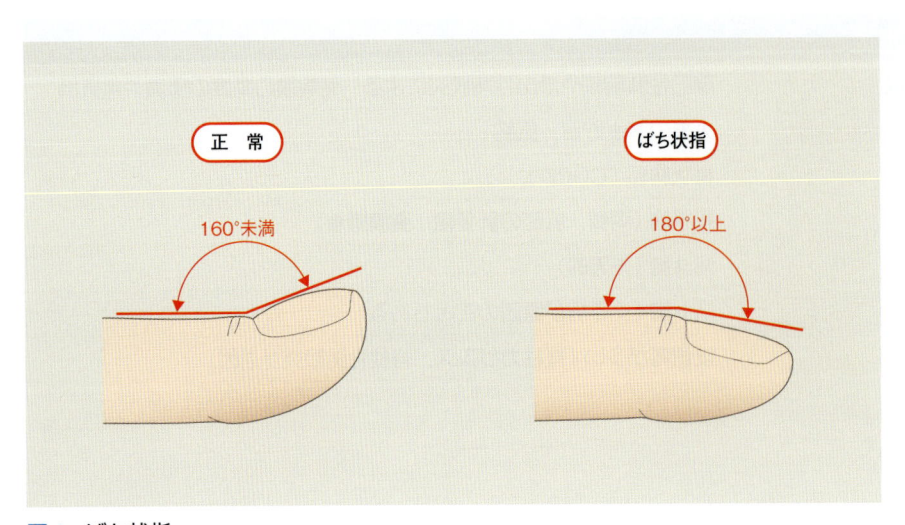

図1 ばち状指

触診

- 触診とは，視診所見で得た情報をもとに患者の身体を触って，呼吸パターンや胸郭の拡張性・柔軟性，呼吸筋の収縮性・緊張性などを評価する手技．

胸郭の動き

- **上部胸郭の動き**
- 胸郭の前後径を増大させるため，患者の身体に触れている検者の手が吸気時には上に，呼気時には下に動く（ポンプハンドル運動）[1]．
- **下部胸郭の動き**
- 胸郭の横径を増大させるため，患者の身体に触れている検者の手が左右に3〜4cm広がる．（バケツハンドル運動）[1]．
- **声音振盪**
- 検者の両手掌を患者の背部に当て，「ひとーつ」と低音で少し長く繰り返し発声してもらい，検者の手に伝わる振動の強さに左右差がないかを確認する．
    - 減弱→肺気腫，無気肺，気胸，胸水貯留など．
    - 亢進→肺炎，胸膜癒着など．

疾患・病態に特有の胸郭の状態

疾患・病態	状態
COPD	肺胞壁の破壊に伴う過膨張により横隔膜の平低化，肺の可動性が極端に低下→胸郭の動きが悪い
気胸，肺炎，無気肺	病変のある肺は胸郭の動きが悪くなる
皮下気腫	プチプチとした感触
気管の偏位	・肺の虚脱：患側へ偏位 ・液体貯留：健側へ偏位 ・例：右に偏位→右肺の虚脱か左肺の胸水

[1]「呼吸のしくみ（メカニズム）」の項：p.9参照．

打診

- 打診とは，患者の体表面を指先で叩打し，音の強さ，振動時間，振動数などの音響の性質から胸郭内の性状を評価する手技．
- 横隔膜の高さや動き，含気量の程度，胸水・胸膜肥厚・無気肺の有無，気管支・細気管支内の分泌物の有無がわかる．

異常な打診音と疾患

異常な打診音	両側性	片側性または局所性
濁音： 主に心臓，肝臓，横隔膜上で聴取される	間質性肺炎，両側性胸水など	肺炎，肺腫瘍，肺膿瘍，無気肺，脳梗塞，胸水，胸膜肥厚など
鼓音： 太鼓を叩いたときのように響く音で，空気が貯留する病変で聴取される	COPD，気管支喘息の発作時，両側気胸など	限局性の自然気胸，巨大嚢胞など

聴診

- 聴診とは，肺のなかで発生して胸壁を伝わってきた振動を聴診器で聴き，換気状態や気道の状態を診察する手技．
- 方法：衣服の摩擦音を避けるために直接，皮膚上に聴診器を当てる．同一部位で吸気の始めから最低1～2呼吸を聴取する．下葉の状態をアセスメントするために，必ず背側の聴取も行う．

正常な呼吸音

呼吸音の種類	吸気と呼気の長さ	強さ	ポーズの有無
気管呼吸音	吸気＜呼気	吸気・呼気ともにとても強い	あり
気管支呼吸音	吸気＝呼気	中程度	なし
気管支肺胞呼吸音	吸気＝呼気	・中程度 ・呼気も聴こえる	なし
肺胞呼吸音	吸気＞呼気	・弱い ・呼気はほとんど聞こえない	なし

副雑音

	種類	発生機序	音の特徴	疾患
連続性副雑音	いびき音 （rhonchi：ロンカイ）	太い気管や気管支が狭窄	・グーグー，ガーガー ・吸気，呼気ともに聞こえる	COPDの急性増悪，気管支喘息，気管支拡張症，気管・気管支狭窄，喀痰貯留

連続性副雑音	笛様音 （wheeze：ウィーズ）	細い気管支が狭窄	・ヒューヒュー ・呼気終末に聞こえやすい	気管支喘息発作や腫瘍による気管・気管支狭窄
断続性副雑音	水泡音 （coarse crackles：コースクラックル）	軟らかく流動性のある分泌物が貯留．比較的太い気管支に分泌物がある	・吸気，呼気ともに聞こえる	肺水腫，肺炎，気管支拡張症，びまん性汎細気管支炎，ARDS
	捻髪音 （fine crackles：ファインクラックル）	呼気に閉塞した細気管支が吸気時に開通	・吸気終末に聞こえる	肺線維症，間質性肺炎

> **ここが重要！**
> ▶呼吸困難および呼吸困難に随伴する主観的情報と，呼吸状態，経皮的動脈血酸素飽和度（SpO₂），聴診所見，呼吸補助筋や胸郭の動き，チアノーゼなどの身体所見，血液ガス分析，胸部X線検査，呼吸機能検査などの客観的情報を統合して，病態をアセスメントする．
> ▶呼吸困難から派生している心理・社会的問題および日常生活への支障，セルフケア能力を把握する．
> ▶上記2点を踏まえて，患者の望む生活ができるように，患者・家族の参加のもとで看護計画を立案・実施する．

（竹川幸恵）

2章 疾患・症状別の看護

1 腫瘍

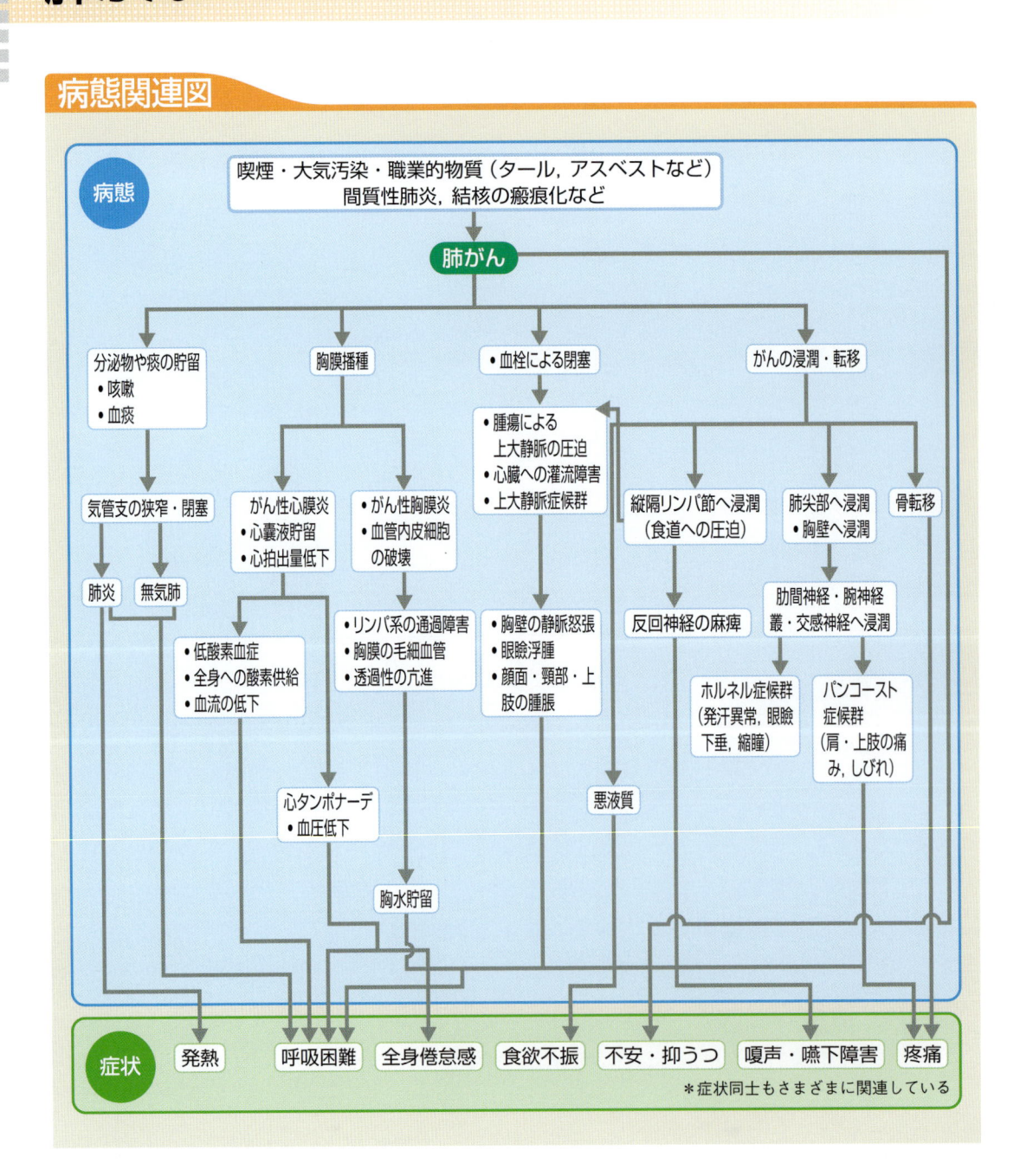

肺がん

病態関連図

病態

喫煙・大気汚染・職業的物質（タール，アスベストなど）
間質性肺炎，結核の瘢痕化など

↓

肺がん

- 分泌物や痰の貯留
  - 咳嗽
  - 血痰
- 胸膜播種
- 血栓による閉塞
- がんの浸潤・転移

気管支の狭窄・閉塞
→ 肺炎／無気肺

- 低酸素血症
- 全身への酸素供給
- 血流の低下

がん性心膜炎
- 心囊液貯留
- 心拍出量低下

がん性胸膜炎
- 血管内皮細胞の破壊

- リンパ系の通過障害
- 胸膜の毛細血管
- 透過性の亢進

心タンポナーデ
- 血圧低下

胸水貯留

- 腫瘍による上大静脈の圧迫
- 心臓への灌流障害
- 上大静脈症候群

- 胸壁の静脈怒張
- 眼瞼浮腫
- 顔面・頸部・上肢の腫脹

縦隔リンパ節へ浸潤（食道への圧迫）

反回神経の麻痺

悪液質

肺尖部へ浸潤
- 胸壁へ浸潤

骨転移

肋間神経・腕神経叢・交感神経へ浸潤

ホルネル症候群（発汗異常，眼瞼下垂，縮瞳）

パンコースト症候群（肩・上肢の痛み，しびれ）

症状：発熱／呼吸困難／全身倦怠感／食欲不振／不安・抑うつ／嗄声・嚥下障害／疼痛

＊症状同士もさまざまに関連している

治療・看護

●外科的治療　●抗がん剤治療　●放射線療法　●緩和ケア

疼痛
- 薬物療法：オピオイド，NSAIDs，鎮痛補助薬など
- 放射線療法
- 神経ブロック
- 痛みを緩和させる技術：マッサージ，安楽な体位の工夫，温罨法・冷罨法
- リラクセーション
- アロマセラピー　など

呼吸困難
- 対症療法：酸素療法，薬物療法（オピオイド，コルチコステロイド，抗不安薬など）
- 看護介入：安静と労作の援助，体位の工夫，環境整備，酸素療法の工夫，排泄・食事・栄養・清潔・睡眠の援助，家族ケア
- その他：呼吸理学療法とリラクセーション

全身倦怠感
- 原因（貧血，脱水，電解質異常，血糖値異常，感染症，抑うつ，不安）治療
- 薬物療法：コルチコステロイドなど
- 看護介入：ADL・セルフケアの援助，食事の工夫，睡眠の確保，環境整備，気分転換，レクリエーションなど

嚥下障害・食欲不振
- 看護介入：食事を続けるか中止にするかの評価，食事以外の代替療法の話し合い，食事方法・形態の工夫，口腔ケア，環境調整など

不安・抑うつ
- 看護介入：原因の把握，信頼関係の構築，日常生活の援助，家族へのアプローチなど

発熱
- 看護介入：冷罨法，環境調整，水分摂取と食事の援助，清潔の援助，安静の保持
- 薬物療法　など

嗄声
- 看護介入：声の安静を保つ，コミュニケーション手段の創意工夫，含嗽，薬物療法（ステロイド薬，吸入薬など）の援助，呼吸困難に対する援助
- その他：音声訓練，機能改善手術（予後不良でない場合）など

病態生理

- 肺がんは組織型によって，扁平上皮がん，腺がん，大細胞がん，小細胞がんの4つに大きく分類され（表1），その他にカルチノイド，粘表皮がん，多形がんなど，非常にまれな組織型も存在する．
- 60～70歳にピークがあり，男性に多くみられる．
- 肺がんは，喫煙（扁平上皮がん，小細胞がんで関連が大きい），職業的物質（アスベスト，ニッケル，ラドンなど），大気汚染などの影響を受けるといわれている．
- 咳，痰，血痰（血の混じった痰），胸部違和感，胸痛などがみられ，進行すると，呼吸困難や疼痛，嗄声などが出現する．

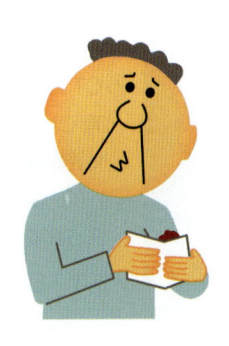

表1 肺がんの組織型分類

	非小細胞がん			小細胞がん
	扁平上皮がん	腺がん	大細胞がん	
頻度	約35%	約45%	約5%	約15%
好発部位	肺門（中枢）	肺野（末梢）	肺野（末梢）	肺門（中枢）
画像所見	空洞形成，無気肺	銭形陰影（coin lesion）	notch sign（境界不明瞭な凹凸）	肺門リンパ節腫大
腫瘍マーカー	扁平上皮がん関連（SCC）抗原，サイトケラチン19フラグメント（CYFRA）	がん胎児性抗原（CEA），シアリルLex-i抗原（SLX），糖鎖抗原（CA）19-9	CEA，SLX	神経特異エノラーゼ（NSE），ガストリン放出ペプチド前駆体（ProGRP）
喫煙との関係	強い	あり		強い
進行の速さ	比較的遅い			速い
その他の特徴	・比較的太い気管支から発生する ・血痰などの症状が出現する可能性が高い ・高カルシウム血症が起こりやすい	・女性に多い ・非喫煙者に多い ・分子標的治療薬の適応になることがある ・末梢にあるので，胸膜に影響を及ぼし，胸水が貯留することがある	・非小細胞がんのなかでは，進行が速い．診断されたときには，大きな腫瘤影として検出されることも多い	・放射線や抗がん剤の感受性が高い ・悪性度が高い ・抗利尿ホルモン不適合分泌症候群（SIADH），ランバート・イートン症候群を合併することがある

検査・診断

スクリーニング	胸部X線	・診断がつかないことも多い
	胸部CT	・肺がんの発見と進行度の評価に役立つ
	腫瘍マーカー	・CEA，SCC，ProGRP，NSE，CYFRA，CA19-9など
局所診断	①喀痰細胞診：顕微鏡で調べる．通常3日間連続で痰を採取 ②気管支鏡検査：確定診断や病期診断のために行う（病変部位の擦過細胞診，組織生検，洗浄液の採取など） ③経皮的針生検：頸部・鎖骨窩リンパ節，皮下病変など ④CTガイド下針生検（皮下リンパ節など）：気管支鏡検査が困難と予想される病変や，気管支鏡検査で診断が得られなかった病変に対し行う ⑤胸腔鏡検査（局所麻酔下〈内科的〉）：胸水が中等量以上貯留している症例に対し行う ⑥外科的肺生検（胸腔鏡下肺生検〈VATS〉，縦隔鏡，開胸肺生検：上記②，④，⑤が困難と予想される病変や診断が得られなかった病変に対し行う	
全身診断	・胸部・腹部CT，陽電子放出断層撮影（PET），頭部MRI，骨シンチグラフィ，骨髄穿刺など	

肺がんの病期分類

病期分類は治療法決定や予後予測の目安となりうるため重要である（表2〜4）.

表2 UICC-TNM分類

T（原発腫瘍）	TX	原発腫瘍の存在が判定できない，あるいは，喀痰または気管支洗浄液細胞診でのみ陽性で画像診断や気管支鏡では観察できない
	T0	原発腫瘍を認めない
	Tis	上皮内がん（carcinoma in situ）
	T1	腫瘍最大径≦3cm，肺か臓側胸膜に覆われている，葉気管支より中枢への浸潤が気管支鏡上なし（すなわち主気管支に及んでいない） •T1a：腫瘍最大径≦2cm •T1b：腫瘍最大径＞2cmでかつ≦3cm
	T2	腫瘍最大径＞3cmでかつ≦7cm，または腫瘍最大径≦3cmでも以下のいずれかであるもの（T2a） •主気管支に及ぶが気管分岐部より≧2cm離れている •臓側胸膜に浸潤 •肺門まで連続する無気肺か閉塞性肺炎があるが一側肺全体には及んでいない •T2a：腫瘍最大径＞3cmでかつ≦5cm，あるいは≦3cmで胸膜浸潤あり（PL1，PL2，葉間の場合はPL3） •T2b：腫瘍最大径＞5cmでかつ≦7cm
	T3	最大径＞7cmの腫瘍；胸壁（superior sulcus tumorを含む），横隔膜，横隔神経，縦隔胸膜，心嚢のいずれかに直接浸潤；分岐部より2cm未満の主気管支に及ぶが分岐部には及ばない；一側肺に及ぶ無気肺や閉塞性肺炎；同一葉内の不連続な副腫瘍結節
	T4	大きさを問わず，縦隔，心，大血管，気管，反回神経，食道，椎体，気管分岐部への浸潤，あるいは同側の異なった肺葉内の副腫瘍結節
N（所属リンパ節）	NX	所属リンパ節評価不能
	N0	所属リンパ節転移なし
	N1	同側の気管支周囲かつ/または同側肺門，肺内リンパ節への転移で原発腫瘍の直接浸潤を含める
	N2	同側縦隔かつ/または気管分岐部リンパ節への転移
	N3	対側縦隔，対側肺門，同側あるいは対側の前斜角筋，鎖骨上窩リンパ節への転移
M（遠隔転移）	MX	遠隔転移評価不能
	M0	遠隔転移なし
	M1	遠隔転移がある •M1a：対側肺内の副腫瘍結節，胸膜結節，悪性胸水（同側，対側），悪性心嚢水 •M1b：他臓器への遠隔転移がある

（日本肺癌学会編：臨床・病理肺癌取扱い規約．第7版．金原出版；2010．p.3-9より）

表3 肺がんの病期分類

		T1a, b	T2a	T2b	T3	T4
M0	N0	IA期	IB期	IIA期	IIB期	
	N1		IIA期		IIB期	
	N2			IIIA期		
	N3			IIIB期		
M1				IV期		

表4 小細胞がんの病期分類

限局型(LD)	・病巣が片側肺に限局している ・同側肺門，縦隔および鎖骨上窩リンパ節転移例を含む ・対側の縦隔および鎖骨上窩リンパ節転移例も含む ・同側胸水も含む	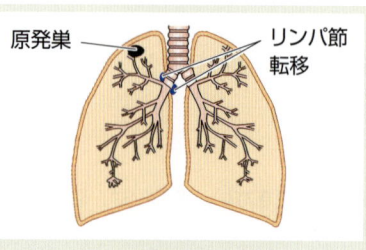	おおよそTNM分類Ⅰ～ⅢA期に相当（対側縦隔・鎖骨上窩リンパ節転移例はⅢB期，悪性胸水はⅣ期）
進展型(ED)	・限局型の範囲を超えるもの ・対側肺門，鎖骨上リンパ節転移例対側肺内転移例および遠隔転移例	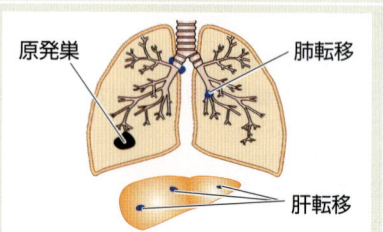	TNM分類ⅢB～Ⅳ期に相当

治療

肺がんの治療法は主に外科療法（手術），放射線療法，化学療法に分けられる．

効果的な治療法を選択するために，主に肺がんの種類（組織型）や遺伝子の型，病期・進行度（stage；表5）に基づくが，それだけではなく全身状態（PS〈パフォーマンス・ステイタス〉；表6），治療への希望，心臓や肺の機能なども含め，総合的に検討して選択する．

表5 非小細胞がんと小細胞がんの進行度別治療

進行度	非小細胞がん	進行度	小細胞がん	
ⅠA期	手術	Ⅰ期	手術＋化学療法	
ⅠB期	手術＋術後化学療法			
Ⅱ期		限局型	化学療法＋胸部放射線療法	初回治療で完全奏効（CR）が得られた症例：予防的全脳照射（PCI）
ⅢA期	・T3N1・T4N0～1：手術＋術後化学療法 ・T3N1・T4N0～1以外： 　化学療法＋胸部放射線療法，分子標的治療薬			
ⅢB	化学療法＋胸部放射線療法，分子標的治療薬	進展型	化学療法	
Ⅳ期	化学療法，分子標的治療薬			
再発例	化学療法，分子標的治療薬	再発例	化学療法	

表6 パフォーマンス・ステイタス（PS）

0	・まったく問題なく活動できる ・発病前と同じ日常生活が制限なく行える
1	・肉体的に激しい活動は制限されるが，歩行可能で，軽作業や座っての作業は行うことができる（例：軽い家事，事務作業）
2	・歩行可能で自分の身の回りのことは全て可能だが作業はできない ・日中の50％以上はベッド外で過ごしている
3	・限られた自分の身の回りのことしかできない ・日中の50％以上をベッドか椅子で過ごしている
4	・ほとんど寝たきりの状態で，自分の身の回りのことはまったくできない ・完全にベッドか椅子で過ごしている

肺がん患者の看護

標準看護計画

　病期や組織型，PSなどにより，症状や治療法，経過などが異なる．検査結果を踏まえて患者の病態，病期をしっかり理解し，個々の治療に応じた専門的な看護を提供する必要がある．また，肺がんは治療の初期段階からさまざまの苦痛な症状が出現していることも多く，積極的治療と並行して症状マネジメントと症状緩和を行っていく必要がある．

観察項目

	主観的項目	客観的項目
呼吸状態	呼吸困難，咳嗽・痰，血痰など	呼吸の状態（数・リズムと深さ，呼吸音，SpO_2，型，喘鳴の有無，体位など），治療内容の効果・副作用，咳嗽の回数，痰の性状・回数，血痰の随伴症状の有無（胸部不快，痛みなど），全身状態の把握（バイタルサイン，意識レベルなど）
疼痛	痛みの部位・強さ・程度・性質，痛みのパターン，痛みの持続時間，痛みに影響する因子，精神的・社会的・スピリチュアルな苦痛の有無，患者にとっての痛みの意味	画像所見，痛みの治療方法とその効果，日常生活・精神状態への影響
嗄声，嚥下障害（反回神経麻痺）	声の出にくさ，咽頭異物感，呼吸困難など	嗄声の有無・種類・程度，喘鳴，嚥下障害の有無・部位・種類・程度，食事の摂取量と内容，咳嗽，嚥下痛，誤嚥，悪心・嘔吐，構音障害など

上大静脈症候群	疼痛	顔面浮腫，頸静脈の怒張，上肢の浮腫・チアノーゼ，上半身表在性静脈の怒張，頭痛，意識障害の有無・程度
不安，抑うつ，せん妄など精神症状	不安感，疲労感，いらいら，焦燥感など	生理的変化（バイタルサインの変化，発汗，頭痛，不眠など），情緒的・感情的変化（表情の変化，緊張，気分の日内変動など），言動・行動の変化（注意力の欠如，落ち着かない様子など），食事摂取量，血液検査データ，睡眠リズム
倦怠感	倦怠感の訴え，倦怠感に対する思いや考えなど，睡眠状態	全身状態，ADL，表情，睡眠状態，食事摂取量，検査所見（貧血，脱水，高カルシウム血症，低カリウム血症，低ナトリウム血症，感染症，血糖値異常）など
食欲不振	食欲不振の有無と程度，食欲不振に対する思いや考え方，つらい症状かどうかなど	病状・病期の把握，食事摂取量，原因の把握など

ケア項目

確実な治療	・症状のアセスメント ・医師の指示のもと，患者の状態に応じた薬剤の適切な使用 ・患者の生活パターンに合ったタイムスケジュール管理 ・治療効果，副作用のアセスメント ・患者・家族教育 ・多職種による検討 ・治療についての患者・家族の理解度の確認（看護ケアを通して患者とのコミュニケーションを行うことで，より確実な治療につながる）
苦痛の軽減	・症状マネジメント ・体位の工夫 ・環境の調整 ・マッサージ
日常生活援助	・現在のADLの維持と，心身の安静の保持をめざす．また家族やチームと話し合い，協働していく ・食事：食べやすい食事の選択，体位の工夫，環境調整，口腔ケア ・排泄：便通の調整，移動の仕方の援助 ・清潔：患者の状態に合わせて行う．爽快感の得られるケアの実践 ・睡眠：睡眠の確保，適度な休息と運動の必要性
精神的サポート	・気分転換活動の促しと援助 ・必要時他職種との調整：医師，臨床心理士などと連携を図る ・医療者間での言動の統一 ・不安などの表出を図る ・患者の意思を尊重したケア

患者指導項目

薬剤の使用方法，副作用について説明する

症状出現時や変化があったときなどは報告するよう指導する．また症状緩和のために患者にできることを指導する

ADLの方法，適度な運動と休息の必要性，便通の調整の仕方について指導する

睡眠確保，不安などの表出，気分転換などの必要性について説明する

看護の実際：診断期

- 安全安楽に検査を受けることができるように援助を行う．
- 症状の早期発見と対処に努める．苦痛を伴う症状に対しては症状緩和を積極的に行う．
- 患者が病状を受け止め，主体的に治療に臨むことができるように援助を行う．
- 不安などの精神症状にも留意し，患者の思いを傾聴して，精神的サポートを行う．

観察のポイント（気管支鏡，CTガイド下針生検に絞る）

	主観的項目	客観的項目
気胸	胸痛と呼吸困難の有無と程度	呼吸状態（呼吸数・深さ・パターンなど，咳嗽の程度，呼吸音），バイタルサイン（酸素飽和度，脈拍），胸部X線
出血	前駆症状（胸部違和感・不快感・異常感の有無と程度，呼吸困難，胸痛など）	呼吸状態，血痰・喀血の程度，バイタルサイン（体温，脈拍，呼吸，血圧，酸素飽和度，意識状態など）
感染	呼吸困難の有無と程度，悪寒，頭痛，食欲不振，倦怠感，関節・筋肉痛など全身症状の有無と程度	咳嗽，痰，発汗，バイタルサイン（発熱，脈拍，酸素飽和度など），胸部X線，血液検査データ（白血球数〈WBC〉，C反応性蛋白〈CRP〉など）

ケアのポイント

検査前	・検査方法，注意点，目的などを説明し，患者の理解度を確認する ・不安の表出に努め，軽減できるように必要時医師などの多職種と連携・橋渡しを行う ・アレルギーなどの確認，全身状態の観察を行い，検査可能な状態か評価を行う
検査中	・姿勢の保持や呼吸のタイミングなど，効果的に麻酔が受けられるように援助する ・モニタリングとバイタルサインのチェック ・苦痛を伴う検査のため，安心感を与えられるように声かけやタッチングを行う
検査後	・バイタルサインや全身状態の観察を行い，異常の早期発見に努める ・安静時間を守れるように配慮する ・薬が確実に内服できるかチェックを行う

患者指導のポイント

検査前	・検査の流れや注意事項について説明する ・検査中，呼吸・体動制限に協力してもらうように説明する ・検査中，苦しいときや何か状態に変化があったときは合図をするように説明する
検査中	・苦しいときや何か状態に変化があったときはすぐに合図をするように再度説明する ・検査の進み具合などを適宜説明する
検査後	・安静時間の説明，確実に薬を内服するように指導，飲食開始時間の説明，血痰などの症状出現時の対応についての説明を行う

看護の実際：治療期（積極的治療）[1]

- 疼痛をはじめとする，さまざまな苦痛を伴う症状のマネジメントを行い，症状緩和の援助を行う．
- 異常の早期発見に努め，合併症の予防を図る．
- 病態・予後予測・治療方針を理解しながら，症状別看護を展開するとともに，チームアプローチを図る．

[1] 「外科的治療（開胸術，胸腔鏡手術〈VATS〉）」の項：p.168,「がん化学療法」の項：p.181,「放射線治療」の項：p.198 参照.

看護の実際：ターミナル期[2]

- 症状緩和を図り，QOL を維持できるように援助を行う．
- 患者を全人的に理解し，ケアの展開を行う．
- 家族への看護（予期悲嘆へのケア，スピリチュアルケア，DNR〈蘇生処置拒否〉など意思決定への援助など）の必要性の判断を行い，援助をする．また，看病疲れへの配慮を行う．

[2] 「緩和ケア」の項：p.264 参照.

（岩田　香）

① 腫瘍

悪性胸膜中皮腫

病態関連図

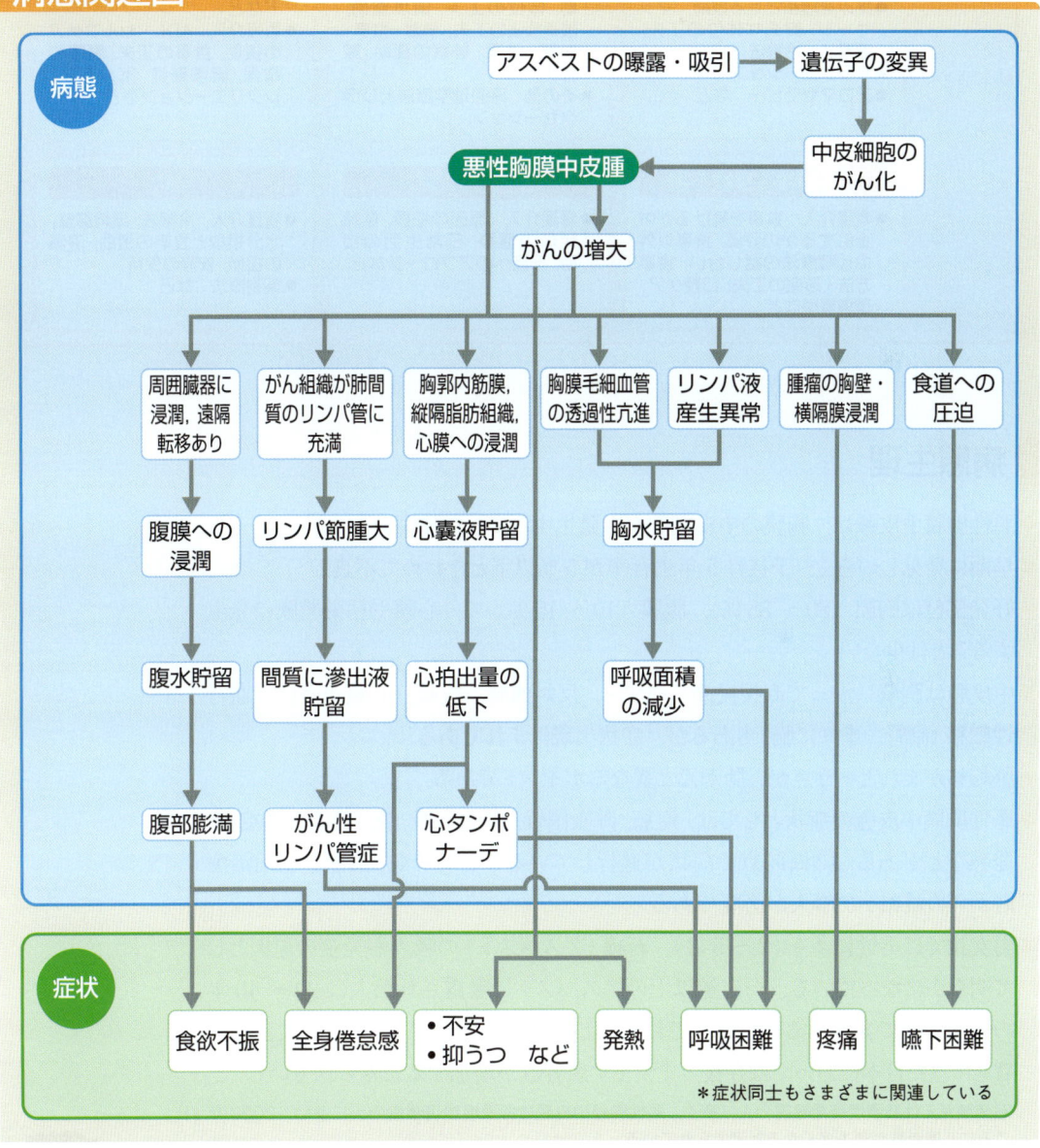

病態

アスベストの曝露・吸引 → 遺伝子の変異 → 中皮細胞のがん化 → 悪性胸膜中皮腫 → がんの増大

- 周囲臓器に浸潤，遠隔転移あり → 腹膜への浸潤 → 腹水貯留 → 腹部膨満
- がん組織が肺間質のリンパ管に充満 → リンパ節腫大 → 間質に滲出液貯留 → がん性リンパ管症
- 胸郭内筋膜，縦隔脂肪組織，心膜への浸潤 → 心嚢液貯留 → 心拍出量の低下 → 心タンポナーデ
- 胸膜毛細血管の透過性亢進 → 胸水貯留 → 呼吸面積の減少
- リンパ液産生異常
- 腫瘍の胸壁・横隔膜浸潤
- 食道への圧迫

症状

食欲不振 / 全身倦怠感 / ・不安 ・抑うつ など / 発熱 / 呼吸困難 / 疼痛 / 嚥下困難

＊症状同士もさまざまに関連している

<table>
<tr><td rowspan="4">治療
看護</td><td colspan="3">・外科的治療　・抗がん剤治療　・放射線療法　・緩和ケア</td></tr>
<tr><td>疼痛</td><td>呼吸困難</td><td>全身倦怠感</td></tr>
<tr>
<td>
●薬物療法：オピオイド, NSAIDs, 鎮痛補助薬など
●放射線療法
●神経ブロック
●痛みを緩和させる技術：マッサージ, 安楽な体位の工夫, 温罨法・冷罨法
●リラクセーション
●アロマセラピー　など
</td>
<td>
●対症療法：酸素療法, 薬物療法（オピオイド, コルチコステロイド, 抗不安薬など）
●看護介入：安静と労作の援助, 体位の工夫, 環境整備, 酸素療法の工夫, 排泄・食事・栄養・清潔・睡眠の援助, 家族ケア
●その他：呼吸理学療法とリラクセーション
</td>
<td>
●原因（貧血, 脱水, 電解質異常, 血糖値異常, 感染症, 抑うつ, 不安）治療
●薬物療法：コルチコステロイドなど
●看護介入：ADL・セルフケアの援助, 食事の工夫, 睡眠の確保, 環境整備, 気分転換, レクリエーションなど
</td>
</tr>
<tr>
<td>嚥下困難・食欲不振
●看護介入：食事を続けるか中止にするかの評価, 食事以外の代替療法の話し合い, 食事方法・形態の工夫, 口腔ケア, 環境調整など</td>
<td>不安・抑うつ
●看護介入：原因の把握, 信頼関係の構築, 日常生活の援助, 家族へのアプローチなど</td>
<td>発熱
●看護介入：冷罨法, 環境調整, 水分摂取と食事の援助, 清潔の援助, 安静の保持
●薬物療法　など</td>
</tr>
</table>

病態生理

- 悪性胸膜中皮腫は, 胸膜の中皮細胞から発生するまれな腫瘍である.
- 早期に発見しづらく, 予後は5年生存率が5％以下ときわめて不良.
- 好発部位は胸膜（80〜85％）, 腹膜（10〜15％）で, 心膜や精巣鞘膜に発生することは少ない.
- 中皮腫は胸膜に沿って直接浸潤しやすく, 反対側肺, 腹膜, 心膜が多い. 血行性転移（副腎, まれに脳）もあるが, 症状出現はまれである.
- 脳転移がまれという点が, 肺がんと異なるポイントである.
- 悪性胸膜中皮腫の症状としては, 疼痛, 呼吸困難, 食欲不振・嚥下困難, 倦怠感, 発熱などがある. 診断時点で病状が進行していることが多く, 診断・初回治療時からの緩和ケア導入が必要である.
- 男女比では男性に多く（2〜5：1）, 石綿（アスベスト）の吸入が発症の原因として明らかになっている. 一定量以上のアスベストに曝露された人に20〜40年の期間を経て発症するといわれており, 比較的最近までアスベストを大量に消費してきた日本においては今後, ますます患者数が増加するとみられている[*1].

[*1] 石綿肺がんは高濃度職業曝露の人に多く, 悪性胸膜中皮腫は低濃度環境曝露の人に多い. 2030年ころに, 患者数が最も多くなると考えられている.

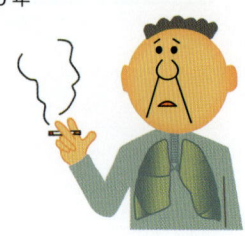

組織型

上皮型	60％程度．抗がん剤などの治療が比較的効くといわれ，この組織型が最も予後がよいといわれる
肉腫型[*2]	10～20％程度．骨や筋肉に発生する肉腫と同じような組織像を示す
二相型	腫瘍組織内に上皮型と肉腫型とみなしうる組織型が混在する

[*2] 肉腫型成分が多ければ多いほど予後不良である．

病期分類 (International Mesothelioma Interest Group：IMIG)

Ia期	Ib期	II期	III期	IV期
同側壁側胸膜に限局しており，臓側胸膜には腫瘍を認めない	同側壁側胸膜から臓側胸膜に腫瘍が散らばる	同側胸膜のほか，肺や横隔膜の筋肉へ腫瘍が広がる．または同側胸膜全体に広がる	原発腫瘍は切除可能な範囲で同側の胸壁や縦隔脂肪織などへ広がる	横隔膜や縦隔臓器や反対側の胸膜などへ広がり，遠隔の臓器や組織に広がる

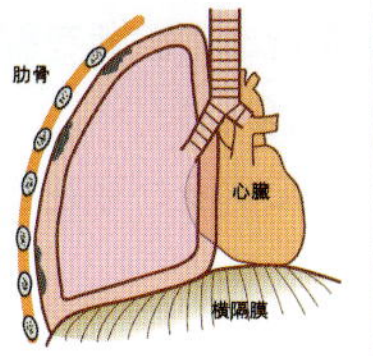

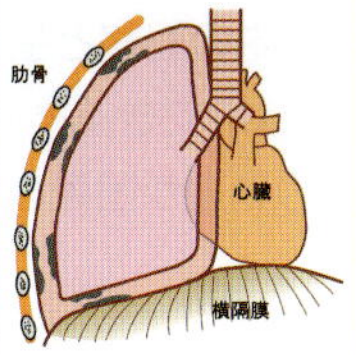

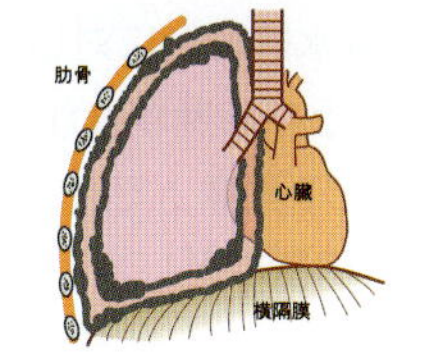

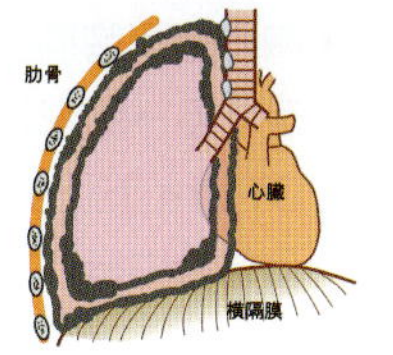

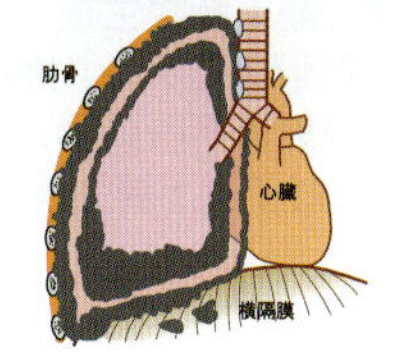

検査・診断

胸部X線

- 典型例では胸水貯留（②）と胸膜肥厚（腫瘤形成；①）がある
- アスベスト曝露作業従事者は胸膜の石灰化を伴った斑状の肥厚（胸膜プラーク；③，④）がみられ，胸膜プラークはアスベスト曝露の指標となる

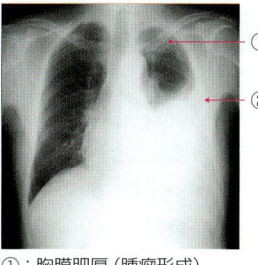

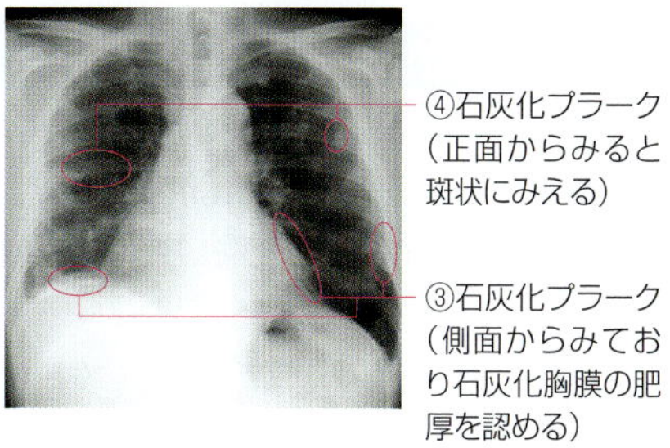

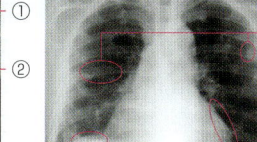

①：胸膜肥厚（腫瘤形成）．
②：胸水．
③：胸膜プラーク（側面からみており石灰化胸膜の肥厚を認める）．
④：胸膜プラーク（正面からみると斑状にみえる）．

④石灰化プラーク（正面からみると斑状にみえる）
③石灰化プラーク（側面からみており石灰化胸膜の肥厚を認める）

胸部CT	・胸膜に沿って広がる腫瘤像がみられる（①） ・悪性胸膜中皮腫は壁側胸膜の内側にでき，壁側胸膜→臓側胸膜へと広がっていく ・胸膜の状態や肺内の病変，周囲組織への進行具合をみる ①：胸膜に沿って広がる腫瘤像． ②：胸膜肥厚と石灰化． ③〜⑤：胸膜肥厚が広汎に広がっている．
MRI	・CTより胸壁や胸膜，横隔膜への浸潤の評価に優れる
PET	・病状の進展を把握するのに有用 ・縦隔リンパ節への転移の評価に優れている
胸水	・ヒアルロン酸，がん胎児性抗原（CEA），CYFRA21-1 ・胸水細胞診：診断率30〜80％と低い
胸膜生検（シルバーマン針やコープ針など） 胸腔鏡下胸膜生検（局所麻酔下→内科，全身麻酔下→外科） CTガイド下肺生検	・組織診断方法として有用（肺がんとの鑑別にも有用） ・胸膜生検：胸水検査で診断がつかない胸水貯留例に行う ・胸腔鏡下胸膜生検：胸水貯留例に対して胸腔内の観察と生検を行って診断を確定する→胸腔鏡下のほうが診断精度が高く，採取できる検体量も多い ・CTガイド下肺生検：CT画像上で気管支鏡の到達が困難な部位に病変が存在する場合に行う（胸膜，胸壁など）

治療

治療方針は病期分類によって決定されるが，標準的治療法が確立されているわけではない．外科的治療，がん化学療法，放射線療法およびこれらを併用した集学的治療が行われる．

	内科的治療	外科的治療
がん化学療法 （抗がん剤治療）	・適応：手術で切除できない進行例（Stage ⅢのN2，Stage Ⅳ），再発例，外科的治療との併用，など ・シスプラチン＋ペメトレキセドが第一選択	・適応：早期の限られた病期（Stage Ⅰ〜Ⅲの一部〈N0〜1〉）の場合：胸膜外肺全摘術や胸膜切除，肺剥皮術 ・いずれにせよ根治は難しく，抗がん剤治療や放射線療法との併用が必要となってくる場合が多い ・全身状態がよければ，術前化学療法＋手術＋術後放射線照射が行われる
放射線治療	・手術後の再発防止，痛みの緩和目的，など	

悪性胸膜中皮腫患者の看護

標準看護計画

　診断時点で病状が進行していることが多く，この時期から緩和ケア導入の検討が必要である．

　アスベスト曝露による悪性胸膜中皮腫発症は報道などで話題になっており，予後が厳しいことも知っていることが多い．早期から精神的サポートも必要である．

観察・ケア・患者指導項目

　肺がんに準ずる[1]．

[1]「肺がん」の項：p.42 参照．

> **ここが重要！** ▶胸痛（痛み）は悪性胸膜中皮腫の特徴的な症状である（表1）．難治性疼痛となることが多い！

表1　悪性胸膜中皮腫の胸痛

痛みの原因	痛みの性質
胸壁浸潤による痛み	放散痛や胸を締めつけられるような痛み
肋間神経への浸潤による痛み	灼けるような，電気が走るような痛み
外科的治療後の痛み	胸背部全体の重苦しい痛みやしびれ：悪天候で悪化

看護の実際：診断期

- 診断期に胸水が貯留していることも多く，胸水のコントロールや症状マネジメント・緩和ケアも重要である[2]．

[2]「胸腔ドレナージ」の項：p.244 参照．

観察・ケア・患者指導のポイント

　肺がんに準ずる[3]．

[3]「肺がん」の項：p.42 参照．

看護の実際：治療期

観察・ケア・患者指導のポイント

　外科的治療および化学療法，放射線療法に準ずる[4]．

[4]「外科的治療（開胸術，胸腔鏡手術〈VATS〉）」の項：p.168，「がん化学療法」の項：p.181，「放射線治療」の項：p.198 参照．

> **COLUMN**
>
> ## 補償・救済制度
>
> 悪性胸膜中皮腫などのアスベストによる健康被害を受けた人およびその遺族には下記の2つの補償・救済制度がある.
>
> ■ **労働者災害補償保険法による保険給付**
> アスベスト曝露作業に1年以上従事し，中皮腫の診断を受けた者は，労働基準監督署に申請すれば，療養費，休業補償，葬祭費，遺族補償などが給付される.
>
> ■ **石綿による健康被害の救済に関する法律による救済給付**
> アスベストによる健康被害を受けた人もしくは遺族で，労災補償の対象とならない人に対して救済給付の支給を行う制度. 環境再生保全機構に申請する.
>
> * * *
>
> 患者本人の死後も両制度の申請は可能となっている.

看護の実際：終末期

観察・ケア・患者指導のポイント

緩和ケアに準ずる[5].

[5]「緩和ケア」の項：p.264 参照.

（岩田　香）

2 慢性閉塞性肺疾患（COPD）

COPD : chronic obstructive pulmonary disease

病態関連図

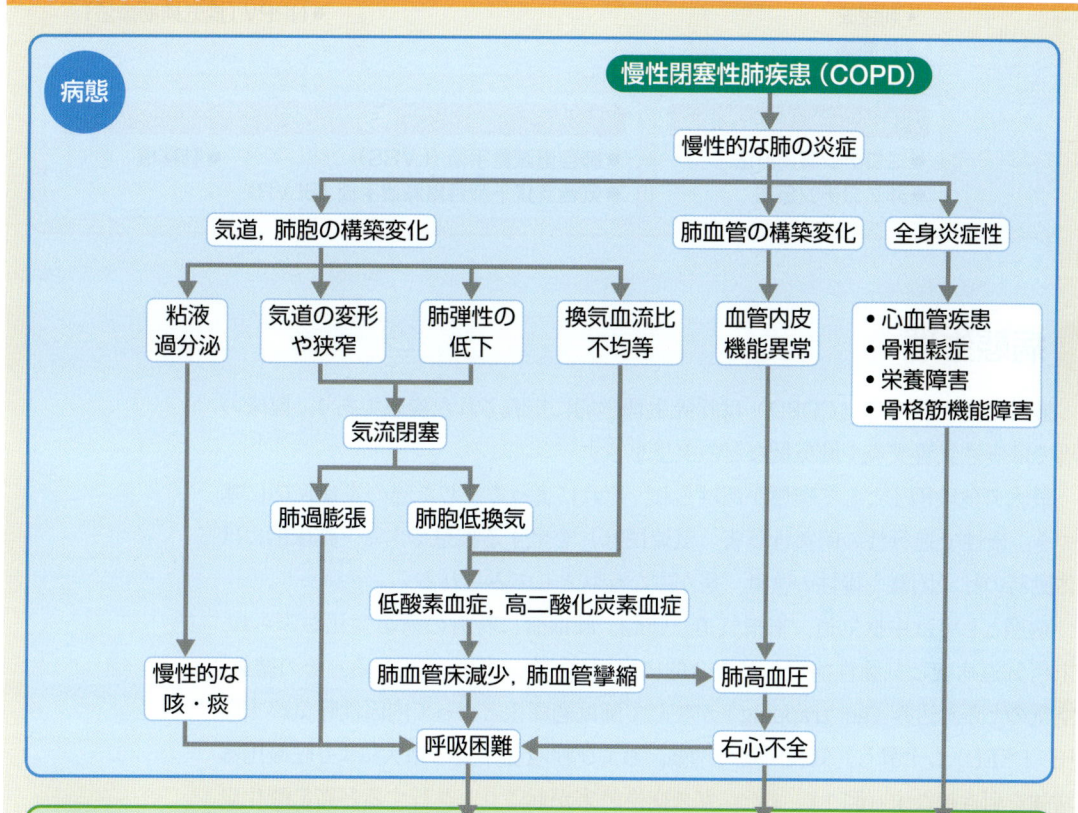

病態

慢性閉塞性肺疾患（COPD）
↓
慢性的な肺の炎症
↓
- 気道, 肺胞の構築変化
- 肺血管の構築変化
- 全身炎症性

気道, 肺胞の構築変化:
- 粘液過分泌
- 気道の変形や狭窄
- 肺弾性の低下
- 換気血流比不均等

気道の変形や狭窄／肺弾性の低下 → 気流閉塞 → 肺過膨張／肺胞低換気

肺胞低換気 → 低酸素血症, 高二酸化炭素血症 → 肺血管床減少, 肺血管攣縮 → 肺高血圧 → 右心不全

肺血管の構築変化 → 血管内皮機能異常 → 肺高血圧

粘液過分泌 → 慢性的な咳・痰

→ 呼吸困難

全身炎症性:
- 心血管疾患
- 骨粗鬆症
- 栄養障害
- 骨格筋機能障害

症状

気道内分泌物増加, 肺過膨張, 低酸素血症, 高二酸化炭素血症に伴う症状
- 慢性的な咳, 痰
- 呼吸困難
- チアノーゼ
- 頭痛, 頭呆感
- 意識障害
- 呼吸抑制
- 頻脈, 不整脈

右心不全（肺性心）に伴う症状
- 頸静脈怒張
- 尿量減少
- 浮腫
- 倦怠感, 易疲労感
- 呼吸困難
- 食欲不振

全身炎症性に伴う症状
- 体重減少
- 不安, 抑うつ
- 睡眠障害
- 狭心症
- 圧迫骨折
- 倦怠感
- 呼吸困難

治療・看護	内科的治療① 薬物療法	内科的治療② 感染予防	内科的治療③ 非薬物療法
	・抗コリン薬 ・β_2刺激薬 ・キサンチン誘導体 ・吸入ステロイド薬 ・喀痰調整薬 ・利尿薬 ・抗菌薬	●ワクチン接種 　・インフルエンザワクチン 　・肺炎球菌ワクチン ●感染予防行動の指導	●呼吸リハビリテーション 　・患者教育 　・運動療法 　・栄養療法 ●HOT ●NPPV（換気補助療法）

内科的治療④　禁煙指導	外科的治療
●ニコチン置換療法 ●非ニコチン療法	●肺容量減量手術（LVRS）　　●肺移植 ●気管支鏡下肺容量減量手術（BLVR）

病態生理

　慢性閉塞性肺疾患（COPD）は呼吸生理学的に定義された疾患であり，臨床の場では慢性気管支炎や肺気腫などの疾患をさす．

　最大の危険因子として喫煙があげられ，それによって生じた肺の炎症反応に基づき，慢性で進行性の閉塞性障害（気流閉塞）を呈する疾患である．臨床的には体動時の呼吸困難や慢性の咳嗽，痰が主な症状としてみられる．

　病態としては中枢気道，末梢気道，肺胞，肺血管に特有の構築変化がみられ，末梢気道病変と気腫性病変とが複合的に作用して気流閉塞が生じる．その結果，空気のとらえ込み（air trapping）が生じて肺は過膨張となって内因性呼気終末陽圧（PEEP）も上昇し，気流閉塞の増強，および呼吸仕事量の増大により呼吸困難増強を引き起こす（図1）．また，ガス交換障害が起こり，進行すると高二酸化炭素血症や肺高血圧にもつながる．さらに，炎症は肺にとどまらず全身性に波及し，体重減少，筋力低下，骨粗鬆症，抑うつなどの全身依存症の一因となる．

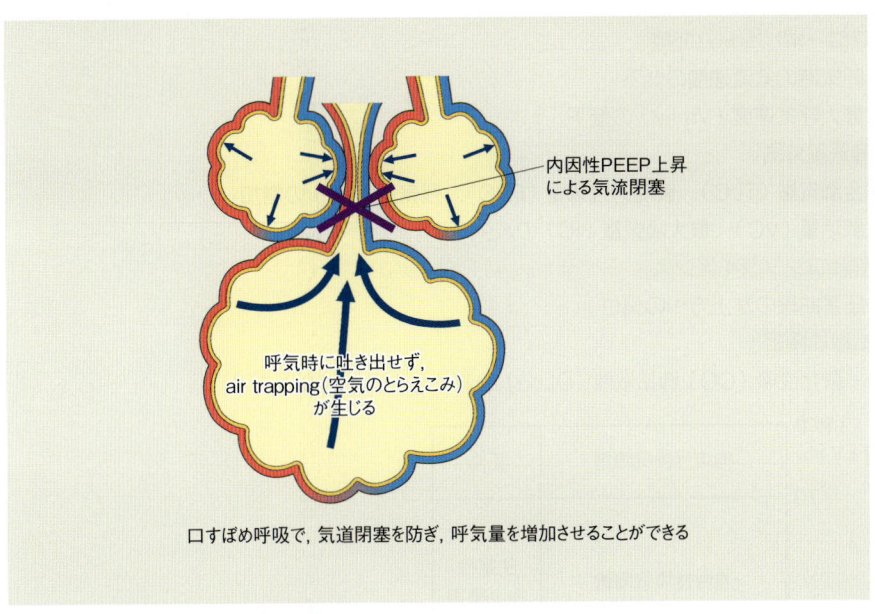

2 慢性閉塞性肺疾患（COPD）

内因性PEEP上昇
による気流閉塞

呼気時に吐き出せず，
air trapping（空気のとらえこみ）
が生じる

口すぼめ呼吸で，気道閉塞を防ぎ，呼気量を増加させることができる

図1 air trapping と内因性 PEEP

検査・診断

胸部X線	●下記の有無を確認する ・肺野の透過性亢進 ・肺野末梢血管影の狭小化 ・横隔膜の平坦化 ・滴状心による心胸郭比の減少 ・肋間腔，胸骨後腔，心臓後腔の拡大 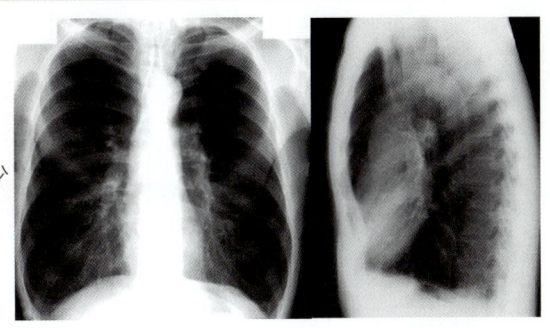
胸部CT	●下記の有無を確認する ・気腫性病変の分布や病態の進展度合い ・気道内腔の狭小化 ・気道壁の肥厚 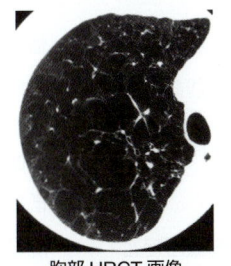 胸部HRCT画像
呼吸機能検査	スパイログラム ・1秒率（FEV$_1$％）70％未満→閉塞性換気障害 ・％肺活量（％VC）80％未満→拘束性換気障害

59

呼吸機能検査（つづき）	フローボリューム曲線 ・呼気時の気流速度の低下 ・最大呼気速度（$\dot{V}$max）の低下 肺気量分画 ・全肺気量（TLC），機能的残気量（FRC），残気量（RV）の増加 ・肺活量（VC），最大吸気量（IC）の減少 静肺コンプライアンス ・圧量曲線の左上方への偏位 拡散能障害 ・一酸化炭素（CO）肺拡散能（DLco）の減少（%DLco 80 %未満）	

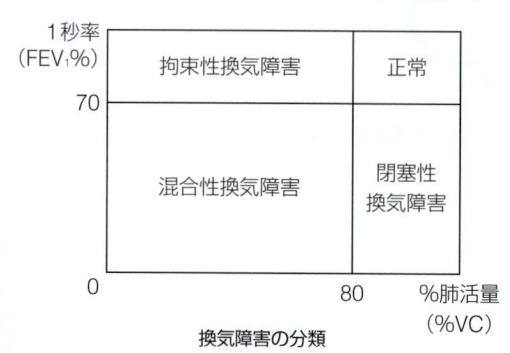

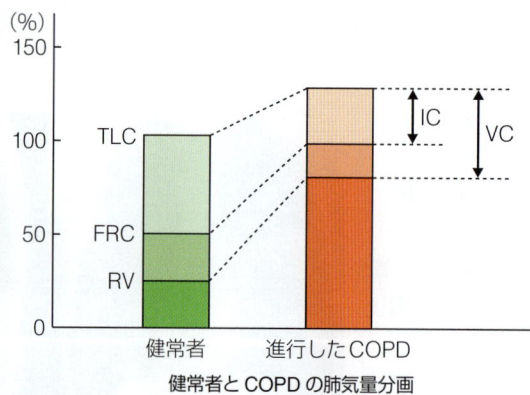

換気障害の分類

健常者とCOPDの肺気量分画

（日本呼吸器学会COPDガイドライン第4版作成委員会：COPD〈慢性閉塞性肺疾患〉診断と治療のためのガイドライン．第4版．メディカルレビュー社：2013. p.43 より）

動脈血液ガス	・低酸素血症，高二酸化炭素血症の有無，程度
心肺運動負荷 呼吸筋機能検査 睡眠時検査	・運動耐容能や運動制限因子の評価 ・疾患の重症度や予後，治療効果の評価 ・呼吸筋の疲労や呼吸筋力の低下の評価 ・低換気による高二酸化炭素血症を伴う低酸素血症の有無，程度の評価
肺高血圧症と 肺性心の評価	・肺動脈圧の上昇の確認 ・身体所見，胸部X線写真，心電図，心エコー，バイオマーカーなどによる評価
喀痰・呼気・ 血液検査	・気道炎症の評価 ・C反応性蛋白（CRP）などの炎症反応物質の上昇の確認

診断基準

①気管支拡張薬投与後のスパイロメトリーで $FEV_1/FVC < 70\%$ を満たすこと．
②ほかの気流閉塞をきたしうる疾患を除外すること．

病期分類

COPDは，対標準1秒量（$\%FEV_1$）を用いてI〜IV期に分類される（表1）．

表1 COPDの病期分類

病期	特徴
I期：軽度の気流閉塞	$FEV_1/FVC < 70\%$ $\%FEV_1 \geq 80\%$
II期：中等度の気流閉塞	$FEV_1/FVC < 70\%$ $50\% \leq \%FEV_1 < 80\%$
III期：高度の気流閉塞	$FEV_1/FVC < 70\%$ $30\% \leq \%FEV_1 < 50\%$
IV期：きわめて高度の気流閉塞	$FEV_1/FVC < 70\%$ $\%FEV_1 < 30\%$ あるいは $\%FEV_1 < 50\%$ かつ慢性呼吸不全合併

治療

COPDの管理法には，禁煙指導，薬物療法，呼吸リハビリテーション（患者教育，運動療法，栄養療法），酸素療法，換気補助療法，外科的治療などがある．

安定期のCOPD管理では，1秒量（FEV_1）低下による病期の進行度だけでなく，症状の程度を加味し，重症度を総合的に判断したうえで治療法を段階的に増強していく（図2）．

管理法				外科療法 換気補助療法
				酸素療法
				吸入ステロイド薬*
			長時間作用性抗コリン薬・β_2刺激薬の併用（テオフィリンの追加）	
		長時間作用性抗コリン薬またはβ_2刺激薬（必要に応じて短時間作用性気管支拡張薬）		
		呼吸リハビリテーション（患者教育・運動療法・栄養管理）		
	禁煙・インフルエンザワクチン接種・全身併存症の診断と管理			
管理目安	FEV_1の低下		症状の程度 （呼吸困難/運動能力・身体活動性の低下/繰り返す増悪）	
	I期	II期	III期	IV期
疾患の進行	軽症 → → → → → → → → → 重症			

図2 安定期COPDの管理
重症度はFEV₁の低下だけではなく，症状の程度や増加の頻度を加味し，重症度を総合的に判断したうえで治療法を選択する．
*：増悪を繰り返す症例には，長時間作用性気管支拡張薬に加えて吸入ステロイド薬や喀痰調整薬の追加を考慮する．
（日本呼吸器学会COPDガイドライン第4版作成委員会：COPD〈慢性閉塞性肺疾患〉診断と治療のためのガイドライン．第4版．メディカルレビュー社：2013，p.64より）

内科的治療	
禁煙指導[1]	・禁煙はCOPDの発症リスクを減らし，呼吸機能の低下を防ぎ，進行を抑制する，最も効果的な方法である ・喫煙習慣の本質は，ニコチン依存という薬物依存症であり，一定条件を満たすニコチン依存症の外来患者に対する禁煙治療は保険給付の対象となる ・禁煙治療は，行動療法（行動変容のステージを理解し，ステージに応じた指導）と薬物療法（ニコチン置換療法）を合わせて行う **行動変容のステージ** ｜無関心期｜6か月以内に生活習慣を変える気がない｜ ｜関心期｜6か月以内に生活習慣を変える気がある｜ ｜準備期｜1か月以内に生活習慣を変える気がある｜ ｜行動期｜生活習慣を変え続けて6か月未満｜ ｜維持期｜生活習慣を変え続けて6か月以上｜
ワクチン接種	・COPD患者は，何らかの感染がきっかけとなり重症化，急性増悪しやすいため，インフルエンザワクチンや肺炎球菌ワクチンの接種により，感染のリスクを減らすことが重要
薬物療法	気管支拡張薬（抗コリン薬，β_2刺激薬，キサンチン誘導体） ・気管支拡張薬は薬物療法の中心であり，重症度に応じて多剤が併用される ・気管支平滑筋弛緩作用により，肺の過膨張が改善し，運動耐容能が向上する ・抗コリン薬，β_2刺激薬，キサンチン誘導体の3系統の薬剤の作用機序は異なるため，単剤で症状の改善が乏しい場合，気管支拡張の上乗せ効果を得るために多剤を併用する

[1] 治療TOPICS「禁煙支援」の項：p.299参照．

薬物療法 （つづき）	• 薬剤の投与法は吸入が勧められる	
	ステロイド薬	
	• 慢性安定期における患者への経口ステロイド薬の長期投与は，有益性よりも副作用が多いため推奨されない	
	• 長時間作用性 β_2 刺激薬／吸入ステロイド配合薬はそれぞれ単剤で使用するより，呼吸機能や運動耐容能，呼吸困難感を改善し，増悪頻度も減少させる	
	喀痰調整薬	
	• COPD の増悪頻度と増悪の期間を減少させる	
	マクロライド系薬	
	• 長期投与が COPD の増悪頻度を抑制するといわれている	
呼吸リハビリ テーション[2]	患者教育	
	• 運動療法とともに，呼吸リハビリテーションプログラムにおける中心的な構成要素である	
	• 医療者とのパートナーシップを築き，患者が疾患と向き合いセルフマネジメント能力を向上させることを目的としている	
	• 息切れに対して，日常生活における動作要領の獲得や，口すぼめ呼吸，パニックコントロールなどの指導が有効である	
	運動療法	
	• 効率よく運動療法を行うために，呼吸訓練やリラクセーションおよび胸郭可動域運動が行われる	
	• 運動療法は継続して定期的に行う必要がある	
	• 全身持久力トレーニングとして，下肢運動が最も勧められる	
	栄養療法	
	• COPD 患者は呼吸筋のエネルギー消費が大きいため，安静時エネルギー消費量は予測値の 120 〜 140 ％に増加している	
	• 体重減少は，QOL の低下や増悪，入院のリスク増加につながり，呼吸不全への進行や死亡のリスクを高める	
	• COPD の予後因子として体重減少がある	
	• ％ IBW ＜ 80 ％の中等度以上の体重減少や食事摂取量増加が見込めないときは，栄養補給療法を考慮する	
酸素療法	• 在宅酸素療法（HOT）が社会保険の適応となるのは，PaO_2 55 Torr 以下，および PaO_2 60 Torr 以下で睡眠時や運動負荷時に著しい低酸素血症をきたし，HOT が必要であると医師が認めた場合である	
	• 低酸素血症を呈する COPD 患者の生命予後は，HOT により改善される	
	• HOT 中において，高二酸化炭素血症を伴う場合は，程度により，非侵襲的陽圧換気療法（NPPV）など，ほかの治療法の併用を考慮する	
NPPV[3]	• 安定期 COPD 患者に対する換気補助療法として NPPV と気管切開下陽圧換気（TPPV）がある	
	• NPPV は侵襲度が低く導入が容易なため，第一選択となりやすい	
	• 適応：呼吸困難，眠気，などの症状や心不全徴候，および高二酸化炭素血症や夜間の低換気などの睡眠呼吸障害がある場合	

[2] 「呼吸リハビリテーション」の項：p.249 参照．
[3] 「非侵襲的陽圧換気療法（NPPV）」の項：p.223 参照．

外科的治療	
	• 最大限の内科的治療を行ってもその効果が限界に達している場合に考慮する
肺容量減量手術（LVRS）気管支鏡下肺容量減量手術（BLVR）	• 上葉優位に気腫性病変が偏在している運動能力の低いCOPD患者は，生命予後の改善が期待できる • 気管支鏡下肺容量減量手術（BLVR）は低侵襲性で，現在開発段階にある
肺移植	• COPDは適応疾患である

慢性閉塞性肺疾患患者の看護

標準看護計画

　COPDは不可逆性の疾患であるため，根治療法はない．安定期を長く過ごすためには，急性増悪を予防し，病態の把握と症状コントロールを行いながらセルフマネジメントしていくことが重要である．

観察項目

	主観的項目	客観的項目
呼吸器症状	慢性的な咳嗽，喀痰，喘鳴，呼吸困難	酸素飽和度，呼吸回数，副雑音，呼吸補助筋緊張の有無，胸部X線所見
低酸素血症	呼吸困難	動脈血液ガスデータ，酸素飽和度
高二酸化炭素血症	意識障害，傾眠，頭痛，頭呆感，呼吸抑制，発汗，羽ばたき振戦	動脈血液ガスデータ，カプノメーター，呼吸回数，呼吸の深さ
感染徴候	発熱，咳嗽，痰の増加	胸部X線所見，白血球数（WBC），C反応性蛋白（CRP）
右心不全	呼吸困難，全身倦怠感，食欲低下	心拍数，呼吸回数，呼吸音，浮腫，頸静脈怒張，尿量，胸部X線所見，心電図所見
全身炎症性	呼吸困難，全身倦怠感，不安，抑うつ，不眠，圧迫骨折	体重減少，睡眠障害，狭心発作
患者，家族の病状理解	患者，家族の言動，行動	

> **ここが重要!** ▶COPDの患者は，肺過膨張による横隔膜の平坦化により呼吸仕事量が増大することで，呼吸補助筋の緊張が強くなる．そのため，呼吸状態を観察するときには，胸鎖乳突筋や斜角筋などの呼吸補助筋の緊張（図3）を観察し，患者の呼吸努力の程度を知ることが重要である．

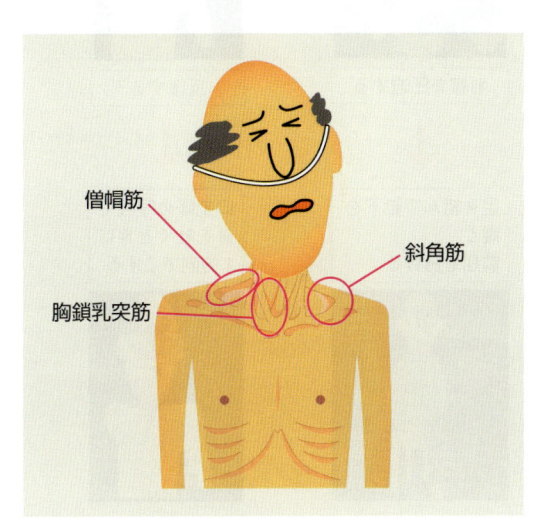

図3 呼吸補助筋の緊張

ケア項目

気道のクリアランス	・気道抵抗を減少させ，呼吸が楽にできるよう，また咳嗽や排痰に伴うエネルギー消費を減らすため，気道の浄化を図る ・薬物療法
呼吸困難の緩和	・酸素療法 ・換気補助療法 ・呼吸リハビリテーション ・体位の工夫 ・ADLの工夫（図4）
栄養管理	・高エネルギー食を摂取し，体重減少や活動の低下を防ぐ
心負荷を軽減する援助	・水分出納バランスに注意しながら，安静度に合わせた日常生活の援助（食事，清潔，排泄など）を行う
精神的サポート	・疾患の受容への支援 ・不安の軽減 ・自尊感情の維持，向上 ・意思決定における支援 ・アドヒアランスを向上させ，セルフマネジメントしていけるようサポートする
環境調整	・周囲のサポートが得られるように支援 ・退院調整

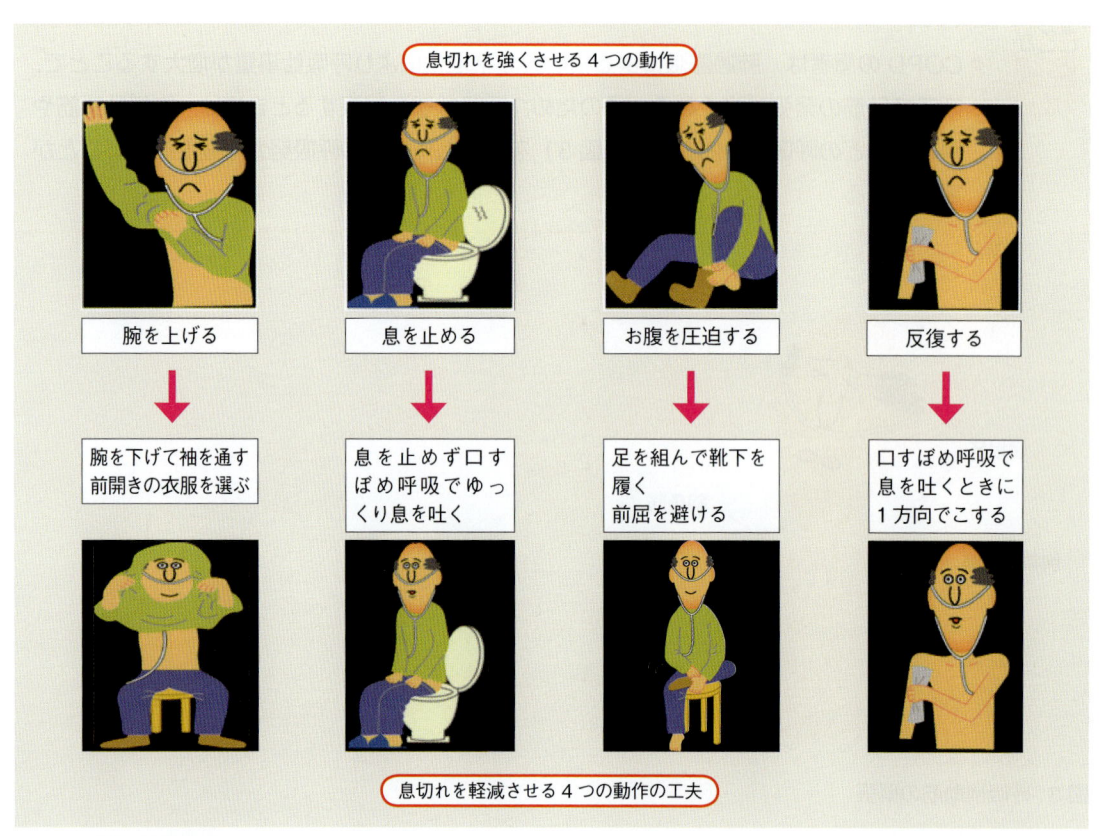

図4 息切れを軽減させる4つの動作の工夫

息切れを強くさせる4つの動作
- 腕を上げる
- 息を止める
- お腹を圧迫する
- 反復する

↓

息切れを軽減させる4つの動作の工夫
- 腕を下げて袖を通す　前開きの衣服を選ぶ
- 息を止めず口すぼめ呼吸でゆっくり息を吐く
- 足を組んで靴下を履く　前屈を避ける
- 口すぼめ呼吸で息を吐くときに1方向でこする

患者指導項目

疾患の理解を深められるよう説明する
呼吸困難の緩和方法について説明する
薬物療法の必要性，副作用について説明する
禁煙の必要性について説明する
高エネルギー食摂取の必要性について説明する
感染予防行動の必要性について説明する
適度な運動を継続することの必要性について説明する
必要な治療（HOTやNPPV）が継続できるよう必要性について説明する

看護の実際：急性期

- COPD の急性増悪は，感染，心不全，不適切な酸素投与，脱水，呼吸筋疲労などが誘因となって起こることもあるが，原因不明であることも多い．
- 急性期には呼吸困難，チアノーゼ，喘鳴，喀痰喀出困難などの症状が急激に出現・増強するため，少しの変化も見逃さず悪化をとどめ，症状の緩和および精神的サポートが必要になる．
- 低酸素血症により，酸素吸入量が増加することで，CO_2 ナルコーシスに陥りやすいため，注意が必要である

観察のポイント

低酸素血症の進行や CO_2 ナルコーシスがみられたら，人工呼吸管理を検討する必要があるため，呼吸状態や意識レベルの低下などの変化には十分注意する．

ケア・患者指導のポイント

気道のクリアランス

気道浄化	・喀痰や気道内分泌物の存在部位，性状などをアセスメントした後，体位ドレナージ，スクイージングなどにより排痰を促す ・ネブライザーの使用や吸入空気の加湿，水分補給などにより，喀痰の粘稠度を低下させ，喀出を容易にさせる．また，必要に応じて，吸引により気道浄化を図る
薬物療法	・気管支拡張薬や去痰薬を使用し，気道内の浄化を図る

呼吸困難の緩和

体位の工夫	・患者の安楽な姿勢をとる ・一般的には，ファウラー位や起坐位などが楽なことが多い ・換気血流（V_A/Q）比不均等を考慮した体位をとる
酸素療法	・医師の指示の SpO_2 値を維持できるよう，酸素吸入を行う ・CO_2 ナルコーシスを避けるために酸素流量は医師の指示範囲内で調整を行うことを厳守する
NPPV[4]	・最近では第一選択として，NPPV が使用されるケースが多い．NPPV 装着のためには，患者の協力が必要不可欠なため，十分な説明を行い，同意を得る ・効果的に NPPV を行うには，適切なマスク選択とフィッティングが必要なため，エアリーク量や患者の不快感，換気状態などを十分観察し，調整する必要がある ・スキントラブルを起こすとマスク装着が困難となるため，スキンケアをしっかりと行いトラブルを回避する ・NPPV との同調性や換気状態，呼吸状態などの観察をしっかりと行い，その観察とアセスメントをもとに設定調整を医師に依頼し，効果的な NPPV 施行につなげる

[4]「非侵襲的陽圧換気療法（NPPV）」の項：p.223 参照．

呼吸法	・口すぼめ呼吸を促し，呼気を意識してもらう
	<u>口すぼめ呼吸</u>
	①口から「f」か「s」の音を出すようにしながら，ゆっくり呼気を行う
	②これにより，気道内圧を上昇させ，末梢の気道の閉塞や肺胞の虚脱を防ぐことで，呼気がスムースとなる
	③結果，呼気量が増加し，呼吸困難軽減が期待できる

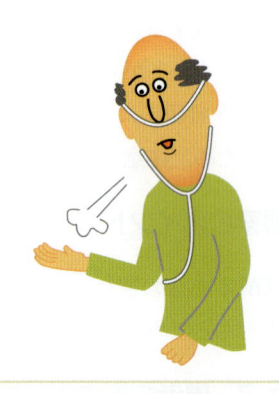

栄養管理

高カロリー食	・呼吸困難により食事摂取がより困難となることが多いため，呼吸困難の緩和に努めながら，管理栄養士と連携をとり，食事の形態（咀嚼を少なくする）や種類（食べやすいもの，好み）を考慮して食事摂取量を維持できるようにする
	・栄養補助食品などの摂取を勧める
	・経口摂取が不可の場合は，輸液による栄養管理を行う

心負荷を軽減する援助

日常生活援助	・脈拍の上昇や呼吸困難などの自覚症状に注意しながら，日常生活援助を行い，酸素消費量を最小限にとどめる
	・体動による脈拍の上昇など，客観的なデータなどを伝え，心負荷のかかる動作について理解を促す
	・排便状況を確認し，便処置を行うなどして怒責を避ける
水分バランス	・水分制限を行う．理解を得られるよう十分説明する
	・経口，輸液，尿量，不感蒸泄などの量をチェックしながら，水分出納バランスに注意する

精神的サポート（患者，家族）

不安の軽減	・呼吸困難に対する恐怖や不安な思いの表出や語りを助け，恐怖や不安の軽減に努める
	・NPPV導入時はしばらくそばに付き添う
	・処置やケアを行う際は十分な説明を行う
病状の理解	・安静の保持の必要性について理解を助ける
	・病状悪化に伴い制限や制約が増加し不安も増強するため，患者や家族が納得して治療・ケアを受けられるように，情報提供や十分な説明を行い，理解を助ける

> **ここが重要！**
> ▶ 過剰な酸素投与は，CO_2 ナルコーシスをまねくおそれがあるため，酸素流量の調整は，活動レベルに合わせて，そのつど必要な量に切り替えるようにし，こまめに調整を行う（酸素を上げっぱなしにしない！）．
> ▶ 酸素化を維持しながら CO_2 貯留を避けるために，呼吸状態や日常生活の場面に合わせてインターフェイスを使い分ける．

看護の実際：慢性期から退院に向けて

- 禁煙，薬物療法，呼吸方法のトレーニングや運動療法を中心とした包括的リハビリテーションが行われるよう，他職種とも連携を図りながら援助することが大切である．
- 自覚症状の改善，QOL や運動耐容能の維持・向上を目的として，日常生活のケアを行うことが大切である．
- 在宅酸素療法（HOT）や在宅人工呼吸療法の導入が必要となった場合は，患者が安心して在宅で過ごすことができるよう，管理に必要な知識や手技獲得に向け，早期から援助を行うことが必要である．
- 呼吸機能障害によって社会的役割を遂行できなくなり，自己概念が揺らぎやすいため，精神的サポートが必要である．

観察のポイント

安定した呼吸状態を維持しながら，退院後のセルフマネジメントのために必要な知識，技術，態度が習得できているか，観察（確認）が必要である．

ケアのポイント

気道のクリアランス

- 呼吸方法や自己排痰の方法を習得し，それらが継続できるよう援助する
- 必要時スクイージングを行いながら，咳嗽を促し，気道内分泌物を喀出させる
- 痰の粘稠度が高い場合，水分摂取を促す（循環機能障害がない場合）

呼吸困難の緩和

酸素療法	・医師の指示の SpO_2 値が維持できないときは，HOT 導入を考慮する ・HOT 導入に向けて，日常生活におけるさまざまな場面（食事，歩行，排泄，入浴など）における必要な酸素吸入量を見きわめる ・退院後の生活を考慮してインターフェイスを選択する ・日々のがんばりを称え，アドヒアランス向上を図る
NPPV	・在宅での NPPV 導入の要否を検討する ・NPPV 導入になれば，在宅でも実施可能な操作や管理方法について患者と相談し，一緒に考えていく ・NPPV を継続できるよう，できていることを認め，がんばりを評価する

ADL	・呼吸困難が増強しやすい動作（上肢の挙上，息を止める，腹部の圧迫，反復運動，怒責をかけるなど；図4）を見直し，対処方法を一緒に考える ・口すぼめ呼吸を促し，呼気を意識してもらう ・ADLを意識することで，呼吸困難が軽減し，低酸素を防ぐことになり，結果，心負担の減少につながる

栄養管理

高カロリー食	・体重を定期的にチェックする ・体重は増やすことより，まずは維持していくことを目標とする ・呼吸困難により食事摂取がより困難となることが多いため，呼吸困難の緩和に努めながら，管理栄養士と連携をとり，食事の形態（咀嚼を少なくする）や種類（食べやすいもの，好み）を考慮して食事摂取量を維持できるようにする ・呼吸商[*1]が少なくカロリーが高い脂質の摂取を勧める ・栄養補助食品などの摂取を勧める ・水分摂取は便秘予防にもなり，怒責による負担を減らすことにもつながる

[*1] 呼吸商：体内で栄養素が燃焼するときに消費された酸素量と，産生された二酸化炭素量の体積比．蛋白質0.8，脂質0.7，炭水化物1.0である．

心負荷を軽減する援助

日常生活援助	・どのような動作が心負担をかけるかの理解を助けるために，日常生活におけるさまざまな場面（食事，歩行，排泄，入浴など）での，SpO_2や脈拍の変化とその意味を伝える ・過剰な負荷を避けるために呼吸状態とADLをアセスメントしながら，必要なところだけ介助を行う

精神的サポート

疾患の受容への支援	・イラストを用いるなどして説明し，疾患に対する理解を助ける ・患者の認識や考え，行動をいったん受け止め，そのように思う，行動する理由を聞きながら，誤った知識や行動については修正する
不安の軽減	・予後への不安や苛立ちを受け止め，理解を示しながら，精神的サポートを行う ・アドヒアランスを高められるよう，患者の語りを大切にする ・急性増悪時の人工呼吸器装着について，患者，家族の思いを聞きながら，意思決定に関する支援を行う
自尊感情の維持	・一人でできることを減らさず，自己効力感を高められるようかかわる ・社会や家族のなかにおいて，果たせている役割について，患者が認識できるように言語化して伝える．また，その役割を果たせていることを称える ・できないことではなくて，できていることに着目し，できていることを認め，言語化して伝える ・がんばりを称える
環境調整	・社会資源の利用状況について確認し，在宅で患者，家族が安心して過ごせるように情報提供を行いながら，退院後の生活環境における調整を行う ・家族の理解と協力が得られるよう，家族とも関係を築きながら，患者の病状の理解を促す

患者指導のポイント

疾患,薬物療法の理解	・安定期を長く過ごすために,急性増悪が起こらないようにしていくことが重要であると説明する ・増悪の予防法や増悪の症状と対処法,また受診するタイミングについて指導する ・薬物の服用は症状緩和には欠かせないものであるということを伝え,自己判断で増減したり中止したりしないよう援助する ・吸入の手技について定期的に確認する
呼吸困難の緩和	・口すぼめ呼吸の実施 ・息切れを増強させる動作について説明し,日常生活において具体的にどのように工夫したらよいのかを一緒に考える ・パニックコントロールについて,実際に行ってみるなどして指導する ・日常生活のさまざまな場面におけるSpO_2や心拍数の推移,自覚症状などを24時間モニタリングし,動作要領や酸素吸入量が適切であるかなど,患者と一緒に評価を行う
禁煙の必要性	・禁煙は必須であることを説明する ・行動変容のステージ理論を活用して支援する ・自己で禁煙が困難な場合は,禁煙外来の受診を勧める
高カロリー食の必要性	・高カロリー・高蛋白・高ビタミン食が望ましいことを説明する ・患者の食生活や嗜好を考慮しながら,少量で高カロリー摂取が可能な食品や工夫について説明する ・薬として処方可能な総合栄養剤の摂取を勧める ・COPD患者の安静時エネルギー消費量は予測値の120〜140％に増加していることを示し,理解してもらう
感染予防の必要性	・感染は急性増悪の原因にもなり,感染を起こすたびに病状が進行することを説明する ・手洗い,うがいなど感染予防行動がとれているか確認する ・感染予防には口腔ケアが重要であることを伝え,ケアの方法確認や口腔内の観察を行い,必要な指導を行う
適度な運動の必要性	・筋力低下により労作時の呼吸困難が増強し,そのため動けなくなり,動かないためにさらに筋力が低下し,ディコンディショニングへの負のスパイラルに陥ってしまうことを説明する ・患者の個々の能力や状態に合わせて,簡単にできる体操や運動を,パンフレットやDVDを用いて説明し,一緒に行ってみる
HOT・NPPVの継続	・HOTやNPPVが導入となれば,患者のみならず,家族の協力が不可欠であることを,患者・家族に伝え,早期から両者に導入のための知識や技術,態度習得のため指導する ・HOTやNPPVを継続するためには,アドヒアランス向上への支援も重要である

ここが重要!
▶慢性期の患者が病気と向き合い,療養生活を送っていくためには,アドヒアランスを高め,セルフマネジメント能力の向上を図ることが重要である.そのために,患者の語りに耳を傾け,共感的態度で接しながらパートナーシップの関係を築くことが大切となる.

（桑原田真弓）

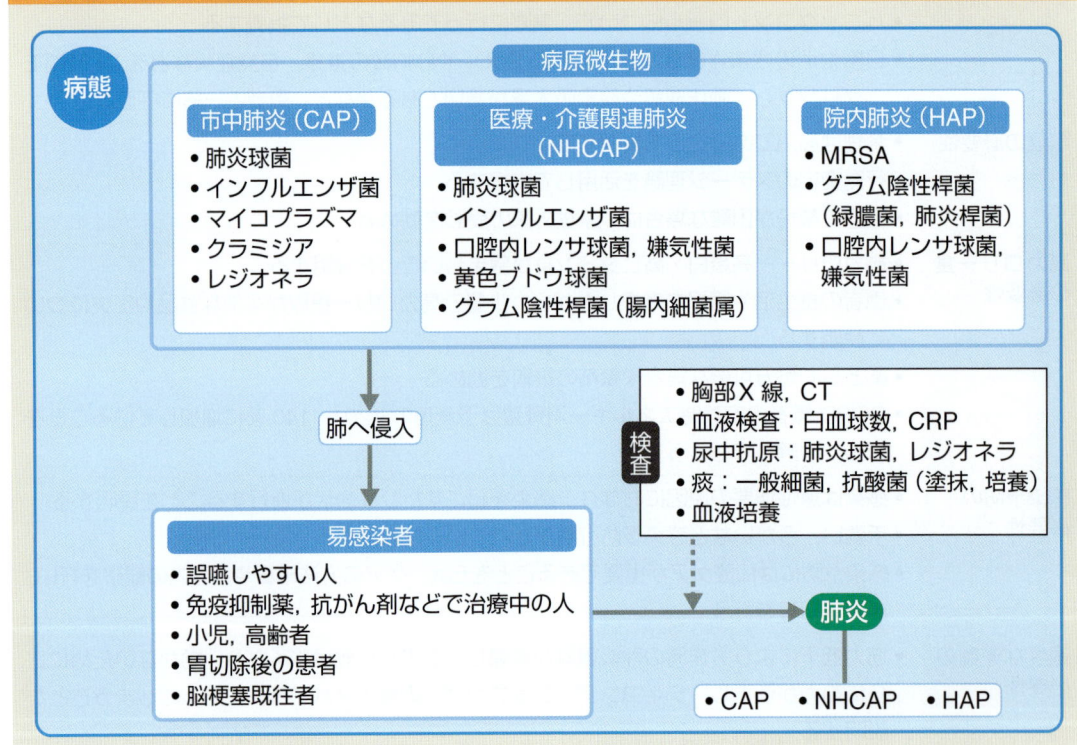

3 感染症

肺炎

病態関連図

病態

病原微生物

市中肺炎（CAP）
- 肺炎球菌
- インフルエンザ菌
- マイコプラズマ
- クラミジア
- レジオネラ

医療・介護関連肺炎（NHCAP）
- 肺炎球菌
- インフルエンザ菌
- 口腔内レンサ球菌, 嫌気性菌
- 黄色ブドウ球菌
- グラム陰性桿菌（腸内細菌属）

院内肺炎（HAP）
- MRSA
- グラム陰性桿菌（緑膿菌, 肺炎桿菌）
- 口腔内レンサ球菌, 嫌気性菌

↓ 肺へ侵入

易感染者
- 誤嚥しやすい人
- 免疫抑制薬, 抗がん剤などで治療中の人
- 小児, 高齢者
- 胃切除後の患者
- 脳梗塞既往者

検査
- 胸部X線, CT
- 血液検査：白血球数, CRP
- 尿中抗原：肺炎球菌, レジオネラ
- 痰：一般細菌, 抗酸菌（塗抹, 培養）
- 血液培養

→ **肺炎**
- CAP ・NHCAP ・HAP

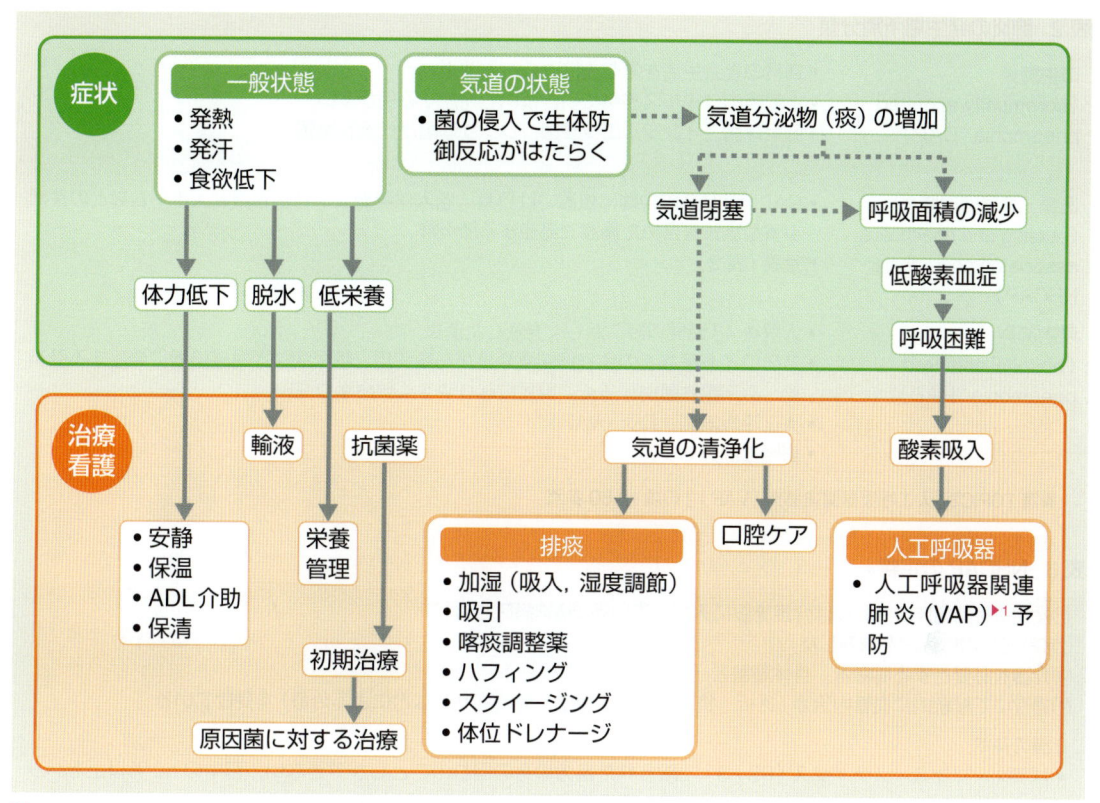

```
症状
  一般状態
  ・発熱
  ・発汗
  ・食欲低下

  気道の状態
  ・菌の侵入で生体防御反応がはたらく → 気道分泌物（痰）の増加
                                    ↓         ↓
                                 気道閉塞 → 呼吸面積の減少
                                              ↓
                                          低酸素血症
                                              ↓
                                          呼吸困難

  体力低下  脱水  低栄養

治療看護
  輸液  抗菌薬          気道の清浄化          酸素吸入

  ・安静    栄養        排痰          口腔ケア    人工呼吸器
  ・保温    管理        ・加湿（吸入，湿度調節）  ・人工呼吸器関連
  ・ADL介助            ・吸引                     肺炎（VAP）[1]予防
  ・保清                ・喀痰調整薬
           初期治療     ・ハフィング
              ↓        ・スクイージング
       原因菌に対する治療 ・体位ドレナージ
```

[1] 看護TOPICS「人工呼吸器関連肺炎（VAP）」の項：p.80参照.

病態生理

　肺に急性炎症が起きた状態を肺炎という．一般に肺炎という場合は，細菌やウイルスなどの病原体を気道内へ吸引して起こる肺の感染性の炎症をさし，病変の主座は肺胞腔にある．分類には，原因微生物別の分類と感染した場所別の分類とがある（表1，2）．

　肺炎は，日本の死因順位では，悪性新生物，心疾患に次いで第3位であり，高齢者ほど罹患率，死亡率ともに高くなり，90歳以上では死因の第1位である．

表1　肺炎の原因微生物別分類

細菌性肺炎	肺炎球菌，インフルエンザ菌，MRSA（メチシリン耐性黄色ブドウ球菌），など
非定型肺炎	ウイルス，マイコプラズマ，クラミジア，など

表2 肺炎の発生場所別分類

市中肺炎 (community-acquired pneumonia：CAP)	・通常の社会生活を営む人にみられる肺炎 ・上気道のウイルス感染に引き続いて発症する例が多い ・肺炎球菌，インフルエンザ菌，レンサ球菌が代表起炎菌
医療・介護関連肺炎 (nursing and healthcare-associated pneumonia：NHCAP)	・CAPとHAPの中間に位置づけられ，老人保健施設や特別養護老人ホームなどの長期療養型施設を含めた施設で発症する肺炎群 ・定義（表3）
院内肺炎 (hospital-acquired pneumonia：HAP)	・入院後48時間以降に新しく発症した肺炎 ・ステロイド薬などの免疫抑制薬や抗がん剤使用，糖尿病など易感染者に発症する肺炎で，薬剤耐性菌例が多く，重症になりやすく致命率も高い ・人工呼吸器関連肺炎（VAP）[2] ・誤嚥性肺炎も多い

[2] 看護TOPICS「人工呼吸器関連肺炎（VAP）」の項：p.80参照．

表3 NHCAPの定義

①長期療養型病床群もしくは介護施設に入所している（精神病床も含む）
②90日以内に病院を退院した
③介護を必要とする高齢者，身体障害者
④通院にて継続的に血管内治療（透析，抗菌薬，化学療法，免疫抑制薬などによる治療）を受けている

介護の基準
・パフォーマンス・ステイタス（PS）3 [3]：限られた自分の身の回りのことしかできない，日中の50％以上をベッドか椅子で過ごす，以上を目安とする

[3] 「肺がん」の項：p.42参照．

検査・診断

問診，臨床経過，全身状態，意識レベル，身体所見	●家族内で同時期に感冒症状の者がいれば，ウイルス性感染症を疑う 乾性咳嗽 →マイコプラズマ肺炎など 湿性咳嗽 ・鉄錆色痰→肺炎球菌 ・オレンジ痰→レジオネラ肺炎 ・緑色痰→緑膿菌による肺炎 誤嚥 →嫌気性菌による肺炎
胸部X線，CT	・新しい陰影の出現
血液検査	・白血球数（WBC），C反応性蛋白（CRP）の上昇
尿中抗原	・肺炎球菌，レジオネラ抗原
喀痰検査	・一般細菌：塗抹，好中球による細菌貪食像，培養，薬剤感受性 ・抗酸菌：塗抹，培養

3 感染症 — 肺炎

> **ここが重要！**
> ▶ 症状出現前のイベントやエピソード，家族の健康状態などの情報収集や身体所見が原因微生物の想定に役立つ．特に細菌検査結果が出るまでの期間の初期治療に重要！
> ▶ 検痰にはよい検体を出すこと．検体採取の良し悪しが，その後の治療に影響を及ぼす．痰の評価は図1，表4参照．

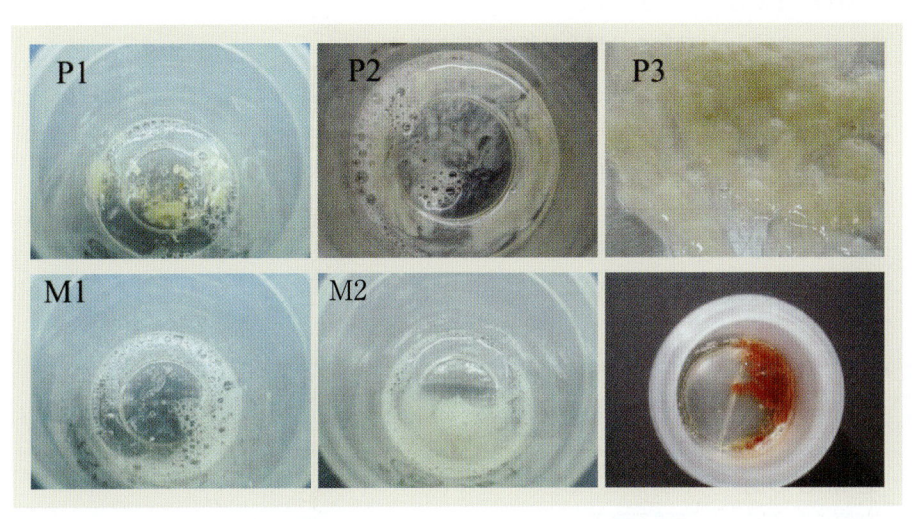

図1 ミラー・ジョーンズの分類
(ロッシュ・ダイアグノスティックス：結核菌 (抗酸菌) 検査に適した痰の採り方〈パンフレット〉より)

P1：膿性痰で膿性部分が 1/3 以下．
P2：膿性痰で膿性部分が 1/3 〜 2/3． ｝よい検体
P3：膿性痰で膿性部分が 2/3 以上．
M1：唾液，完全な粘液痰．
M2：粘液痰の中に膿性痰が少量含まれる．

表4 ゲックラー分類

グループ	好中球[*1]	扁平上皮細胞[*1]	評価
1	＜10	＞25	検体不良
2	10〜25	＞25	検体不良
3	＞25	＞25	検体不良
4	＞25	10〜25	良質な検体
5	＞25	＜10	良質な検体
6	＜25	＜25	

[*1] 100倍で1視野あたりの細胞数．

治療

①適切な抗菌薬治療と②一般療法（病態関連図参照）を行う．

適切な抗菌薬治療
抗菌薬の選択には起炎菌に対して有効で，炎症部位への移行が良好であることが必須である．さらに，抗菌薬の種類により有効な投与法が違うので注意する

抗菌薬の分類と効果的な投与方法

分類	効果	投与方法	指標	TDM[*2]	種類
時間依存型（持続効果短い）	・MIC（細菌の増殖を抑える濃度）を超えている時間が長いほど効果が期待できる	・1日の投与回数を増やしたほうがよい ・1回1時間以上で滴下する	time above MIC（%T＞MIC）[*3]	特に測定しなくてよい	・ペニシリン系 ・セフェム系 ・カルバペネム系
時間依存型（持続効果長い）	・AUC（1日に体内に投与した薬の総量）とMICの比が高くなるほど効果が期待できる	・1日の総投与量をできるだけ増やす ・1回1〜1.5時間で滴下	AUC/MIC	トラフ値[*4]	・グリコペプチド系
濃度依存型	・Cmax（体内での抗菌薬の最高血中濃度）とMICの比が高くなるほど効果が高まる	・1日量をできるだけ増やし，1回かつ短時間（30分以内）で投与し，Cmaxを上げる	Cmax/MICピーク値[*5]を高くし，トラフ値を下げる	ピーク値とトラフ値	・アミノグリコシド系 ・キノロン系 ・マクロライド系

[*2] TDM：therapeutic drug monitoring の略．薬物血中濃度モニタリング．
[*3] time above MIC（%T＞MIC）：1日のうち，抗菌薬により細菌の増殖が抑制される濃度を超えている時間の割合．
[*4] トラフ値：1日の血中濃度の最低値．投与前30分以内に採血する．
[*5] ピーク値：1日の血中濃度の最高値．投与終了30分後に採血する．

肺炎患者の看護

標準看護計画

観察項目

	主観的項目	客観的項目
炎症所見	悪寒，体熱感，発汗，倦怠感	バイタルサイン（高熱，低体温，頻脈，過呼吸），血液検査（白血球，CRP），検痰（グラム染色での好中球による細菌の貪食像）
気道内の状態	喀痰の有無・量・色・粘稠度，咳嗽（湿性or乾性)，去痰困難・誤嚥の有無（食事の様子）	呼吸音，咽頭の痰貯留音，胸郭の振動
口腔内の状態	食事摂取状況，食物残渣の有無，口腔内乾燥の有無	歯肉の損傷やう歯の有無
低酸素血症	呼吸困難	顔色・チアノーゼ，酸素飽和度，血液ガスデータ
意識レベル	咳嗽反射の有無	呼名反応，指示に対する反応など
栄養状態	食事摂取量，摂取内容，排泄状態	血液検査（アルブミン〈Alb〉），体格指数（BMI）

ケア項目

気道の清浄化（誤嚥防止も含む）	• 加湿 • 喀痰吸引 • 口腔ケア • 口腔内の保湿
酸素流量（必要時）	• 必要最小限で調節する
保清	• 状態に応じて清拭からシャワー浴に変更していく
苦痛の緩和	• 体温調節 • 呼吸困難の緩和
十分な栄養	• エネルギーの補充 • 栄養士へのコンサルト • 経口摂取方法の検討
不安の緩和	• 適宜声をかけ，ベッドサイドで排痰援助などを実施する

看護の実際：急性期

- 抗菌薬の評価のために投与間隔・速度を指示どおりに行いつつ，副作用の有無に十分注意する．
- 発病時は衰弱が強いため，できるだけ消費エネルギーを最小限にして，栄養状態を改善するように努める．

> **ここが重要！** ▶適切な抗菌薬投与と同時に，一般状態の改善の促進が肺炎の治療には重要なため，看護師が果たす役割は大きい．

観察のポイント

- 使用している抗菌薬の副作用の有無を観察する（表5）．
- 特に発疹は薬剤性のアレルギーの可能性が大きいので，医師に報告をする．
- 熱の原因は，原疾患の肺炎によるもの以外に，薬剤アレルギーによる場合もある．
- 意識レベルが低下すると不顕性誤嚥を起こしやすいので，水分摂取をする場合は意識状態を把握する（特に夜間や起床時）．

表5 主な副作用と注意点

抗菌薬の種類	主な抗菌薬（商品名）	主な副作用と注意点
ペニシリン系	ユナシン-S®，ペントシリン®，ゾシン®など	アナフィラキシー反応，下痢
セフェム系	パンスポリン®，ロセフィン®，モダシン®，フロモックス®など	急性腎不全（利尿薬との併用時注意），アレルギー反応
カルバペネム系	チエナム®，カルベニン®，メロペン®，オメガシン®，フィニバックス®など	痙攣（抗てんかん薬〈デパケン®，セレニカR®〉などの併用禁忌），下痢，発疹
アミノグリコシド系	アミカシン硫酸塩®，ハベカシン®など	聴力障害，腎障害
キノロン系	シプロキサン®，クラビット®，アベロックス®，ジェニナック®，パシル®など	ボルタレン®などの非ステロイド性抗炎症薬との併用で痙攣を誘発する報告があるため，注意が必要
マクロライド系	エリスロシン®，クラリス®，ジスロマック®など	一過性の消化器症状（食欲不振，悪心・嘔吐），ワーファリン®との併用で出血傾向
グリコペプチド系	バンコマイシン®，タゴシッド®など	腎障害（血中濃度のモニタリングにて投与設計することが望ましい），アレルギー反応
オキサゾリジノン系	ザイボックス®など	悪心・嘔吐，下痢，長期使用にて血小板減少

ケアのポイント

気道の清浄化	・室内を加湿器で加湿する場合，1日1回以上加湿器を洗浄し乾燥させて，細菌やカビの繁殖を防止しなければ，新たな肺炎の原因になりえる ・吸入時も，吸入器材の洗浄・消毒を適切に行い，清潔な手指で取り扱う ・気管切開している場合は，人工鼻を使用し気道内の乾燥を防ぐ ・口腔ケア：起床時は1日のうちで一番，口腔内の細菌数が多いので，起床時にその汚染を除去せず，朝食で誤嚥すると肺炎リスクが高くなる ・口腔内の保湿：人工唾液の使用，加湿など ・喀痰吸引時は，手指衛生後，使い捨て手袋を着用し清潔なチューブで実施して，施行後も手指衛生を行う
保清	・酸素の消費の負担をできるだけ少なく実施する ・部分清拭にして，1回の負担を軽減するなど，患者と状態を相談しながら実施する ・できるだけ，発熱時は避け，解熱しているときに実施する ・状態が安定すれば，できるだけ早期にシャワー浴を実施する ・患者が自分で歯磨きできない場合は，口腔ケアを起床時と毎食後に実施する
苦痛の緩和	・体温調節：室温・掛け物による調節，適宜クーリング，必要に応じて指示による解熱薬の使用 ・呼吸困難の緩和：上半身挙上し，ADL介助は消費体力が最小限になるよう行う
十分な栄養	・栄養状態が悪いと，免疫力が低下し治癒しにくくなるので，栄養状態をよく保つことは重要である ・呼吸困難感や咳嗽があるとエネルギーの消費量が高くなるので，栄養の補給に努める ・栄養士へのコンサルト：量をたくさん摂取できない場合，少量で高栄養の食品を付加するなど検討する ・経口摂取が十分でない場合は，経静脈栄養や経管栄養も考慮する
不安の緩和	こまめに状態を観察する

看護の実際：回復期〜退院前

・再発予防のために，生活指導や予防行動についての指導が必要である．

患者指導項目のポイント

排痰指導	・含嗽，胸郭のストレッチ，ハフィング
口腔内の清潔	・起床時と食後の歯磨き
誤嚥予防行動	・誤嚥性肺炎に準ずる▶4
呼吸器衛生 (咳エチケット)	・他者への感染防止として，咳嗽時には，口をハンカチなどで覆うか，マスクを着用するよう指導する ・喀痰はティッシュに採り，ゴミ箱に捨て，その後手洗いをするように指導する
免疫力の強化 (ワクチン接種)	・インフルエンザワクチン：毎年流行シーズン前に接種 ・肺炎球菌ワクチン：一度接種すると，約5年間有効

▶4 「誤嚥性肺炎」の項：p.81 参照．

(橋本美鈴)

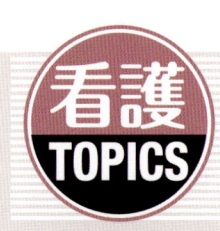

看護TOPICS 人工呼吸器関連肺炎（VAP）

VAP：ventilator-associated pneumonia

　気管挿管下に人工呼吸を受ける患者に，挿管48時間以降に新しく発症する肺炎を，人工呼吸器関連肺炎（VAP）という．発生機序を図1に示す．

　診断条件は，①X線写真上の浸潤陰影と肺酸素化能の低下，②白血球数増加・発熱・膿性気道分泌物，③下気道からの細菌検出，である．

　治療については「感染症-肺炎」の治療の項（p.72）を参照，また予防的対策を表1に示す．

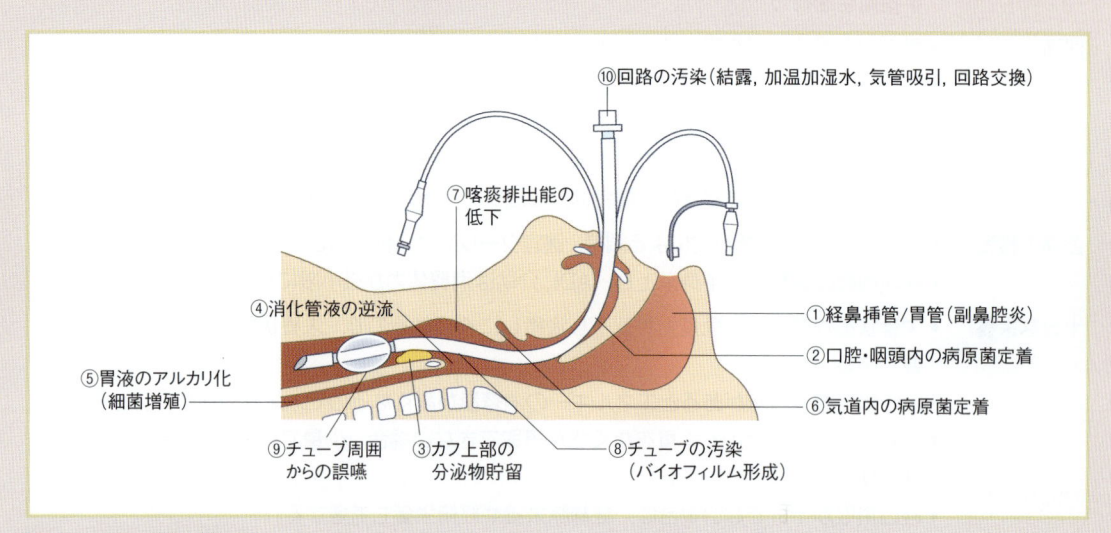

図1　VAPの発生機序

① 経鼻挿管/胃管（副鼻腔炎）
② 口腔・咽頭内の病原菌定着
③ カフ上部の分泌物貯留
④ 消化管液の逆流
⑤ 胃液のアルカリ化（細菌増殖）
⑥ 気道内の病原菌定着
⑦ 喀痰排出能の低下
⑧ チューブの汚染（バイオフィルム形成）
⑨ チューブ周囲からの誤嚥
⑩ 回路の汚染（結露，加温加湿水，気管吸引，回路交換）

表1　VAPの予防的対策

予想される発生機序	予防的対策
経鼻挿管/胃管（副鼻腔炎）	・経口での挿管/胃管（できるだけ胃管は避ける）
口腔・咽頭内の病原菌定着	・定期的な口腔ケア
カフ上部の分泌物貯留	・カフ上部吸引つき挿管チューブの使用 ・カフ圧は20〜30 cmH$_2$Oに保つ
消化管液の逆流	・頭高位（半坐位），側臥位の保持 ・胃内残渣容量の増大を避ける（経胃栄養よりも経腸栄養）
胃液のアルカリ化（細菌増殖）	・可能なら抗潰瘍薬投与を控える
気道内の病原菌定着	・抗菌薬の適正な使用
喀痰排出能の低下	・過度な鎮静を避ける
チューブの汚染（バイオフィルム形成）	・ケア前後の手指衛生の遵守
チューブ周囲からの誤嚥	・頻回な回路交換を避け，汚染時に交換する
回路の汚染（結露，加温加湿水，気管吸引，回路交換）	・回路内の結露の除去 ・人工鼻での加湿 ・閉鎖式吸引システムの使用

（橋本美鈴）

3 感染症

誤嚥性肺炎

病態関連図

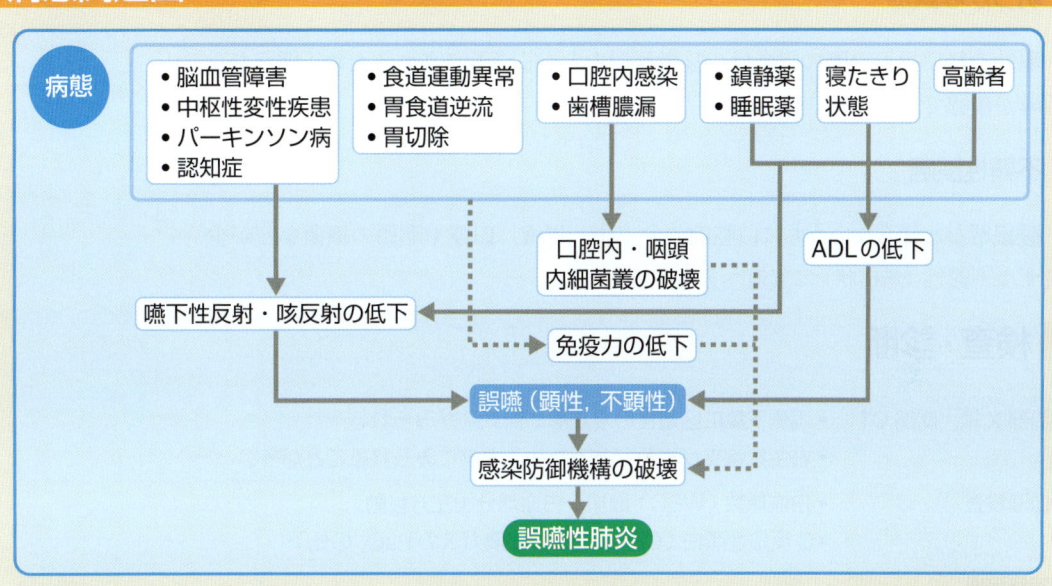

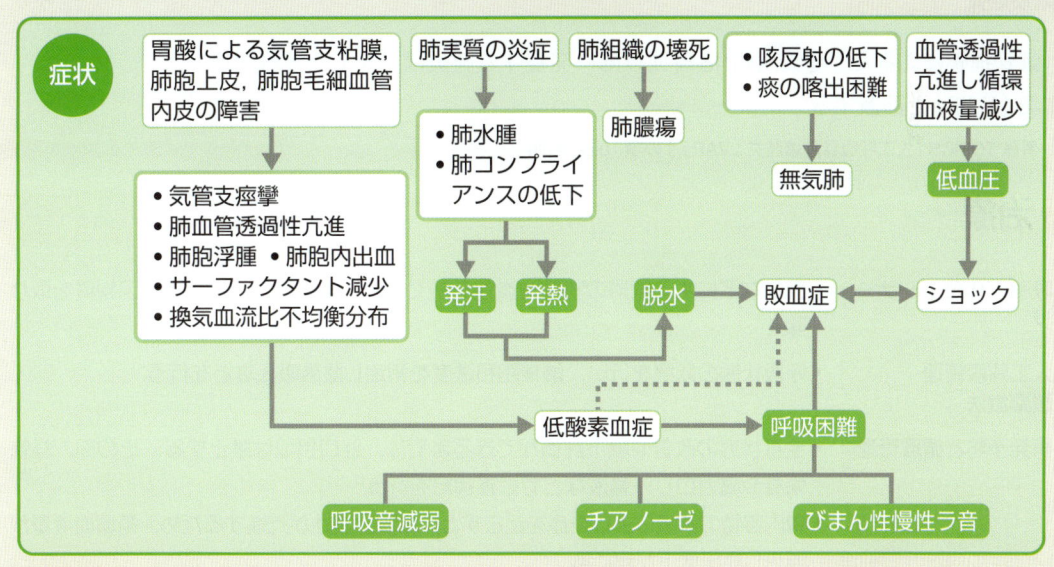

病態
- 脳血管障害
- 中枢性変性疾患
- パーキンソン病
- 認知症
- 食道運動異常
- 胃食道逆流
- 胃切除
- 口腔内感染
- 歯槽膿漏
- 鎮静薬
- 睡眠薬
- 寝たきり状態
- 高齢者

→ 嚥下性反射・咳反射の低下
→ 口腔内・咽頭内細菌叢の破壊
→ ADLの低下
→ 免疫力の低下
→ 誤嚥（顕性, 不顕性）
→ 感染防御機構の破壊
→ 誤嚥性肺炎

症状
- 胃酸による気管支粘膜, 肺胞上皮, 肺胞毛細血管内皮の障害
  - 気管支痙攣
  - 肺血管透過性亢進
  - 肺胞浮腫・肺胞内出血
  - サーファクタント減少
  - 換気血流比不均衡分布
- 肺実質の炎症
  - 肺水腫
  - 肺コンプライアンスの低下
- 肺組織の壊死
  - 肺膿瘍
- 咳反射の低下
- 痰の喀出困難
  - 無気肺
- 血管透過性亢進し循環血液量減少
  - 低血圧

→ 発汗　発熱　脱水　敗血症　ショック
→ 低酸素血症　呼吸困難
→ 呼吸音減弱　チアノーゼ　びまん性慢性ラ音

治療看護
- 吸引・体位ドレナージ
- 酸素療法
- 人工呼吸管理
- 肺炎に対する薬物療法
- 体温管理, 安静
- 日常生活援助
- 身体的・精神的苦痛の緩和
- 再発予防
  - 嚥下訓練, 口腔ケア
- 生活習慣病（高血圧, 糖尿病）の予防

病態生理

嚥下により食物などは食道へ送り込まれるが，誤嚥によって口腔や咽頭の内容物が気道内へ入り発症する肺炎を，誤嚥性肺炎という．また吸引性肺炎，嚥下性肺炎ともよばれる．

明らかな誤嚥

嘔吐や経口摂取の際の誤嚥は，咳嗽反射などが引き起こされるため，明らかな誤嚥が確認できる．

不顕性誤嚥

睡眠時など知らないうちに口腔内の分泌物，胃液，口腔や咽頭の細菌などが少量ずつ不顕性（無症状）に気道へ入る誤嚥．

検査・診断

胸部X線，胸部CT	・両側下葉に区域性の浸潤影や無気肺がみられる ・右主気管支が鋭角であるため，右肺にみられることが多い
血液検査	・白血球数（WBC）増加，白血球分画左方移動 ・C反応性蛋白（CPR）上昇，血液ガスのPaO$_2$の低下
喀痰培養	

気管挿管による人工呼吸開始48時間以降に発症する肺炎は，人工呼吸器関連肺炎（VAP）と診断する▶1．

▶1 看護TOPICS「人工呼吸器関連肺炎（VAP）」の項：p.80参照．

治療

吸引・体位ドレナージ	・異物などによる気道の狭窄や炎症を防ぐため，吸引や気管支鏡で原因物質を取り除く
人工呼吸管理 酸素療法	・呼吸状態の観察を行い，酸素飽和濃度を測定し酸素吸入などを行う
再発予防と循環管理	・全身状態の改善や嚥下評価ができるまでは，経口摂取は禁止する．その間，経管栄養や高カロリー輸液などで栄養補給を行う ・胃内容物の誤嚥により炎症を起こすと，血管透過性が亢進するため，循環血液量が減少し血圧低下が起こる ・高齢者に多いことから心不全・脱水などにも注意し水分管理を行う
薬物療法	・嫌気性菌に有効な抗菌薬を使用する ・β-ラクタマーゼ阻害薬配合剤，クリンダマイシン，カルバペネム系薬などが推奨される
嚥下評価（表1）	・全身状態の改善を認めた後，嚥下評価を行い，誤嚥が起こらなければ，経口摂取再開となる

表1 嚥下機能検査（スクリーニングテスト）

簡易嚥下誘発試験	・患者を臥位にし，5 Fr のカテーテルを鼻腔から挿入（13〜14 cm）して蒸留水を 0.4 mL 注入する ・3 秒以内に嚥下反応が観察されれば，正常と判断
水飲み試験	・水 10 mL をコップで飲んでもらう ・10 秒以内に 1 回でむせることなく飲むことができれば正常と判断
反復唾液嚥下試験	・30 秒間に何回，空嚥下できるか，触診による喉頭挙上運動を確認する ・4 回以上空嚥下できれば，正常と判断
嚥下内視鏡検査 嚥下造影検査（VF）	・ともに耳鼻科に依頼し嚥下機能の評価をする

> **ここが重要！** ▶経管栄養時などでは嘔吐からの誤嚥も考慮し，注意深く観察する必要がある！

誤嚥性肺炎患者の看護

標準看護計画

　肺炎[2]に準ずる．また，誤嚥性肺炎は治癒することが多く，治癒すれば，苦痛は緩和される．再発しやすいので，治癒後も口腔内を清潔に保ち，感染防御することが必要である．

▶2 「肺炎」の項：p.72 参照．

看護の実際

観察項目

呼吸状態	・呼吸困難の有無や程度，努力様呼吸，チアノーゼの有無，咳嗽の有無，痰の性状，自己排痰可能か，吸引の必要性，呼吸音の聴取（湿性ラ音，クラックル音） **看護のPOINT** ◎臥床している場合は背部側に分泌物などが貯留しやすいので，背部の呼吸音も聴取する．
全身状態	・バイタルサイン，発熱や呼吸状態だけでなく循環動態の観察も必要
口腔内の状態	・食物残渣の有無，舌苔，口腔内の清潔の程度 ・歯肉の腫脹や出血，そのほか，嚥下を困難にする要因がないか
咀嚼や嚥下の状態	・義歯の有無，義歯の適合，咀嚼できているか，むせの有無，嚥下が容易にできているか，飲み込みに時間がかかるか，嚥下困難の訴えがあるか
食事の内容	・食事の種類が患者の状態に適しているか
消化器の状態	・悪心・嘔吐の有無と程度，腹部膨満，緊満の有無と程度

誤嚥の予防

食事形態や内容の選択	・スクリーニングテストで誤嚥が確認された場合，嚥下機能の程度によって食事形態を選択する必要がある ・とろみ剤の使用，嚥下訓練食の選択（栄養サポートチーム〈NST〉介入依頼，もしくは管理栄養士による指導）を行う
食事時の体位	・可能であれば，車椅子や椅子に座り足底を床に着け，膝関節90°になるよう摂食に適した体位をとる ・ベッド上の場合は，ギャッチアップをしっかりと行い，頸部がやや前傾になる姿勢をとる ・嚥下時に頸部を伸展させると気道内に異物が入りやすくなり，誤嚥しやすくなる．ベッド上であっても足底接地を心がける
食事介助	・状態に応じて，アイスマッサージや間接訓練（吹き戻し，嚥下体操も含めて）を実施 ・しっかりと体位を保持しとろみ水（茶）を飲み込んでもらい，むせがないことを確認した後に少量ずつ口に入れ嚥下できていることを確認する．口腔内に食物の残渣がないかを観察してから次の食物を口に運ぶ **看護のPOINT** ◎誤嚥した場合，すぐに吸引できるよう吸引器・吸引チューブの準備をしておく．
経口内服介助	・錠剤はゼリーなどに入れて丸飲みしてもらう．粉薬は，とろみ水などに溶かして飲んでもらう ・投与後は口腔内に薬剤が残っていないか観察する
経管栄養注入	・ギャッチアップ角度は30°以上とする．ギャッチアップ制限がある場合には右側臥位とする ・医師の指示に従い注入食を適切な濃度に調節し，注入速度も考慮しながら注入する
吸引とドレナージ	・明らかな誤嚥がある場合には，即吸引する．また，嚥下反射が低下し痰の貯留などが認められる場合には適宜吸引する ・不顕性に唾液誤嚥の危険がある場合には，顔を横に向けておくなどの対応が必要である
口腔ケア	・口腔内を清潔に保ち，口腔内の自浄作用を保持できるようにする ・絶食中でも，唾液の分泌が減少し口腔内が乾燥することで，口腔内細菌は増殖する
精神的サポート	・食事は，本来楽しいものであるが，誤嚥により肺炎を起こした患者などは食事をすることに対する不安が強くなる．誤嚥を予防する方法について患者に説明し，理解を得たうえで嚥下状態の観察や訓練を開始する ・経皮内視鏡的胃瘻造設術（PEG）をする患者や患者家族に対しては，十分な説明やサポートをする

嚥下リハビリテーションの実施（患者指導項目）

　食前の嚥下体操を推進する．嚥下体操を行うと，嚥下動作に必要な筋肉や舌の動きをよくすることができる．

● 手順

①深呼吸し，口をすぼめて息を吐く．
②首を回す・左右前後に首を倒す．
③肩の上下運動・背伸び運動．
④頬を膨らませ引く運動（2〜3回）．
⑤舌を動かす（口角を舌先で触る，舌の出し引き，息こらえ動作）．
⑥「パ・タ・カ・ラ」と発声する．

口腔ケア

　口腔内を清潔に保ち，誤嚥時の細菌を少なくして肺炎の発生を減らす．

含嗽	・アズレンなど，消炎を目的とする含嗽薬を用いる．最近では，緑茶のカテキン効果も評価されている
口腔清拭	・口腔用清拭用具（歯ブラシ，歯間ブラシ，デンタルフロス，舌ブラシ，スポンジブラシ）など，患者に合わせた用具を用いて，食物残渣が生じやすい歯と歯肉の境目，奥歯の噛む面，歯と歯の間を丁寧にケアする ・ケア時には洗浄水などが入り込まないよう必要に応じて吸引を行う
ケア後	・口腔内に歯研剤や含嗽水が残存していないかを確認する

（堺　幸子）

3 感染症

結核

病態関連図

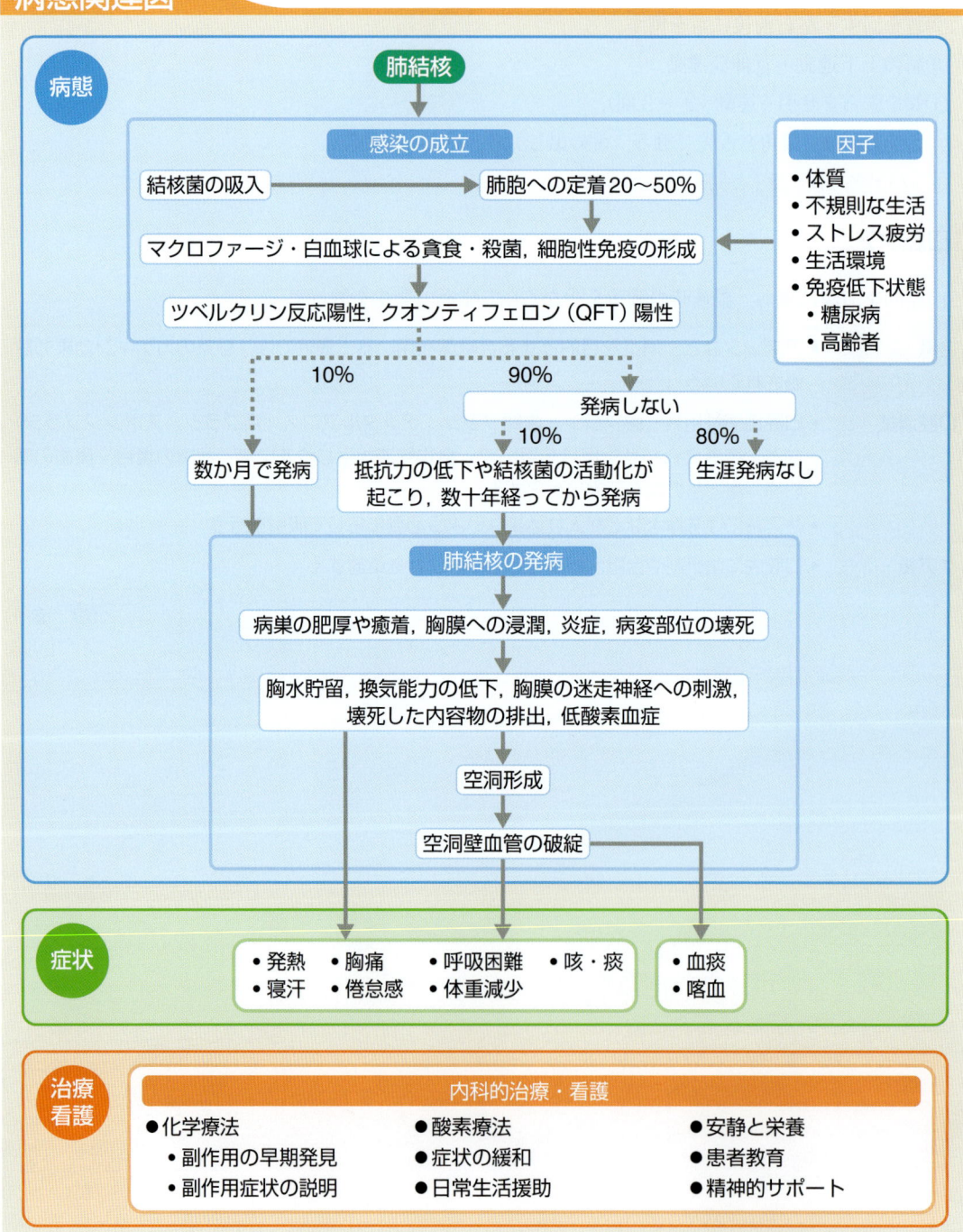

病態

肺結核

感染の成立

結核菌の吸入 → 肺胞への定着20〜50%

マクロファージ・白血球による貪食・殺菌，細胞性免疫の形成

ツベルクリン反応陽性，クオンティフェロン（QFT）陽性

- 10% → 数か月で発病
- 90% → 発病しない
  - 10% → 抵抗力の低下や結核菌の活動化が起こり，数十年経ってから発病
  - 80% → 生涯発病なし

肺結核の発病

病巣の肥厚や癒着，胸膜への浸潤，炎症，病変部位の壊死

胸水貯留，換気能力の低下，胸膜の迷走神経への刺激，壊死した内容物の排出，低酸素血症

空洞形成

空洞壁血管の破綻

因子

- 体質
- 不規則な生活
- ストレス疲労
- 生活環境
- 免疫低下状態
  - 糖尿病
  - 高齢者

症状

- 発熱
- 胸痛
- 呼吸困難
- 咳・痰
- 寝汗
- 倦怠感
- 体重減少
- 血痰
- 喀血

治療・看護

内科的治療・看護

- 化学療法
  - 副作用の早期発見
  - 副作用症状の説明
- 酸素療法
  - 症状の緩和
  - 日常生活援助
- 安静と栄養
- 患者教育
- 精神的サポート

病態生理

結核の定義

結核には，肺結核と肺外結核があり，前者が全体の約80％を占める．

肺結核は，抗酸菌（結核菌群と非結核性抗酸菌がある）に属する結核菌（*Mycobacterium tuberculosis*）によって起こる肺感染症で，感染症の予防及び感染症の患者に対する医療に関する法律（感染症法；表1）の2類感染症に指定されている．ヒトからヒトへ感染する伝染性疾患で，感染性飛沫核を生じる塗抹検査陽性患者は，感染の危険性が高く入院治療となる．入退院には，基準が示されており，保健所への届け出が必要で，医療費については公費負担制度が定められている．

肺外結核では，リンパ節・腸・骨など，あらゆる臓器に病巣が起こりうる．

肺結核患者数は過去に比べて減少し，感染しても必ずしも発病するわけではないが，現在なお重要な呼吸器感染症である．本稿では肺結核を中心に解説する．

感染の成立（図1）

結核患者が咳をしたときに飛び散るしぶき（飛沫）中の結核菌は周囲の水分が瞬時に蒸発し，1〜2μm程度の大きさの飛沫核となって空気中を漂う．その飛沫核が肺内に吸い込まれ，感染が成立する．このような感染経路を飛沫核感染（空気感染）という．

ここが重要

- 結核は，空気感染する感染症である．
  - 結核菌を肺の奥深く（肺胞）まで吸い込むと感染することがある．
  - 咳やくしゃみで，空気中に結核菌を含む飛沫核が飛散する．
  - 医原性を除けば，結核は空気感染のみ．

表1 感染症法

- 2007年4月　結核予防法が廃止され，感染症法に統合
- 公費負担申請により公費で治療が受けられる（保健所への申請）
  〈37条〉塗抹陽性患者：入院費は基本的に全額公費負担
  〈37条の2〉塗抹陰性患者：結核の検査・治療に関して公費負担

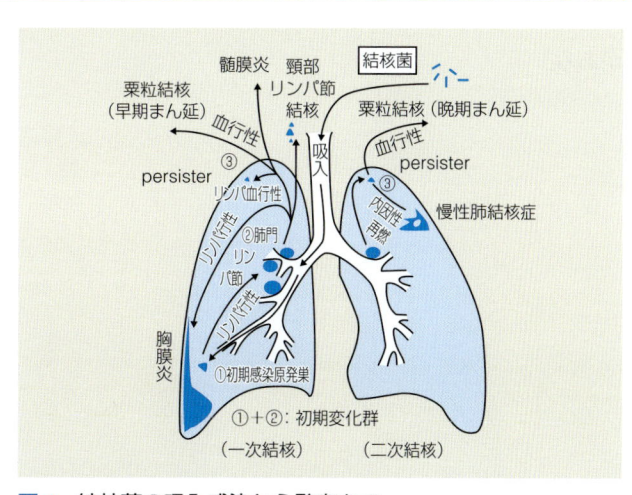

図1　結核菌の吸入感染から発病まで
（露口泉夫：結核菌の吸入から発病まで．露口泉夫：結核の免疫　改訂版．財団法人結核予防会：1998. p.4 より）

表2 結核における感染と発病の違い

感染	・菌は生体内に定着しているが，無症状 ・X線上でも結核といえる病像はない ・排菌はない ・要するに病気でない状態
発病	・感染成立後，潜伏期間（約3か月〜数十年以上）を経て，宿主の抵抗力が落ちたときに，封じ込められていた結核菌が再増殖を開始し，何らかの症状や臨床所見が出現した状態 ・治療が必要と考えられる ・X線やCTの画像上でも結核といえる病像がある ・結核菌が見つかる ・症状が出る

結核の発病

結核菌が吸い込まれ肺の中で感染が成立しても，それが必ず発病につながるとはいえず（表2），感染の約90％は一生の間を通じて発病せず，残り10％が発病するといわれている．潜伏期間は3〜12か月くらいであるものの，発病者の70％程度は2年以内に発病する．

結核発病の危険因子

結核発病の危険因子として，体質（やせ型），不規則な食事や睡眠不足といった不摂生，ストレスや過労，免疫力低下状態（高齢者，糖尿病・出血性胃潰瘍・肝硬変・血液透析・HIVなどに罹患している患者や副腎皮質ステロイド・抗がん剤といった免疫抑制薬の使用者）があげられる．

初期では，微熱，疲労感，咳・痰，食欲不振，寝汗など症状は軽微で，ほとんど気づかないことが多い．進行すれば，高熱や胸痛，息切れ，血痰・喀血，体重減少などがみられる，消耗性の慢性疾患である．

2週間以上咳が続くときは，結核の可能性を考え受診して，検査を受ける必要がある．

検査・診断

ツベルクリン反応（ツ反）	・結核の感染を知る方法として行われているが，結核菌感作T細胞による免疫反応であるため感染後4～6週間以内は陰性の場合が多く，必ずしも結核感染の指標とならないこともある ・精製ツベルクリン液を前腕内側の皮内に注入して，48時間後に局所の発赤の長径を測定する ・BCG接種の影響を受ける 判定基準 | 判定 | 略記号 | 反応の出方 | |---|---|---| | 陰性 | （−） | 発赤9mm以下 | | 弱陽性 | （＋） | 発赤10mm以上 | | 中等度陽性 | （＋＋） | 同上，硬結あり | | 強陽性 | （＋＋＋） | 同上，二重発赤，水疱，壊死などあり |
血液検査（クオンティフェロン〈QFT〉）	・結核菌特異抗原で全血を刺激して，結核菌感作T細胞から放出されるIFN（インターフェロン）-γを測定することで，結核感染を診断する方法 | 長所 | 短所 | |---|---| | ・BCG接種の影響を受けない ・感度，特異度がよい ・手技によるばらつきが少なく，判定に手間がかからない | ・採血が必要であり，小児には困難 ・採血後，できればただちに～16時間以内に検査しなければならない ・新規の結核感染か以前のものかの判断はできない |
結核菌検査	・喀痰[1]，穿刺液，胃液，気管支肺胞洗浄液などから直接検出する迅速法と確定診断・耐性検査を行うための分離培養とを併せて行う 検出法 | 方法 | 利点 | 問題点 | |---|---|---| | 塗抹染色法 ・蛍光染色法 ・チール・ネールゼン法 | ・30～40分で判定可能 ・迅速で安価 ・受診当日の判断に重要 | ・5,000個程度の菌数が必要であり，感度が低い ・菌種の同定は不能 ・死菌との鑑別不能 | | 分離培養法 | | | | ・1～3％小川培地法 | ・コロニーが目視できる | ・培養期間が3～8週間必要 | | ・液体培地（MGIT；ミジット）法 | ・小川培地に比べ感度が高く1～2週間で可能 | ・薬剤感受性が誤って判断される場合がある | | PCR法などの遺伝子増幅検査 | ・数時間で結果が判明 ・塗抹陽性であれば菌種が確定する ・感度が高い | ・生菌・死菌の判断が困難 ・高価である | | 免疫クロマトグラフィ法（キャピリア®TB） | ・15分間で結核菌を同定できる簡易キットがある | ・培養陽性のときにしか使用できない |

[1] 喀痰の肉眼的品質評価（ミラー・ジョーンズ分類）は，「肺炎」の図1：p.75参照．

感受性検査	・薬剤の有効性を知る
胸部X線 胸部CT	・病巣の発見に有効である．肺結核のほか，非結核性抗酸菌症[2]でも類似の異常陰影を示す ・病巣の発見に有効であり，肺結核の多くは胸部X線検査で発見される ・確定診断にはならない．診断は喀痰検査などを併用して行われる ・治療中は定期的に撮影を行い，経過観察に用いる ・病変は上肺野に多く，病変の時期により多彩な画像を呈することが特徴
その他の諸検査	・非結核性疾患との鑑別，また抗結核薬の副作用や合併症の有無を知る ・呼吸機能検査，内視鏡検査，聴力検査，フリッカーテスト[*1]，血糖・血沈・血液一般・血液化学検査，などがある

右上葉・左中葉（両肺野）に空洞を伴う肺浸潤影がみられる

[2]「非結核性抗酸菌（NTM）症」の項：p.95参照．

[*1] フリッカーテスト：視神経障害を早期に発見するための検査．

> **ここが重要！** ▶結核の8割は肺結核で，その半数の喀痰中に結核菌を認める．検痰の際に重要なのはよい痰を得ることで，早朝のうがい後の喉の奥から出る痰が望ましい．

治療

内科的治療	外科的治療
化学療法：抗結核薬[3]	**適応** ・化学療法で排菌の陰性化がみられず，手術に耐えられる肺機能がある場合 ・薬剤耐性，抗結核薬による副作用，糖尿病などの合併症があり，いったん，排菌の陰性化がみられても再発が予測される場合 ・肺がんや膿胸などの合併症がある場合　など

[3]「抗結核薬」の項：p.194参照．

結核患者の看護

標準看護計画

疾患に対する理解を深め，正しく治療が受けられるように援助し，早期社会復帰を図る．

観察項目

	主観的項目	客観的項目
呼吸状態	咳嗽，喀痰・血痰，喀血，胸痛	喀痰の性状，血圧，脈拍，SpO_2，呼吸音，ラ音，胸水貯留
全身状態	体重減少，全身倦怠感，食欲低下，発熱	栄養状態，身長・体重，熱型
検査所見		結核菌検査，胸部X線/CT，血液検査
副作用	抗結核薬の副作用[4]	
不安の軽減	精神状態	

[4]「抗結核薬」の項：p.194参照．

ケア項目

症状の緩和	・必要に応じて日常生活援助（食事，清潔，排泄，移動時の援助） ・確実な治療，酸素療法，薬物療法
精神的サポート	・検査，治療が安心して受けられるように援助する

患者指導項目

感染拡大の予防について病棟の規則を説明する	
自覚症状出現時は看護師に報告するよう説明する	
日常生活での注意	・ストレスの回避，睡眠不足の回避，禁煙，内服の管理，安静

看護の実際

観察のポイント

肺結核は咳嗽，喀痰・血痰，発熱などが主な症状であるが，自覚症状がなく，健診での指摘や，また高齢者であれば全身倦怠感や食欲不振などで発見される場合も多く，全身症状に注意して観察する．

症状の観察	・倦怠感，体重減少の有無や程度 ・糖尿病，腎不全，免疫力低下状態といった合併症 ・治療効果をみるうえで，喀痰抗酸菌検査，胸部X線検査は重要となり，自覚症状の変化と合わせて把握する
精神状態	・安静，清潔，栄養状態のセルフケア状態 ・血痰など症状の緩和に努めながら，言動に注意して観察する
副作用	・抗結核薬の副作用チェック[5]

[5]「抗結核薬」の項：p.194参照．

ケアのポイント

症状の緩和	・咳嗽，喀痰：体位の工夫，気道の浄化，鎮咳薬の与薬 ・血痰，喀血：心身の安静の保持，止血薬の投与，冷罨法の実施 ・発熱，発汗：冷罨法を行い，体温の調節を図る．解熱薬の使用 ・清潔，食事，排泄の援助 ・喫煙は気管支を刺激して咳や痰が多くなる原因となるので，禁煙指導をする ・病状が安定していれば適度な運動や散歩を取り入れ，社会復帰に向けて生活にリズムをもたせるよう指導する
精神的サポート	・結核は感染症であるため，患者・家族ともに不安が強く，また入院時から棟外に出ることができないため，ストレスがたまる．そのため，患者の状況をよく観察して不安の軽減に努めることが大事である ・必要時は必ず患者に説明をする

患者指導のポイント

隔離の必要性，治療の見通し，きちんと治療すれば治る病気であることを説明する．

感染拡大の予防	・入院時オリエンテーションで，結核は空気感染で他人への感染性があることを理解してもらい，感染拡大の予防行動がとれるよう指導する 　・検査などで，病棟から出るときや人と話をするときにはサージカルマスクを着用する．咳嗽時は鼻と口を覆うといった咳エチケットを守る 　・痰はティッシュペーパーに取り，専用のごみ箱に捨てる 　・妊婦や18歳以下の人との面会を禁止し，専用のエレベーターを使用する ・初回治療の重要性を強調して患者自身の自覚を促す ・週1回結核病教室を開催し，患者・家族に対して，結核の正しい知識の共有を図る ・抗結核薬は確実に服用する▶6

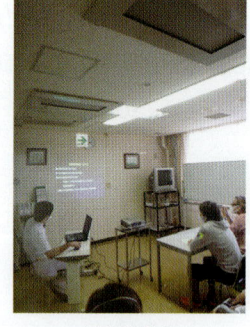

結核病教室

▶6「抗結核薬」の項：p.194参照．

ここが重要！
▶医療従事者・面会者はN95マスク（折りたたみ式サージカルマスク）を着用すること．

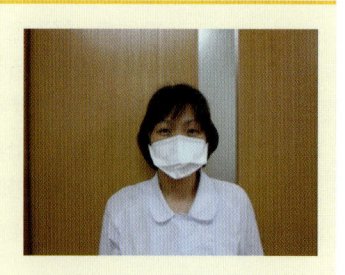

COLUMN

環境上の感染防止

　感染性のある結核患者を入室させる一般病棟の中の結核病室あるいは，結核病棟単位においては，空調設備は外部から空気を取り入れ，排気は直接外へ放出する独立した型のものとする（図1，2）．

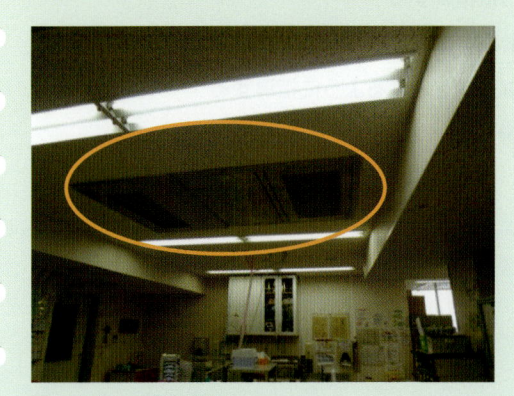

図1　空気感染隔離室
天井にHEPAフィルターを設置．

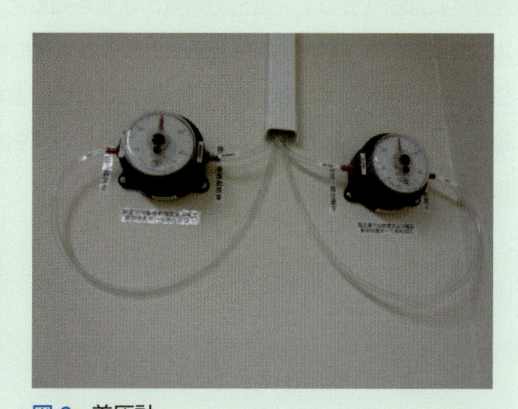

図2　差圧計
病室は陰圧換気，詰所は陽圧換気であることを，差圧計にて毎日確認する．

退院に向けての継続看護

　大阪府立呼吸器・アレルギー医療センター（以下，当センター）では2か月以上治療が行われ，喀痰塗抹が連続2回以上陰性化し，薬剤感受性の確認や内服の自己管理チェックが可能なら，「院内DOTSカンファレンス」にて保健師との連携を図りながら，退院の可否を検討している．

院内DOTSの実際　▶7

　院内DOTSカンファレンスは，隔週金曜日に当センターの会議室で開催している．結核診療科の医師および主治医，看護師長，看護師，ケースワーカー，薬剤師，保健所職員が出席し，疾患や副作用について記入してある「DOTS個人カード」の情報に基づいて，退院後の服薬支援方法を検討している．

▶7　DOTSについては，「抗結核薬」の項：p.194，看護TOPICS「外来DOTS（直接服薬確認療法）」の項：p.197参照．

退院時の患者指導のポイント

退院の時点では治癒していないことを理解させ，自分勝手に治療を中断しないように指導する
生活リズムの中に服薬を取り入れて，服薬忘れのないように指導する
服薬を続行中に異常を感じたら，必ず主治医に相談するように指導する
定期的に診察を受けて，自分の病気の状態を知るように指導する
2週間以上の咳・発熱が続けば必ず受診するように指導する
日常生活に規制はないが，直射日光下における過激な運動を避けるように指導する
睡眠をよくとり，疲れを翌日まで残さないように指導する
抗結核薬服用中は禁酒とする

(平田明美)

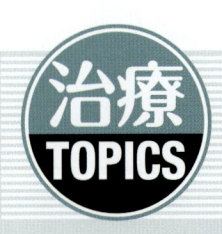

治療TOPICS 潜在性結核感染症（LTBI）の治療

LTBI：latent tuberculosis infection

　これまで化学予防とよばれていたが，結核患者の発生が偏在化（減少）してくると，一律の予防接種や定期健診よりも結核患者の接触者に個別的に行う予防的治療のほうが効果的と考えられるようになった．

　感染症法に基づく結核の届出基準では，「無症状病原体保有者」として記載した発生の届出が必要である．家族から結核患者が出たときや，学校や職場あるいは交友関係などで結核患者と接触があったときなどに行う．接触者検診でツベルクリン反応検査，あるいはクオンティフェロン（QFT）検査により潜在性結核感染症（LTBI）が発見されれば，治療として，通常イソニアジド（INH）を単独投与する．

　投与量は，成人では体重1 kgあたり5 mgを1日量として，小児では体重1 kgあたり8〜15 mgを1日量として（ともに1日最大量300 mg），6か月間または9か月間投与する．

　感染源がINH耐性の場合にはINHの代わりにリファンピシン（RFP）を投与する．

(平田明美)

③ 感染症

非結核性抗酸菌（NTM）症

NTM：non-tuberculous mycobacteria

病態関連図

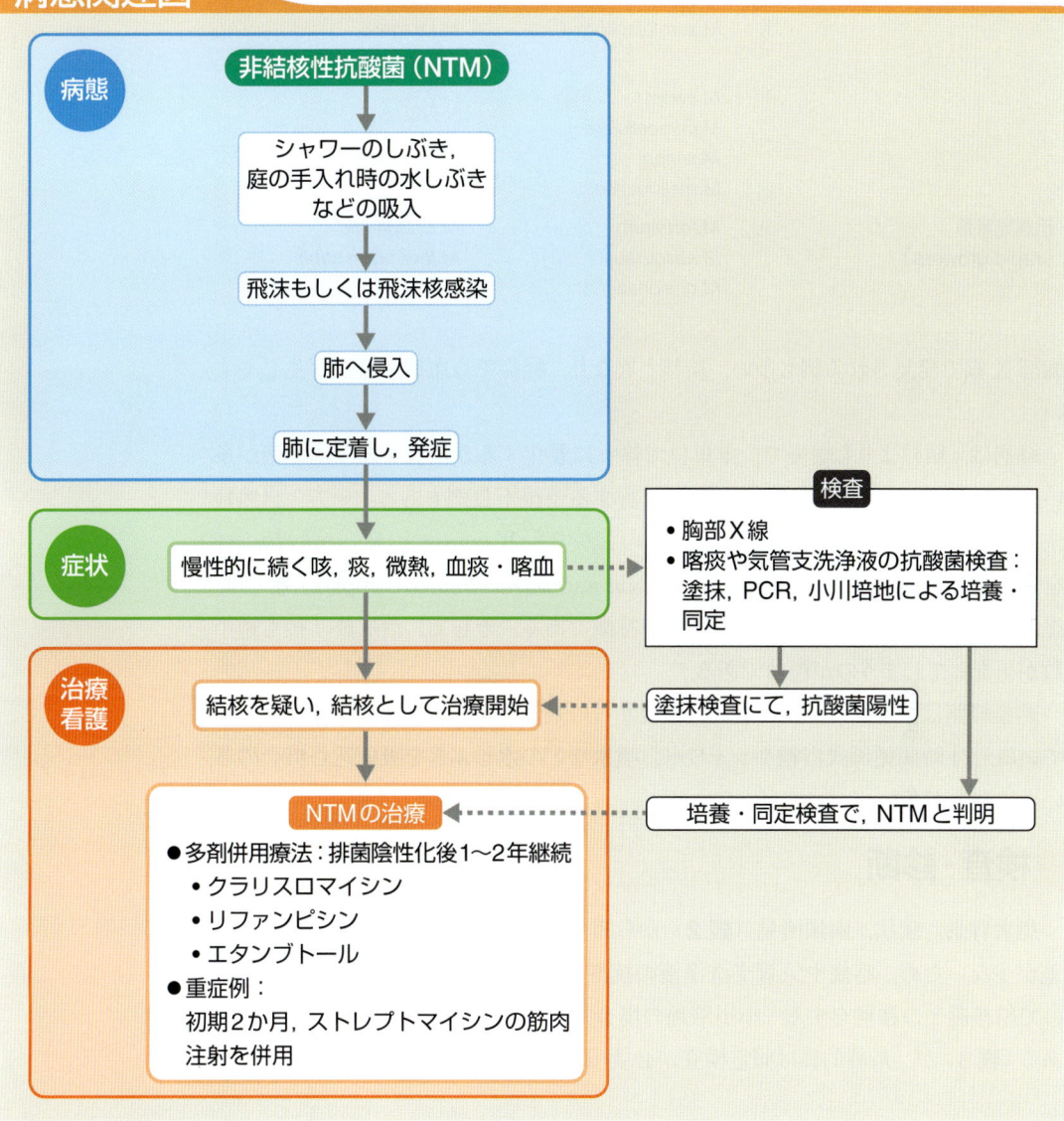

病態

非結核性抗酸菌（NTM）
↓
シャワーのしぶき，庭の手入れ時の水しぶきなどの吸入
↓
飛沫もしくは飛沫核感染
↓
肺へ侵入
↓
肺に定着し，発症

症状

慢性的に続く咳，痰，微熱，血痰・喀血

検査
- 胸部X線
- 喀痰や気管支洗浄液の抗酸菌検査：塗抹，PCR，小川培地による培養・同定

塗抹検査にて，抗酸菌陽性

治療看護

結核を疑い，結核として治療開始

培養・同定検査で，NTMと判明

NTMの治療
- 多剤併用療法：排菌陰性化後1～2年継続
  - クラリスロマイシン
  - リファンピシン
  - エタンブトール
- 重症例：
  初期2か月，ストレプトマイシンの筋肉注射を併用

病態生理

　非結核性抗酸菌（NTM）（**表1**）による感染症で，そのほとんどが慢性疾患の肺NTM症である．

　症状は慢性的に続く咳，痰，微熱が典型的だが，症状がほとんどなく，健診の

95

表1 ヒトに病原性を有する主な *Mycobacterium* 属の菌種

群別	ラニヨン分類	ヒトに対する病原性 一般的	ヒトに対する病原性 まれ
遅発育菌 (slow growers)	結核菌群	M.tuberculosis M.bovis	M.africanum
	非定型抗酸菌 I	M.kansasii M.marinum	M.simiae M.asiaticum
	II	M.scrofulaceum	M.szulgai M.gordonae
	III	M.avium M.intracellulare M.xenopi M.malmoense	MAC M.genavense
迅速発育菌 (rapid growers)	IV	M.fortuitum M.abscessus M.chelonae	M.smegmatis M.thermoresistible

胸部X線で発見される例も多い．結核と異なり，軽症でも血痰や喀血が生じやすい．

経過は，結核よりも緩慢で，年単位で徐々に悪化するか消長を繰り返す例が多い．1～2年単位で急速に呼吸不全が進行する予後不良例もある．一方，自然軽快する例もまれにある．特に肺NTM症のなかでも *M.avium* と *M.intracellulare* を合わせた肺MAC (*Mycobacterium avium* and *intracellulare* complex) 症では，患者により経過・予後の差が著しいのが特徴である．そして，治療終了後も過半数が再発してしまうのが現状である．

感染経路は，水回り・土壌などの環境からの飛沫もしくは飛沫核感染といわれている．24時間循環式浴槽やシャワー，噴水などの水しぶきを吸い込む機会の多い人に発生が多い．

検査・診断

患者背景，症状，画像所見（表2）から肺NTM症を疑う．画像所見は結核と差が少ないため，喀痰や気管支洗浄液の抗酸菌検査（塗抹，PCR，培養，同定）にて結核菌との鑑別をする．小川培地の場合，コロニーの形で菌種が判定可能である（表3）が，最終的には同定検査が必要である．

表2 肺MAC症の患者背景と2つのタイプの画像所見

	画像の特徴	好発者
空洞・破壊型 (結核類似型)	・肺尖・上肺野を中心に多発する空洞を呈し，徐々に肺の破壊が進む	・40～50歳代以降の喫煙男性
結節・気管支拡張型 (中葉・舌区型) 約90％を占める	・中葉や舌区に小結節と気管支拡張が多発する	・基礎疾患のない50歳代以降の非喫煙女性

表3 小川培地での抗酸菌のコロニーの比較

I群 光発色菌群	II群 暗発色菌群	III群 非発色菌群	IV群 迅速発育菌群
M.Kansasii 左：光照射前 右：光照射後	M.gordonae	M.avium	M.abscessus
・RS型 ・光発光性 ・オレンジ色	暗発光性	・S型 ・非発光性 ・淡いクリーム色	・S→R型 ・クリーム色（1週間以内で発育）

R：rough，S：sommth．

　NTMが検出された場合，NTMは環境菌なので一時的な混入なのか，起炎菌なのかの診断が必要である．診断基準を**表4**に示す．

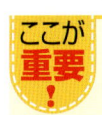

> **ここが重要！**
> ▶塗抹陽性＝結核ではない！
> ▶「抗酸菌陽性」と報告があったとしても，すぐに結核かと心配するのはまだ早い．施設により異なるものの，塗抹陽性のうち25～50％程度がヒトからヒトへ感染しないNTM．たとえ結核だったとしても，感染力は弱い[1]．
> ▶NTMであれば，ヒトからヒトへ感染しないので，保健所への届出も不要である．

[1]「結核」の項：p.86参照．

治療

　クラリスロマイシン，リファンピシン，エタンブトールの併用を，排菌陰性化から1～2年間続ける．重症例では初期2か月間，ストレプトマイシンの筋肉注射を併用する．

　初回治療の約80％は排菌陰性化するが，治療を中止すると1～2年のうちに再排菌する例が多いので，排菌陰性後も中断せず内服を続けることが大切である．

表4 肺非結核性抗酸菌症の診断基準（日本結核病学会・日本呼吸器学会基準）

A．臨床的基準（以下の2項目を満たす）
①胸部画像所見（HRCTを含む）で，結節性陰影，小結節性陰影や分岐状陰影の散布，均等性陰影，空洞性陰影，気管支または細気管支拡張所見のいずれか（複数可）を示す．ただし，先行肺疾患による陰影がすでにある場合は，この限りではない
②他の疾患を除外できる

B．細菌学的基準（菌種の区別なく，以下のいずれか1項目を満たす）
① 2回以上の異なった喀痰検体での培養陽性
② 1回以上の気管支洗浄液での培養陽性
③ 経気管支肺生検または肺生検組織の場合は，抗酸菌に合致する組織学的所見と同時に組織，または気管支洗浄液，または喀痰での1回以上の培養陽性
④ まれな菌種や環境から高頻度に分離される菌種の場合は，検体種類を問わず2回以上の培養陽性と菌種同定検査を原則とし，専門家の見解を必要とする

以上のA，Bを満たす

非結核性抗酸菌症患者の看護

標準看護計画

観察項目

肺炎[2] および結核[3] に準ずる．また，精神的苦痛の有無にも注意をする．

[2]「肺炎」の項：p.72 参照．
[3]「結核」の項：p.86 参照．

ケア項目

肺炎[4] および結核[5] に準ずる（ただし，他者への空気感染防止は不要）．また，喀血や血痰喀出時の対処も行う．

[4]「肺炎」の項：p.72 参照．
[5]「結核」の項：p.86 参照．

患者指導項目

| 内服管理 |
| 生活指導 |
| 喀血予防 |

看護の実際：急性期

観察のポイント

治療薬の副作用は，抗結核薬[6] に準ずる．

[6]「抗結核薬」の項：p.194 参照．

ここが重要！ ▶特に，服薬が長期にわたり，難治性であるため，不安など精神的苦痛の表出を察知する．

ケアのポイント

- 安静を図り，胸部の冷罨法を行い，不安の除去に努める
- 指示により止血薬の与薬を行う

看護の実際：慢性期〜退院まで

- 長期服用になるので内服のコンプアイアンスの維持が重要である．
- 長期治療に対するストレスと血痰や喀血を断続的に繰り返すことがあり，予後に不安を抱え，精神的負担が大きくなるので，精神的サポートが重要である．

観察のポイント

内服	自己管理の患者は確実な服用ができているか，医療者管理の患者は内服の自己管理ができるかを見きわめる
副作用	有無を観察する
呼吸の症状	
血痰	喀出時は血痰の色・性状・量を観察する
表情や言動	

ケアのポイント

肺炎[7]および結核[8]に準ずる．また，喀血・血痰予防として，身体を温めないように室温調節，保清を行う．

[7]「肺炎」の項：p.72 参照．
[8]「結核」の項：p.86 参照．

患者指導のポイント

内服管理	・医師の指示があるまで飲み続けるよう説明する
生活指導	・十分な栄養と睡眠をとる ・禁煙する ・活動量を減量する（運動，旅行，看病，孫の世話などによる過労は悪化する原因となることが多い） ・狭い空間で水しぶきを浴びること（シャワーの乱用，24時間風呂，ミストサウナなど）を避ける
喀血時の対処	・血痰喀出時は，身体を温めるようなこと（入浴，熱い食事，香辛料など）は避けるように説明する

（橋本美鈴）

3 感染症

肺真菌症

病態関連図

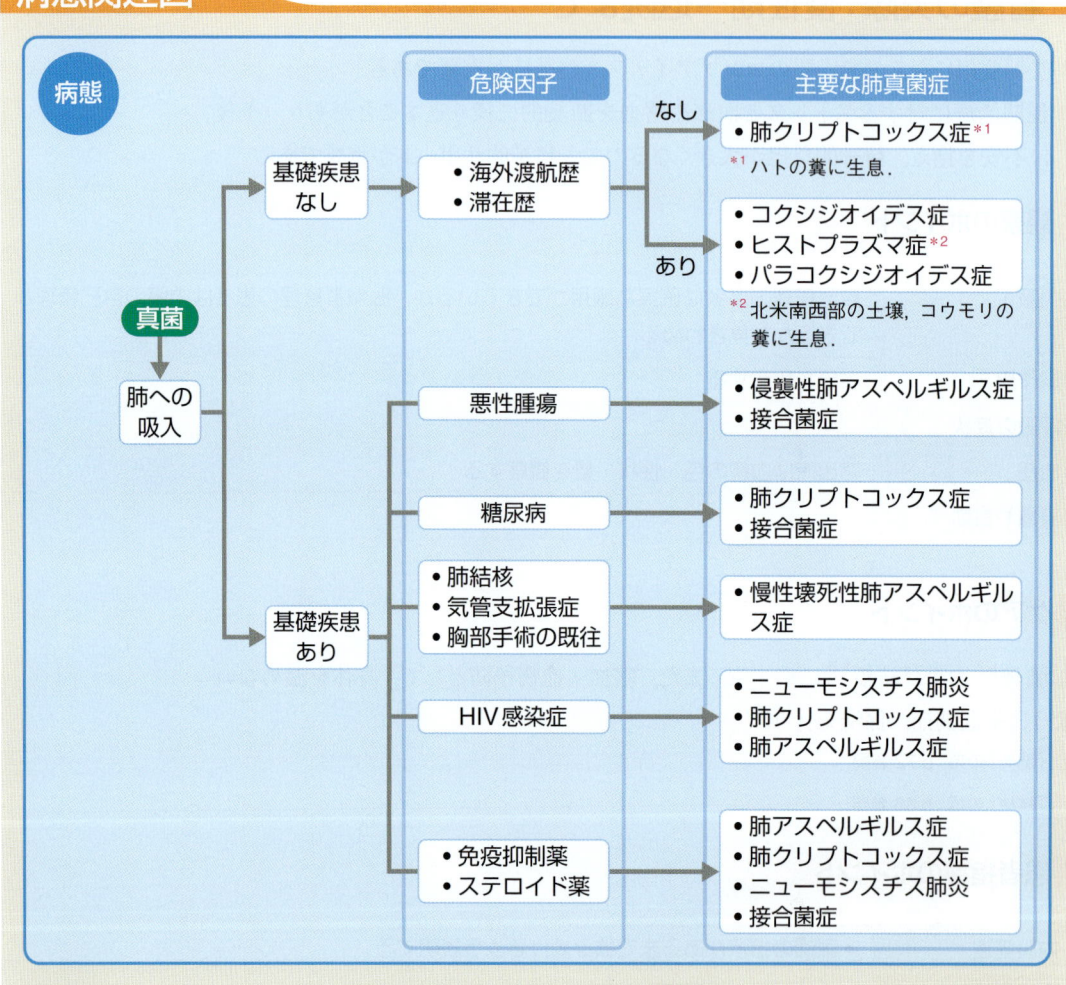

病態
真菌 → 肺への吸入 → 基礎疾患なし / 基礎疾患あり

危険因子 / 主要な肺真菌症

- 基礎疾患なし
  - 海外渡航歴
  - 滞在歴
  - なし → 肺クリプトコックス症 [*1]
    - [*1] ハトの糞に生息．
  - あり → コクシジオイデス症／ヒストプラズマ症 [*2]／パラコクシジオイデス症
    - [*2] 北米南西部の土壌，コウモリの糞に生息．

- 基礎疾患あり
  - 悪性腫瘍 → 侵襲性肺アスペルギルス症／接合菌症
  - 糖尿病 → 肺クリプトコックス症／接合菌症
  - 肺結核／気管支拡張症／胸部手術の既往 → 慢性壊死性肺アスペルギルス症
  - HIV感染症 → ニューモシスチス肺炎／肺クリプトコックス症／肺アスペルギルス症
  - 免疫抑制薬／ステロイド薬 → 肺アスペルギルス症／肺クリプトコックス症／ニューモシスチス肺炎／接合菌症

症状

肺アスペルギルス症
- 咳
- 呼吸困難
- やせ
- 喀痰・血痰
- 発熱
- 倦怠感

肺クリプトコックス症
- 無症状

有症状例では
- 咳嗽
- 発熱
- 喀痰
- 倦怠感
- 呼吸困難

治療・看護
- 抗真菌薬は必須
- 肺アスペルギローマでは，適応であれば手術

病態生理

呼吸器領域における真菌症は，さまざまな真菌種によってさまざまな病態を生じる．これらの治療薬も拡大されてきたが，いまでも難治性の高い疾患である．

肺真菌症は，肺アスペルギルス症や肺クリプトコックス症，ニューモシスチス肺炎が主で，まれにカンジダ感染症がみられる．さらに，輸入真菌症であるコクシジオイデス症などもあり，海外渡航・滞在歴の聴取は重要である．

検査・診断，治療

ここでは，肺アスペルギルス症と肺クリプトコックス症を中心にして説明する．

肺アスペルギルス症は病態により，肺アスペルギローマ，侵襲性肺アスペルギルス症，慢性壊死性肺アスペルギルス症に大別される（**表1**）．

肺クリプトコックス症は，免疫不全を伴う基礎疾患がある場合に発症することで知られているが，まったく基礎疾患がない場合にも発症することがある（**表2**）．

表1 肺アスペルギルス症

分類	肺アスペルギローマ	侵襲性肺アスペルギルス症	慢性壊死性肺アスペルギルス症
病態	基礎疾患に伴う気管支拡張・空洞病変内で真菌球を形成する	免疫低下により，明らかな組織侵襲を認め，急性に進行する	亜急〜慢性に経過し，肺の破壊された既存構造に定着し，真菌球を形成する
臨床症状	咳，喀痰・血痰，呼吸困難，発熱，やせ	熱，咳嗽，呼吸困難	血痰，咳嗽，倦怠感
検査・診断	画像上の可動性の菌球，分離培養，沈降抗体陽性	新たな胸部陰影，検痰・肺胞洗浄液・生検（分離培養，病理組織学検査），ガラクトマンナン抗原	胸部異常陰影，喀痰や気管支洗浄液からのアスペルギルスの分離，ガラクトマンナン抗原
患者背景	陳旧性肺結核，気管支拡張症，肺気腫，胸部術後など，肺・気道病変	好中球減少症	肺結核後遺症，COPDなどの肺の器質的変化
経過	糖尿病，慢性腎不全，膠原病，ステロイド薬使用患者では，慢性壊死性肺アスペルギルス症へ進展することもある	急激な変化，一日単位で悪化	慢性で週，あるいは月〜年単位で徐々に悪化
治療	手術療法 ・肺切除術 ・空洞切開術（**図1**）：残存肺をできるだけ残す 抗真菌薬 ・ボリコナゾール ・イトラコナゾール のどちらか	抗真菌薬 ・ボリコナゾール ・アムホテリシンB のどちらか	抗真菌薬 ・初期治療：ボリコナゾール，ミカファンギンナトリウムなど ・寛解維持療法：ボリコナゾール増量，イトラコナゾール

表2 肺クリプトコックス症

	原発性肺クリプトコックス症 （基礎疾患がない）	続発性肺クリプトコックス症 （基礎疾患がある）
臨床症状	・無症状のことが多い	・咳嗽，喀痰，呼吸困難，発熱，倦怠感 ・髄膜炎を伴うこともある
診断	・ラテックス凝集試験での血清クリプトコックス抗原検査で陽性（信頼性が高いが，トリコスポロンとの鑑別に注意） ・β-D グルカンでは陰性のことが多い ・喀痰や肺胞洗浄液から墨汁染色での検鏡またはサブロー培地での確認	
治療	・フルコナゾール（ジフルカン®） ・イトラコナゾール（イトリゾール®） ・治療期間は3か月	・ジフルカン®またはイトリゾール®にフルシトシン（アンコチル®）追加 ・重症例は，ボリコナゾール（ブイフェンド®），イトリゾール®，アムホテリシンB（ファンギゾン®，アムビゾーム®）の点滴を行う ・治療期間は6か月（AIDSを合併する場合は，より強力で長期間の治療が必要）

土壌や鳥類の糞から空気中に飛散した *C.neoformans* を吸入することで経気道的に感染が成立する．
C.gattii は熱帯地域の，ユーカリの樹木に寄生しコアラやヒトに感染する．

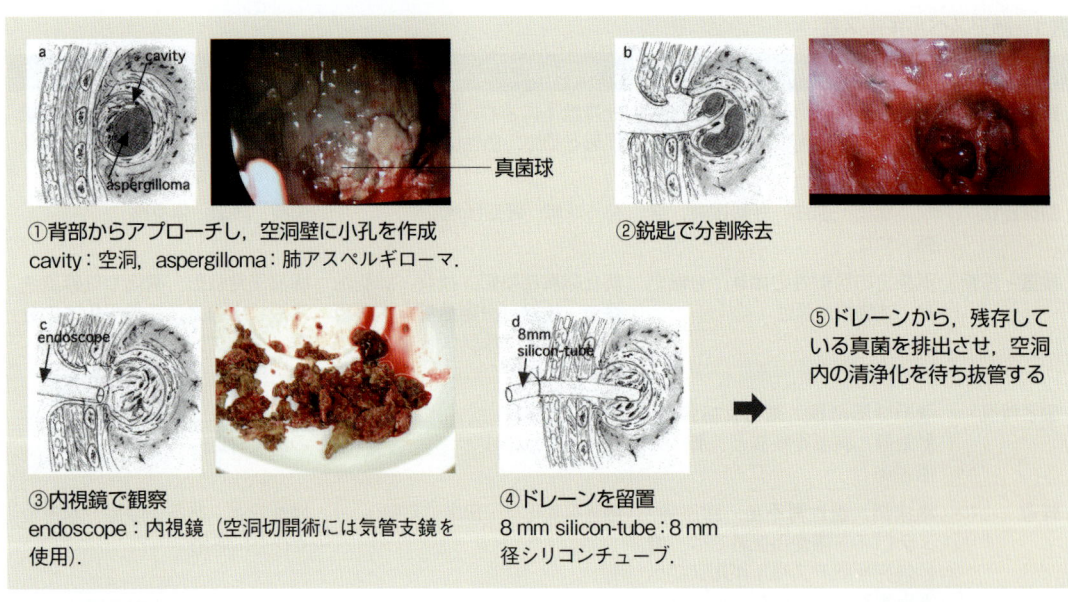

①背部からアプローチし，空洞壁に小孔を作成
cavity：空洞，aspergilloma：肺アスペルギローマ．

②鋭匙で分割除去

③内視鏡で観察
endoscope：内視鏡（空洞切開術には気管支鏡を使用）．

④ドレーンを留置
8 mm silicon-tube：8 mm径シリコンチューブ．

⑤ドレーンから，残存している真菌を排出させ，空洞内の清浄化を待ち抜管する

図1 空洞切開術

（イラストは，井内敬二ほか：肺アスペルギローマに対する空洞切開菌球除去術．日本胸部臨床 2003；62（12）：1105 より）

肺真菌症患者の看護

標準看護計画

観察項目

肺炎に準ずる[1].

[1] 「肺炎」の項：p.72 参照.

抗真菌薬の副作用の有無	
手術後	・創部の状態

ケア項目

肺炎に準ずる[2].

[2] 「肺炎」の項：p.72 参照.

術後	・疼痛緩和 ・創部管理 ・保清

患者指導項目

感染予防
喀血予防
再発予防

看護の実際：手術後

観察のポイント

術後は，ガーゼ汚染の有無，創部痛の程度などを観察する.

ケアのポイント

疼痛コントロール	効果的な鎮痛薬の使用にて疼痛緩和を図る
創傷処置	スタンダードプリコーションを遵守する
保清	シャワー浴の許可が出たら，ガーゼの上から防水フィルムを貼付し，創部を保護する

患者指導のポイント

痛みを我慢せず報告してもらう	
創部の圧迫により仰臥位で寝にくい場合は，クッションなどを利用し安楽な体位を指導する	
空洞からチューブを介して残っているカビを排出させるため，咳は我慢しないほうがいいことを説明する	

看護の実際：慢性期～退院

患者指導のポイント

感染予防	アスペルギルス	
	・抗がん剤治療などで，好中球が減少している患者は，工事現場などの粉塵の多いところを避けるように指導する	
	・抗がん剤治療中の患者が入院している病院または近隣で工事している場合は，空調対策を講じることを説明する	
	クリプトコックス	
	・免疫力が低下している患者には，ハト（鳥全般）やその糞には近づかないように指導する	
	・公園などハトがいるところへ行く場合は，マスクをするように指導する	
喀血予防（アスペルギローマで手術しない場合）	・喀血の危険があるので，身体が熱くなるようなことを避けるように指導する	
	・血痰喀出時には安静にし，医療者に報告するように説明する	
	・外来患者には，冷罨法や止血薬の服用の説明をする	
再発予防	・続発性クリプトコックスの場合は再発することもあるので，治療終了後も胸部Ｘ線検査などの定期的な健診を受けるように指導する	

（橋本美鈴）

3 感染症

インフルエンザ

病態関連図

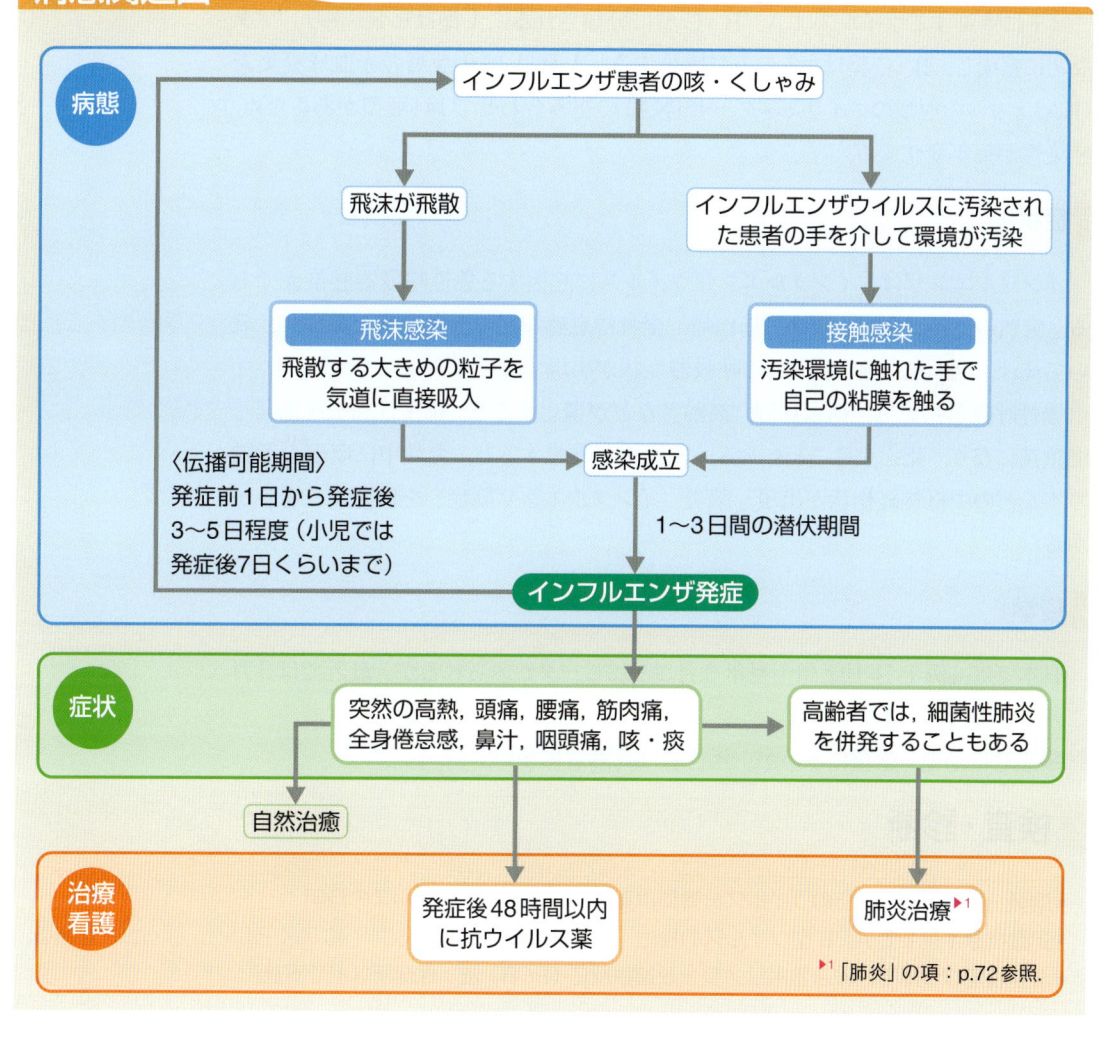

病態

インフルエンザ患者の咳・くしゃみ
↓
- 飛沫が飛散
- インフルエンザウイルスに汚染された患者の手を介して環境が汚染

飛沫感染：飛散する大きめの粒子を気道に直接吸入

接触感染：汚染環境に触れた手で自己の粘膜を触る

〈伝播可能期間〉
発症前1日から発症後3〜5日程度（小児では発症後7日くらいまで）

→ 感染成立 → 1〜3日間の潜伏期間 → インフルエンザ発症

症状

突然の高熱，頭痛，腰痛，筋肉痛，全身倦怠感，鼻汁，咽頭痛，咳・痰

高齢者では，細菌性肺炎を併発することもある

治療・看護

- 自然治癒
- 発症後48時間以内に抗ウイルス薬
- 肺炎治療[1]

[1]「肺炎」の項：p.72参照．

病態生理

病原体

　インフルエンザウイルスは，オルトミクソウイルス科に分類されるRNA型ウイルスである．

　ヒトに感染するウイルスはA，B，C型に分類される．A型はヒト，トリ，ブタなどに感染し，B，C型はヒトのみに感染する．A型は16の亜型の赤血球凝集素（HA）と9つの亜型のノイラミニダーゼ（NA）の組み合わせで144亜型があるため，感染性が毎年変化する．

症状

　インフルエンザは，インフルエンザウイルスに起因する急性呼吸器感染症である．突然の高熱，頭痛，腰痛，筋肉痛，全身倦怠感などの全身症状で発症し，続いて鼻汁，咽頭痛，咳・痰などの呼吸器症状が出現する．

　慢性呼吸器疾患例，糖尿病例，高齢者などが罹患すると，細菌性肺炎を併発して重篤になり，死亡することもある．乳幼児が罹患すると，発熱中に痙攣や意識障害などの中枢神経症状が出現し脳炎（インフルエンザ脳症）を併発する場合がある．

疫学

　日本では，例年11月下旬〜翌年3月ごろにピークがみられるが，最近では5月ごろまで流行することがある．

　罹患者は幼児・学童に多いが，死亡者は高齢者に多い．

検査・診断

- 咽頭・鼻腔拭い液からのウイルス分離によるインフルエンザウイルスの証明
- 迅速抗原キットでA，B型ウイルスの検出：感度，特異度ともに60〜90％くらいと，ばらつきがある
- 亜型特定プライマーによるポリメラーゼ連鎖反応（PCR）法：保健所などで実施

治療

- 基本は対症療法
- 通常は発熱が2～3日持続した後，1週間程度で軽快する

薬物療法
抗インフルエンザウイルス薬

- 投与する場合は，いずれの薬剤も発症後48時間以内に与薬する（発症後48時間以上経過した場合は対症療法のみ）
- A，B型ともに有効
- A型のみに有効なアマンタジン（シンメトレル®，1回50 mg 1日2回または1回100 mg 1日1回）もある

一般名	オセルタミビル	ザナミビル	ペラミビル	ラニナミビル
商品名	タミフル®	リレンザ®	ラピアクタ®	イナビル®
用法	経口	吸入	注射	吸入
成人用量	1回75 mg 1日2回	1回10 mg 1日2回	300 mgを15分以上かけて点滴	40 mg 1回 （10歳以上）
小児用量	ドライシロップ2 mg/kg 1日2回	1回10 mg 1日2回	10 mg/kgを15分以上かけて点滴	20 mg 1回 （10歳未満）
投与日数	5日間	5日間	1回	1回

インフルエンザ患者の看護

感染力が強いので，看護師自身も感染予防し，ほかの患者に伝播させないようにしつつ，患者ケアを実施しなければいけない．

標準看護計画

観察項目

肺炎に準ずる[2]．

[2]「肺炎」の項：p.72参照．

薬物療法	• 副作用の有無
高齢者や免疫低下患者	• インフルエンザに続発する肺炎を起こしていないか経過観察する

ケア項目

肺炎に準ずる[3]（ただし，解熱剤の使用はできるだけ控える）．

[3]「肺炎」の項：p.72参照．

患者指導項目

一般症状の緩和	・安静と栄養，水分の補給
服薬	・指示どおりの服薬をすることと副作用の説明
合併症の早期発見	・患者を帰宅させる場合は，二次性の細菌感染症を起こす可能性があることの説明
感染予防	・飛沫感染対策の必要性を説明する ・インフルエンザ流行シーズンは院内全体で，うがい，手洗い，呼吸器・咳エチケットを啓発

看護の実際：急性期

観察のポイント

抗インフルエンザウイルス薬を使用している場合は，副作用の有無を観察する．

一般名	商品名	副作用と注意点
オセルタミビル	タミフル®	・異常行動発現のおそれ：自宅療養時は小児・未成年者は一人にさせない ・嘔気・嘔吐，腹部膨満，便異常，頭痛，傾眠，不眠症，めまい　など
ザナミビル	リレンザ®	・異常行動発現のおそれ：自宅療養時は小児・未成年者は2日間，一人にさせない ・慢性呼吸器疾患患者の場合：気管支痙攣
ペラミビル	ラピアクタ®	・白血球数（WBC）減少，悪心，肝機能障害，蛋白尿　など
ラニナミビル	イナビル®	・下痢，胃腸炎，悪心など

ケアのポイント

水分補給	・こまめな水分補給をするよう声をかける

患者指導のポイント

水分補給	・特に小児の場合は，保護者に必要性を説明
服薬	・指示どおりの服薬することと副作用の説明

看護の実際：回復期〜退院

患者指導のポイント

服薬	・指示どおりの服薬をすることと副作用の説明
学生および児童の場合	・症状が改善しても休学中は自宅内で休養し，外に出ないよう説明（解熱してからも約 48 時間は他者に感染させる可能性がある）

> **ここが重要！**
> ▶ 高齢者や幼児，学童の患者の場合は，自己管理が困難なことが多いので，介護者や保護者への説明および指導が必要である．
> ▶ 感染力が強いため，患者だけが実施するのではなく，家族も一緒に予防行動を実施するように家族への指導も重要である．
> ▶ 二次感染拡大防止について，医療従事者を含む職員，患者，面会者など，病院に出入りする全ての人にはたらきかける必要がある．
> ▶ インフルエンザ流行シーズンには，院内全体で「呼吸器・咳エチケット」のポスターを外来や病棟廊下に貼付するなどのはたらきかけをする．
> ▶ 職員のインフルエンザワクチン接種を推奨する．
> ▶ 免疫力の低下している患者にも流行シーズン前にインフルエンザワクチン接種を勧める（外来で接種をした後は，アレルギー症状などの観察のために 30 分は観察し，何もないことを確認してから帰宅してもらう）．

（橋本美鈴）

4 間質性肺炎（IP）

IP：interstitial pneumonia

病態関連図

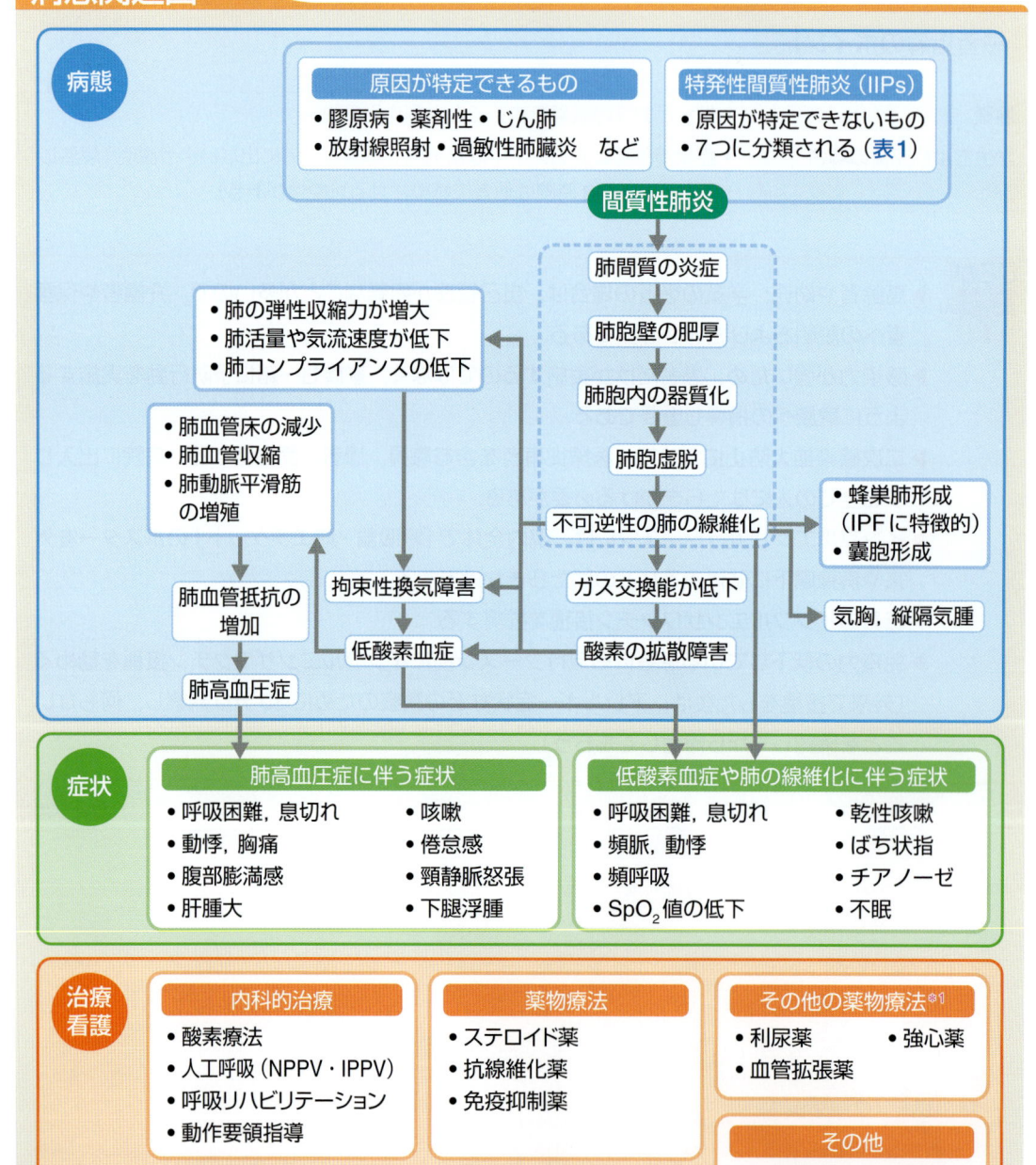

病態

原因が特定できるもの
- 膠原病・薬剤性・じん肺
- 放射線照射・過敏性肺臓炎　など

特発性間質性肺炎（IIPs）
- 原因が特定できないもの
- 7つに分類される（表1）

↓

間質性肺炎

- 肺間質の炎症
- 肺胞壁の肥厚
- 肺胞内の器質化
- 肺胞虚脱
- 不可逆性の肺の線維化 → 蜂巣肺形成（IPFに特徴的）・嚢胞形成 → 気胸，縦隔気腫
- ガス交換能が低下
- 酸素の拡散障害

- 肺の弾性収縮力が増大
- 肺活量や気流速度が低下
- 肺コンプライアンスの低下

- 肺血管床の減少
- 肺血管収縮
- 肺動脈平滑筋の増殖

↓ 肺血管抵抗の増加 → 肺高血圧症

拘束性換気障害 → 低酸素血症

症状

肺高血圧症に伴う症状
- 呼吸困難，息切れ
- 動悸，胸痛
- 腹部膨満感
- 肝腫大
- 咳嗽
- 倦怠感
- 頸静脈怒張
- 下腿浮腫

低酸素血症や肺の線維化に伴う症状
- 呼吸困難，息切れ
- 頻脈，動悸
- 頻呼吸
- SpO_2値の低下
- 乾性咳嗽
- ばち状指
- チアノーゼ
- 不眠

治療・看護

内科的治療
- 酸素療法
- 人工呼吸（NPPV・IPPV）
- 呼吸リハビリテーション
- 動作要領指導

薬物療法
- ステロイド薬
- 抗線維化薬
- 免疫抑制薬

その他の薬物療法[*1]
- 利尿薬
- 強心薬
- 血管拡張薬

その他
- 外科的治療（肺移植）
- 胸腔ドレナージ（気胸，縦隔気腫の場合）

[*1] 肺血栓塞栓症と心不全の除外が必要．

病態生理

間質性肺炎（IP）は肺の間質を中心に炎症や線維化をきたす疾患の総称である.

間質とは臓器の支持組織であり，結合織や血管などをさす用語である．肺の間質とは肺胞を取り囲む肺胞壁や小葉間質壁などで，IPでは何らかの原因で肺の実質や間質に炎症や障害が起こり，間質の浮腫・肥厚・線維化を引き起こす（図1）. 結果として，肺胞の虚脱や折りたたみが起こり，肺胞構造の破壊，改変をきたす. これにより肺胞領域の収縮が起こり，気腔の増大が認められ，嚢胞形成，蜂巣肺（蜂窩肺），牽引性気管支拡張として病理組織や画像で確認される．生理学的には肺の弾性収縮力の増大，肺活量の低下，肺コンプライアンスの低下をきたす．また，肺胞壁の肥厚などにより，肺胞と毛細血管との間で行われるガス交換能が低下し，酸素の拡散障害から酸素化障害をきたす.

IPは膠原病，薬剤性，放射線照射，じん肺，過敏性肺臓炎や，サルコイドーシスなどの全身性疾患に付随して発症するものが知られている．一方，原因が特定できないものを特発性間質性肺炎（IIPs）という.

IIPsは原因を特定しえないIPの総称であり，その病理組織パターンによって7つの疾患に分類される（表1）. なかでも特発性肺線維症（IPF）はそのうち50％以上を占め，最も予後不良で慢性かつ進行性の経過をたどり，線維化が進行して不可逆性の蜂巣肺形成をきたす．IPFの慢性経過中に両肺野に新たな肺の浸潤影の出現とともに急速な呼吸不全の進行がみられる病態を，IPFの急性増悪という（表2）.

IPの合併症として問題となる病態には，肺高血圧症，肺がん，気胸・縦隔気腫，

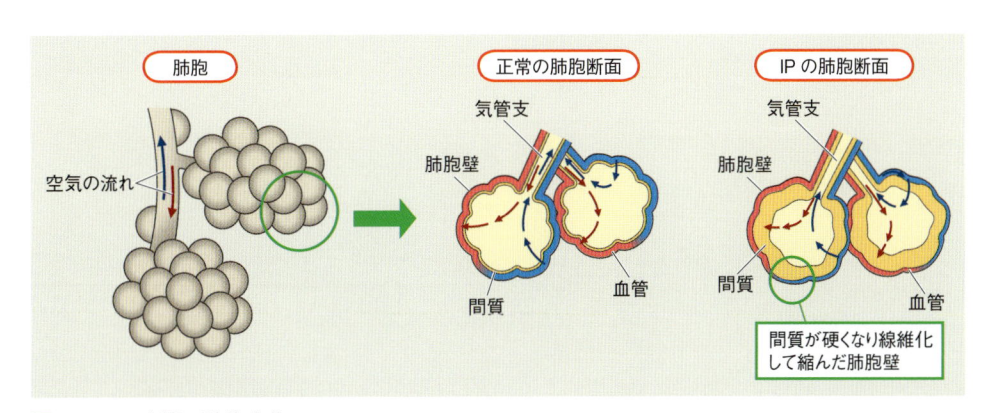

図1　IPの病態・肺胞変化

表1 IIPs の分類：臨床診断名と病理組織分類

臨床診断名	病理組織診断名
特発性肺線維症（IPF）	通常型間質性肺炎（UIP）
非特異性間質性肺炎（NSIP）	非特異性間質性肺炎（NSIP）
特発性器質化肺炎（COP）	器質化肺炎（OP）
剥離性間質性肺炎（DIP）	剥離性間質性肺炎（DIP）
呼吸細気管支炎関連性間質性肺疾患（RB-ILD）	呼吸細気管支炎関連性間質性肺疾患（RB-ILD）
リンパ球性間質性肺炎（LIP）	リンパ球性間質性肺炎（LIP）
急性間質性肺炎（AIP）	びまん性肺胞障害（DAD）

表2 IPF の急性増悪の診断基準案

1. IPF の経過中に，1か月以内の経過で
   ① 呼吸困難の増強
   ② HRCT 所見で蜂巣肺所見＋新たに生じたスリガラス陰影・浸潤影
   ③ 動脈血酸素分圧の低下（同一条件下で PaO_2 10 mmHg 以上）
   のすべてがみられる場合を「急性増悪」とする
2. 明らかな肺感染症，気胸，悪性腫瘍，肺塞栓や心不全を除外する
   参考所見：(1) CRP，LDH の上昇　(2) KL-6，SP-A，SP-D などの上昇

（日本呼吸器学会びまん性肺疾患診断・治療ガイドライン作成委員会：特発性間質性肺炎診断と治療の手引き〈改訂第2版〉．南江堂；2011．p.68 より）

CRP：C 反応性蛋白，LDH：乳酸脱水素酵素．

感染症があげられる．肺高血圧症は IPF においてしばしばみられる合併症で，予後に関連することがわかっている．また，肺がんは IIPs の経過中，10〜30％に発生するといわれているが，画像上，背景の肺にはびまん性陰影があり，がんの発生はわかりづらい．

検査・診断（図2）

身体所見	・呼吸吸気の終末期に肺底部の捻髪音（fine crackle）を聴取 ・乾性咳嗽 ・ばち状指 ・チアノーゼ
胸部単純X線	・びまん性網状影を両側中下肺野に認める ・肺野の縮小 ・蜂巣肺は輪状陰影としてみられる 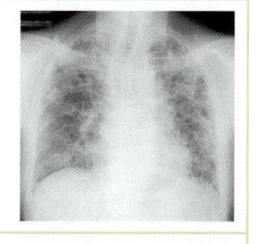
高分解能CT（HRCT）	・局所的なスリガラス陰影，蜂巣肺（蜂窩肺）を認める 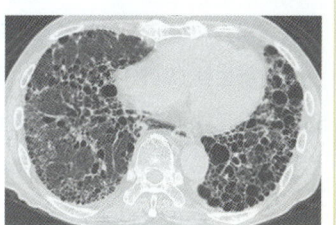

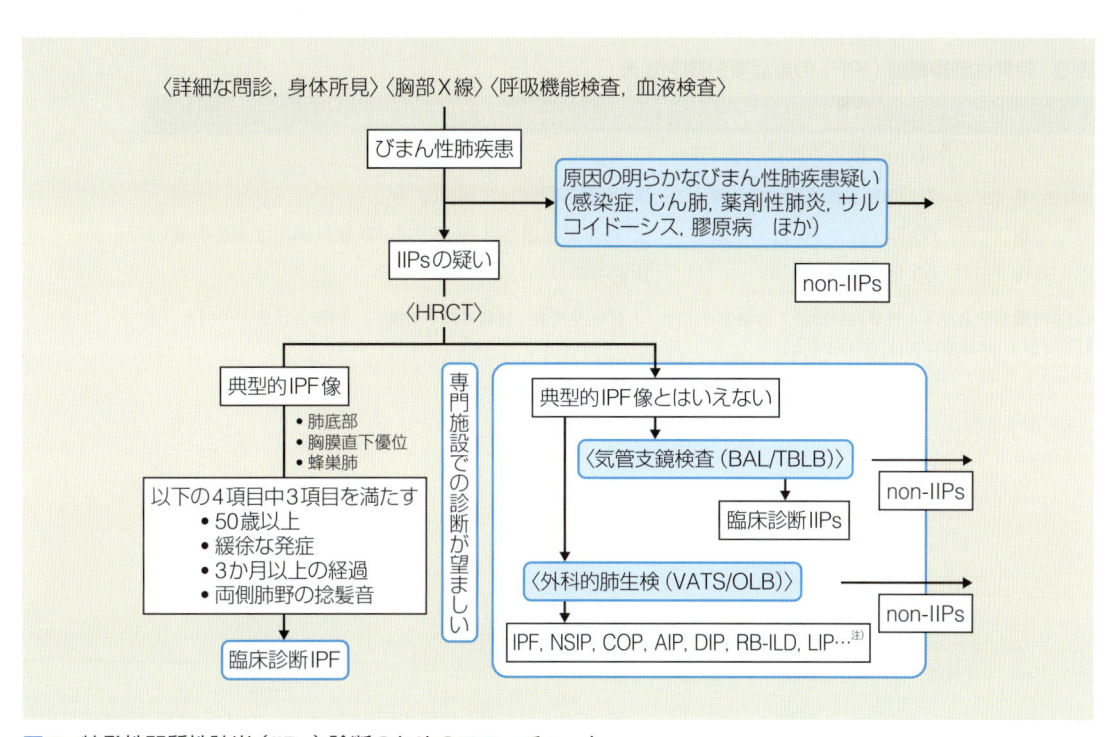

図2 特発性間質性肺炎（IIPs）診断のためのフローチャート
（日本呼吸器学会びまん性肺疾患診断・治療ガイドライン作成委員会：特発性間質性肺炎 診断と治療の手引き〈改訂第2版〉．南江堂；2011．p.7 より）

血液検査	・炎症所見（白血球数〈WBC〉，CRP〈C反応性蛋白〉など）の上昇 ・血清マーカー（KL-6：正常値＜500 U/mL，SP-A：正常値＜43.8 ng/mL，SP-D：正常値＜110 ng/mL）の上昇，腫瘍マーカー（がん胎児性抗原〈CEA〉，CA19-9）などの軽度上昇 ・LDH〈乳酸脱水素酵素〉（正常値：120〜242 IU/L）の上昇 ・特定疾患認定基準では，①KL-6の上昇，②SP-Dの上昇，③SP-Aの上昇，④LDHの上昇，のうち1項目以上を満たすとしている ・特発性器質化肺炎（COP）ではKL-6は通常，上昇しない
呼吸機能検査	・拘束性換気障害（%VC＜80%）および拡散障害（%DLco＜80%）を認める ・I型呼吸不全で，閉塞性換気障害を認める場合は喫煙による慢性閉塞性肺疾患（COPD）の合併を考慮する
動脈血液ガス検査	・低酸素血症の有無（安静時PaO_2＜80 Torr，安静時$A-aDo_2$≧20 Torr）(表3)
心肺運動機能検査	・6分間歩行テストによる運動時の低酸素血症の評価（表3）
気管支鏡	・気管支肺胞洗浄（BAL），経気管支肺生検（TBLB）による鑑別診断
外科的肺生検（SLB）	・胸腔鏡下肺生検（VATS），開胸肺生検（OLB）による確定診断
心エコー	・心不全や肺高血圧症の評価

ここが重要
▶ 厚生労働省が認定する特定疾患では，特発性間質性肺炎が含まれる．
▶ IPFの場合は表3に従い重症度を判定する．

表3 特発性肺線維症（IPF）の重症度分類判定表

新重症度分類	安静時動脈血ガス	6分間歩行時SpO_2
I	80 Torr以上	
II	70 Torr以上80 Torr未満	90%未満の場合はIIIにする
III	60 Torr以上70 Torr未満	90%未満の場合はIVにする（危険な場合は測定不要）
IV	60 Torr未満	測定不要

（日本呼吸器学会びまん性肺疾患診断・治療ガイドライン作成委員会：特発性間質性肺炎 診断と治療の手引き〈改訂第2版〉．南江堂；2011．p.112 より）

治療

薬物療法	・治療反応性（図3）を考慮しながら，一般的にステロイド薬（プレドニゾロンなど）投与が行われる ・一般的に免疫抑制薬は，ステロイド薬に反応しない場合や，副作用や副作用出現のリスクが高い場合に併用される．IPFではステロイド薬だけでは治療効果が乏しく，早期からの免疫抑制薬の併用が勧められている ・ステロイド薬に治療抵抗性を示すIPFにおいては，抗線維化薬としてピルフェニドン（ピレスパ®），抗凝固薬などを使用する ・免疫抑制薬を使用する場合には日和見感染症の予防のため，ST合剤（バクタ®）の予防的投与を行うことが多い ・心不全や肺高血圧が認められたときは，利尿薬や肺高血圧治療薬を投与する
酸素療法	・低酸素血症に対して（特に労作時）酸素投与を行う ・間質性肺炎に伴う急性呼吸不全を呈している症例では，人工呼吸（NPPV，IPPV）などが行われる ・しかし，重症呼吸不全症例の予後はきわめて不良で，人工呼吸管理の適応は慎重に決定しなければいけない
呼吸リハビリテーション	・下肢上肢の持久力トレーニング（運動療法） ・筋力強化
外科的治療	・肺移植
その他	・気胸や縦隔気腫が認められたときは，胸腔ドレナージが行われる[1]

[1]「胸腔ドレナージ」の項：p.244参照．

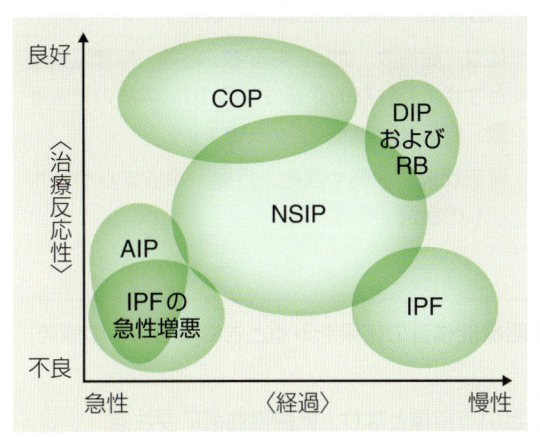

図3 臨床病理学的疾患名と治療反応性
（日本呼吸器学会びまん性肺疾患診断・治療ガイドライン作成委員会：特発性間質性肺炎 診断と治療の手引き〈改訂第2版〉．南江堂；2011．p.38より）

ここが重要

▶ IIPsは病理組織パターンによって，経過や治療反応性が異なる．
▶ IPFに対する有効な薬物療法は確立されておらず，予後は不良である．そのため，治療導入に際して十分な検討が必要となる．
▶ それ以外のIPでは，薬剤が有効なことがある．

間質性肺炎（特発性間質性肺炎）患者の看護

本稿では，特発性間質性肺炎（IPF）について解説する．

標準看護計画

疾患や治療の必要性の理解を深め，適切な酸素管理を行うことで低酸素血症や身体的症状の悪化を防ぎ，身体的・精神的な苦痛が軽減できるように援助することが重要となる．

観察項目

	主観的項目	客観的項目
低酸素血症	息切れ，呼吸困難	SpO_2値，脈拍数，呼吸回数，呼吸パターン，チアノーゼの有無，動脈血液ガスデータ，胸部単純X線所見
呼吸困難の出現状況	乾性咳嗽，動悸，息切れ，呼吸困難	SpO_2値，脈拍数，呼吸回数，呼吸音，断続性ラ音の有無，痰の性状，動作要領，チアノーゼ，発汗
気胸，縦隔気腫	呼吸困難，胸痛，頻呼吸	呼吸様式，呼吸音，胸部単純X線所見
心不全や肺高血圧の合併症	呼吸困難，息切れ，動悸，腹部膨満感	浮腫，尿量，血圧，SpO_2値，脈拍，頸動脈怒張，肝腫大，体重増減，胸部単純X線所見（心胸郭比〈CTR〉），心電図，心エコー検査データ
感染徴候	発熱，倦怠感，咳嗽，呼吸困難，喀痰量の増加，食欲不振	体温，脈拍数，血圧，呼吸数，喘鳴，咳嗽（頻度と性状：乾性なのか湿性なのか），喀痰の性状と量，食事量，血液検査データ
心理面	うつ状態，不眠，不安	睡眠状況，表情や言動，行動，家族支援やサポートの状況

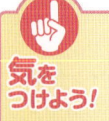

> **気をつけよう！**
>
> ◎低酸素血症の原因に拡散障害があり，呼吸機能検査の結果をみるときに%DLcoの値を知ることは重要．
>
> ◎低値の場合は酸素拡散能が低下しているという指標となり，低酸素血症に要注意．
>
> ◎動脈血液ガス分析で肺胞気-動脈血酸素分圧較差（$A\text{-}aDo_2$）の増大があるのが特徴である．

ケア項目

適切な酸素管理	・安静時と労作時の呼吸状態やSpO$_2$値，脈拍数，呼吸回数の変化を観察し，ADLに応じた酸素流量の調整を行う ・酸素必要量に合わせたインターフェイスの検討：著明な低酸素血症が認められる場合，リザーバーつき鼻カニュラとリザーバーマスクを併用したり，動作要領によっての使い分けをしたりする ・酸素必要量に合わせた日常生活援助を行う
呼吸困難の軽減	・適切な酸素管理やADLの動作要領，労作時の呼吸困難に対する対処方法について確認 ・ADLの工夫 ・呼吸介助 ・咳嗽時は薬剤投与を考慮し，体位を工夫
合併症に対する管理	・薬物療法 ・感染予防
精神的サポート	・疾患の受容の支援 ・不安の軽減 ・自尊感情の維持，向上 ・検査や治療を安心して受けられるように援助

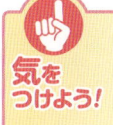

> **気をつけよう！**
> ◎急性Ⅰ型呼吸不全：PaO$_2$ ≧ 60 Torr，SpO$_2$ ≧ 90 %を目標に酸素流量を調節する．
> ◎慢性Ⅰ型呼吸不全で流量決定にあたっては，必ず高二酸化炭素血症を認めないか確認する．特に酸素療法導入当初は，高二酸化炭素血症を認めない症例でも経年的に二酸化炭素が上昇し，Ⅱ型呼吸不全となることがあるので注意が必要である．

患者指導項目

疾患および治療の必要性について説明する

・間質性肺炎，治療（特に酸素療法）の必要性と管理

安定期を長く過ごすための療養法について説明する

・酸素療法の管理：酸素調整，在宅酸素療法（HOT）の機器管理
・ADLの動作要領
・内服管理，内服薬による副作用の予防
・運動療法，栄養管理，感染予防
・禁煙：特に剥離性間質性肺炎（DIP）と呼吸細気管支炎関連性間質性肺疾患（RB-ILD）は喫煙との関係があると考えられている
・定期的な外来受診の必要性や緊急時の対応

呼吸困難や咳嗽などの増強時には，看護師に報告するように説明する

> **ここが重要！**
> ▶ 在宅酸素療法は，呼吸困難や低酸素によるADLの低下を予防し，QOL向上を目的としている．
> ▶ 間質性肺炎では安静時に呼吸困難や低酸素状態がなくても，拡散障害により労作時に著明な低酸素血症をきたすことがあり，ADLに合わせた酸素流量調整が重要となる．
> ▶ 治療効果によっては酸素を必要としない症例もあるが，疾患の認識や酸素についての患者・家族の思いを知ることは継続看護にとって必要な情報となる．

看護の実際：急性期

- 呼吸困難や咳嗽の増強により身体的苦痛は強くなり，適切な酸素管理による低酸素状態の予防と，合併症の早期発見および対策が必要である．また，症状悪化による予後への不安を感じ，低酸素血症に伴うADLの制限などからストレスを感じやすいため，精神的サポートが重要である．
- IPFはステロイド薬による治療効果が乏しく，予後不良の慢性進行性疾患といわれており，短期間で終末期に移行する可能性があることを念頭において援助しなければいけない．
- 重症化した症例では人工呼吸の適応もあるため，十分なインフォームドコンセントがなされるよう配慮し，意思決定を支える援助も重要となる．

観察のポイント

急性期においては呼吸状態の増悪や，心不全や肺高血圧などの合併症が出現しやすい状態にあるため，呼吸状態を主観的・客観的データから観察し，心不全の徴候がないかを確認することが重要である．

ケア・患者指導のポイント

適切な呼吸管理

疾患・病状の理解	・IPFの患者は呼吸困難と低酸素血症が相関しないことがあるため，患者の理解度に合わせた説明をする ・アドヒアランスの障害を把握する ・知識不足や誤った認識は修正する
酸素療法	・低酸素血症による心負担軽減のため，適切な酸素管理を行う．特に労作時の低酸素状態に注意が必要で，酸素流量の評価は安静時と労作時に行う ・咳嗽によっても低酸素状態や呼吸困難を起こすため，咳の誘発因子は除去し，鎮咳薬の投与を行う
急変時の対応	・呼吸状態増悪時の対応について確認しておき，適応があれば速やかに人工呼吸の準備などを行う

呼吸状態に合わせた日常生活援助

清潔援助	・急性期には安静が必要となるため，安静度に合わせて全身清拭や洗髪，足浴などを行う ・それぞれの動作時に呼吸状態や脈拍数，SpO_2 値を確認し，動作要領について指導を行う
排泄援助	・呼吸状態や心不全の状態によって膀胱バルーンカテーテルの挿入を行い，低酸素血症を予防する ・怒責による低酸素や，血圧上昇・心拍数の増加による心負担を減らすように緩下薬などで調整を行う
食事	・SpO_2 値を観察しながら酸素流量の評価を行う ・ゆっくり食べて休憩を取り入れるように指導する
口腔ケア	・口内炎や舌苔がないか口腔内の観察をし，清潔を保つようにする

確実な治療

薬剤管理	・ステロイド薬や免疫抑制薬など確実な投与ができるように援助し，副作用に留意しながら管理する
副作用の予防	・ステロイド薬内服中は免疫力が低下し易感染状態にあるため，感染予防の指導をする ・抗線維化薬（ピレスパ®）の副作用に光線過敏症があるため，内服中は日焼け対策について説明し，紫外線に当たらないように指導する

精神的サポート

不安や苦痛の軽減	・不安の増強がないように検査や治療の必要性や方法，経過について説明を行い，理解度を確認する．必要時，補足説明をする
意思決定の支援	・病状や治療についての医師からの説明内容を確認し，患者・家族がどのように受け止めているか把握する ・インフォームドコンセントの際は可能な範囲で同席する ・患者や家族の思いに寄り添いながら，理解度を把握する．必要時，補足説明をする

> **ここが重要！**
> ▶急性期には労作時に著明な低酸素血症をきたすため，ADL に応じた細やかな酸素流量調整が重要である．
> ▶心身ともに安静が保てるような援助が必要である．
> ▶急性増悪時における意思決定を支える支援および家族支援も重要である．

看護の実際：回復期・慢性期

- 疾患や治療についての理解を深め，セルフマネジメント能力を向上させるような援助が必要である．
- 酸素療法が導入される場合，患者自身がADLに合わせた酸素流量調整ができるよう自己管理していくための方法などを検討していくことも重要となる．
- ステロイド療法をしている場合，減量中に急性増悪を起こすことがあるので，副作用の出現に注意が必要である．

観察のポイント

回復期には徐々にADLを拡大しながら，適切に酸素流量調整を行い，低酸素状態や呼吸困難の症状が出現しないか観察することが重要である．また，感染により急性増悪を起こしやすいため，感染徴候の有無を観察することが重要である．

ケア・患者指導のポイント

適切な呼吸管理

酸素管理	・望む生活を行うためのADLに応じた酸素流量の再評価を行う ・呼吸困難の出現がないか，心不全の徴候がないかを確認しながら酸素流量の調整を行う
自己管理していくための援助	・酸素の必要性について説明を行う ・在宅での日常生活をイメージしながら，動作に応じた酸素流量調節を自分で行えるように援助する．また，そのことでADLが制限されないようなインターフェイスの選択を行う ・在宅で管理可能な方法を考慮し，指導する

呼吸状態に合わせた日常生活援助

清潔援助	・状態に応じて安静度は拡大されるが，シャワー浴や入浴は適切な酸素流量を評価するために，それぞれの動作時にSpO_2値，脈拍数，呼吸回数の観察，動作要領について指導を行う
排泄援助	・怒責を避けるように指導し，排便コントロールをする

確実な治療

薬剤管理	・ステロイド療法は長期の治療期間を要するため，確実な管理が必要であり，内服自己管理を続けていけるように，必要性を説明する ・副作用について説明および観察を行う ・ステロイド療法をしている場合，薬剤の減量中に急性増悪を起こすことがあるので，増悪徴候の観察を行う

精神的サポート

疾患の受容への支援	・予後不良なことが多く医師の病状説明の理解が深まるように援助する ・疾患について理解を深められるように教育を行う

家族支援	・家族の思いを把握し，支援する

> **ここが重要！**
> ▶疾患について理解し，患者自身が必要な療法を日常生活に取り入れることができるように援助することが重要である．そのためには，患者の思いを傾聴していくことで信頼関係を築き，パートナーシップを得ることが必要となる．

看護の実際：退院に向けての生活指導

- IPは慢性進行性の疾患であるが，急性増悪により病態は急激に進行することがある．そのため感染予防を第一とし，酸素流量調整やADLの動作要領など，在宅でも自己管理ができ，実践していけるように援助する．

患者指導のポイント

在宅酸素療法	・在宅酸素療法の必要性や機器の取り扱いの説明 ・機器の設置場所や在宅での行動などを確認し，適切な管理方法の検討を行う
日常生活	・感染予防，禁煙の指導 ・外来受診や増悪時の症状について説明して緊急時の対応を指導する

> **ここが重要！**
> ▶IIPsは特定疾患に含まれ医療費の助成制度が受けられるので，申請方法についても患者・家族への情報提供が必要となる．申請のためのIIPsの診断にはIPF以外は外科的生検を必要とする（図2，表3参照）．

（山下陽子）

5 気管支喘息

病態関連図

病態

外因性
- アトピー型
- IgE依存型

内因性
- 非アトピー型
- IgE非依存型

→ 気道炎症 ←

病因（外因性）
- 遺伝子素因
- アトピー素因
- アレルゲンの体内侵入

病因（内因性）
- 呼吸器感染症
- 大気汚染
- 喫煙, 食物

増悪因子
アレルゲン, 大気汚染, 呼吸器感染症, 運動ならびに過換気, 喫煙, 気象, 食物, 食品添加物, 薬物, ストレス, 刺激物質, 二酸化硫黄, 黄砂, 月経・妊娠

- 気道平滑筋の収縮
- 気道浮腫
- 気道分泌物亢進
- 気道壁のリモデリング

気流制限 ← 可逆性の気道狭窄

↓

気管支喘息

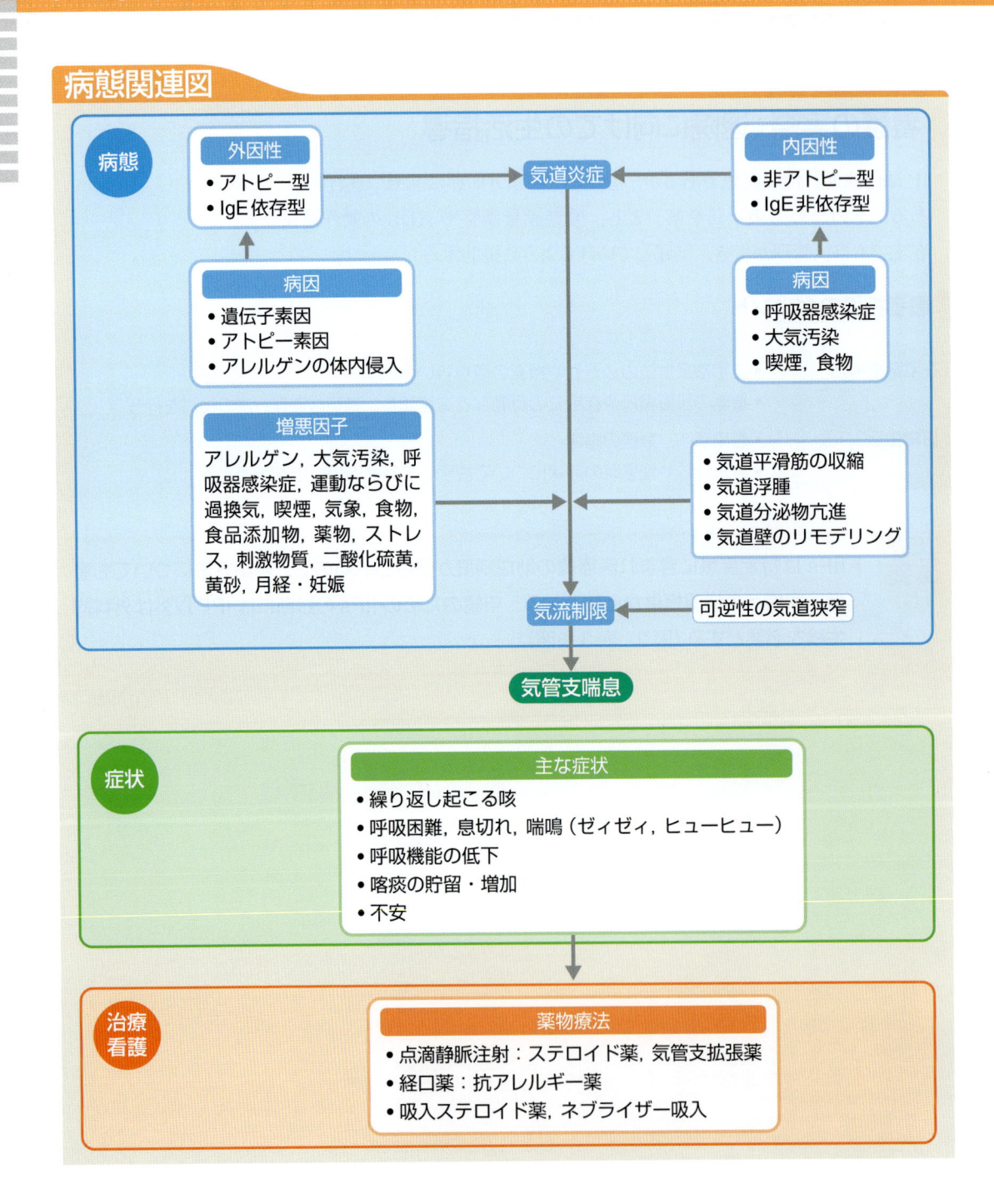

症状

主な症状
- 繰り返し起こる咳
- 呼吸困難, 息切れ, 喘鳴（ゼィゼィ, ヒューヒュー）
- 呼吸機能の低下
- 喀痰の貯留・増加
- 不安

治療看護

薬物療法
- 点滴静脈注射：ステロイド薬, 気管支拡張薬
- 経口薬：抗アレルギー薬
- 吸入ステロイド薬, ネブライザー吸入

病態生理

　成人喘息は，気道の慢性炎症，可逆性の気道狭窄（図1）と気道過敏性の亢進，そして臨床的には繰り返し起こる咳，喘鳴，呼吸困難で特徴づけられる，閉塞性呼吸器疾患である．

　気道狭窄は，自然に，あるいは治療により可逆性を示す．気道炎症には好酸球，好中球，リンパ球，マスト細胞などの炎症細胞，気道上皮細胞，線維芽細胞，気道平滑筋細胞などの気道構成細胞，および種々の液性因子が関与する．持続する気道炎症は，気道障害とそれに引き続く気道構造の変化（リモデリング）を惹起して非可逆性の気流制限をもたらし，気道過敏症を亢進させる．

　組織学的には，気道の炎症が特徴で，好酸球，リンパ球，マスト細胞などの浸潤と，気道上皮の剥離を伴う慢性の気道炎症が特徴である．免疫学的には，多くの患者で環境アレルゲンに対する免疫グロブリンE（IgE）が存在する．しかし，IgE抗体をもたない患者でも同様の気道炎症とリンパ球の活性化を認める．

　表1に成人の喘息重症度の分類を示す．

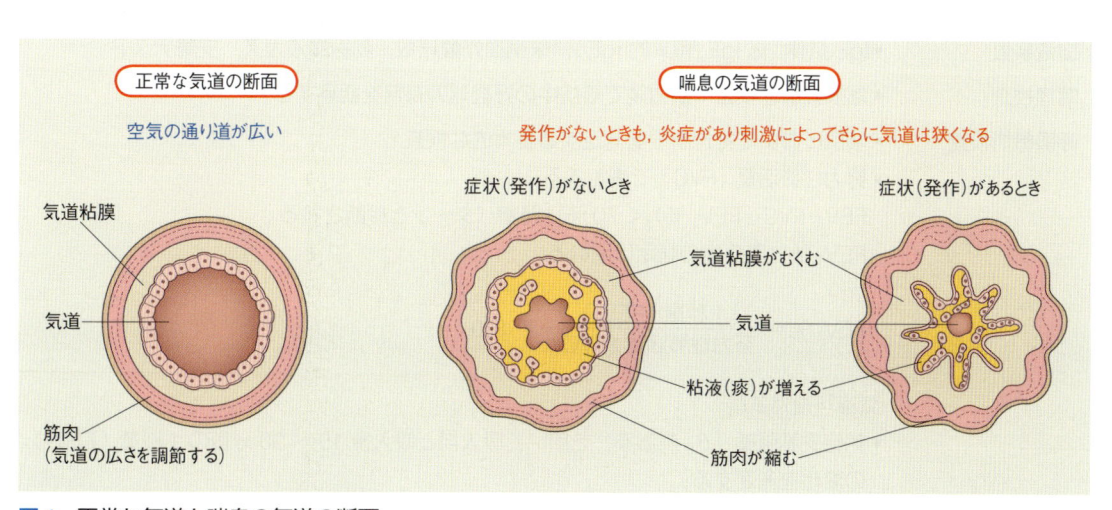

図1　正常な気道と喘息の気道の断面

表1 未治療の臨床所見による喘息重症度の分類（成人）

重症度[*1]		軽症間欠型	軽症持続型	中等症持続型	重症持続型
喘息症状の特徴	頻度	週1回未満	週1回以上だが毎日ではない	毎日	毎日
	強度	症状は軽度で短い	月1回以上日常生活や睡眠が妨げられる	週1回以上日常生活や睡眠が妨げられる	日常生活に制限
				短時間作用性吸入β_2刺激薬頓用がほとんど毎日必要	治療下でもしばしば増悪
	夜間症状	月に2回未満	月に2回以上	週1回以上	しばしば
PEF FEV$_1$[*2]	%FEV$_1$, %PEF	80％以上	80％以上	60％以上 80％未満	60％未満
	変動	20％未満	20〜30％	30％を超える	30％を超える

[*1] いずれか1つが認められればその重症度と判断する．
[*2] 症状からの判断は重症例や長期罹患例で重症度を過小評価する場合がある．呼吸機能は気道閉塞の程度を客観的に示し，その変動は気道過敏性と関連する．％FEV$_1$＝（FEV$_1$測定値/FEV$_1$予測値）×100，％PEF＝（PEF測定値/PEF予測値または自己最良値）×100．

（日本アレルギー学会 喘息ガイドライン専門部会監，「喘息予防・管理ガイドライン2012」作成委員：喘息予防・管理ガイドライン2012．協和企画；2012．p.7より）

〈発作の強度〉
大発作→苦しくて動けない，会話困難．
中発作→苦しくて横になれない，かろうじて歩ける．
小発作→苦しいが横になれる．
高度症状になると意識障害，チアノーゼ，呼吸停止．
PEF：ピークフロー，FEV$_1$：1秒率，％FEV$_1$：対標準1秒量．

検査・診断

問診	・アレルギー歴（アレルギー性鼻炎など），アレルギー家族歴，ペットの有無，職業，喫煙歴など
血液検査	・IgE抗体（総IgE, 特異的IgE），末梢血好酸球数，動脈血液ガス，皮膚テスト
喀痰検査	・喀痰好酸球検査：顕微鏡で喀痰中の好酸球の有無を観察する
呼吸機能検査	・喘息において気流制限を測定する基本的な検査 ・努力性肺活量（FVC）で測定する 　FEV$_1$/FVC（FEV$_1$％）＜70％→閉塞パターンと診断される 　FEV$_1$％は重症度の判定に用いる $$FEV_1\% = \frac{1秒量（FEV_1）}{努力性肺活量（FVC）} \times 100$$ 気道可逆性試験 ・気管支拡張薬（β_2刺激薬）を用いて吸入前と吸入後15〜30分後の1秒量（FEV$_1$）の変化を測定する ・FEV$_1$が12％以上かつ200 mL以上増加すると可逆性ありと診断する

呼吸機能検査 （つづき）	**気道過敏性測定法** • 標準法（1秒量測定），アストグラフ法（気道抵抗で測定）がある • 気道刺激物質による気道の収縮反応をみる誘発試験 • 低濃度の気道平滑筋収縮剤（メサコリン）を使用してもらい，徐々に濃度を上げていき，気道平滑筋の収縮反応亢進の有無を判定する • 喘息患者は健常者に比べて約1/100の濃度で変化が出る
X線検査	• 発作時肺野は透過性が亢進し，過膨張を認めるため，横隔膜は低位をとる • 通常は所見がないことが多い • 他疾患の除外に必要
ピークフロー （PEF）	• 予測値に対するPEFが80％以上で正常範囲内とする • 80％未満では長期管理薬の強化を考慮する • PEF変動率が20％以上であれば発作を起こしやすい状態のため，長期管理薬の強化を検討する
喘息コントロールテスト（ACT）	• 症状（3項目），発作治療薬使用（1項目），総合的評価（1項目）から構成される質問票 • 合計点数が25点以上で十分なコントロール，20〜24点で良好なコントロール，19点以下でコントロール不良と判断する • 外来時に毎回チェックしてもらう

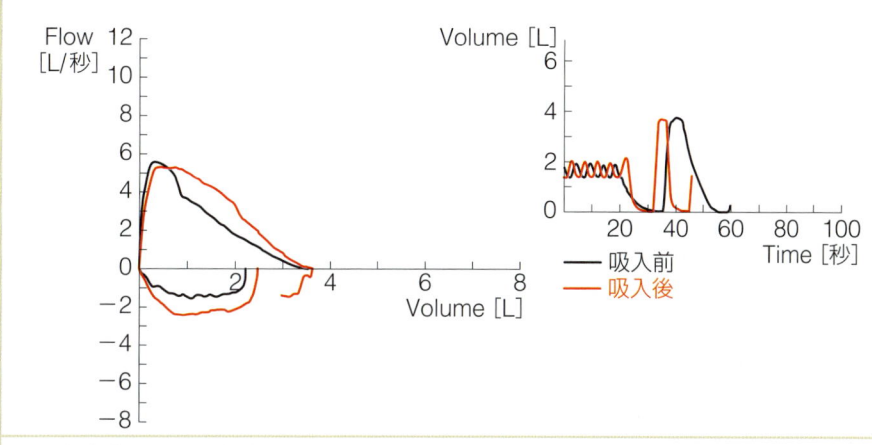

治療

喘息の主な治療は吸入ステロイド薬である．軽症であれば外来で治療していくことができる．

喘息治療 の目標	• 健常者と変わらない日常生活が送れること • 正常に近い呼吸機能を維持すること：PEFの変動が予測値の20％未満，PEFが予測値の80％以上 • 夜間や早朝の咳や呼吸困難がなく，十分な夜間睡眠が可能なこと • 喘息発作が起こらないこと • 喘息死の回避 • 治療薬による副作用がないこと • 非可逆的な気道リモデリングへの進展を防ぐこと

喘息治療ステップ

- 2012年のガイドライン改訂では，全てのステップで吸入ステロイド薬が推奨されている

		治療ステップ1	治療ステップ2	治療ステップ3	治療ステップ4
長期管理薬	基本治療	吸入ステロイド薬（低用量）	吸入ステロイド薬（低～中用量）	吸入ステロイド薬（中～高用量）	吸入ステロイド薬（高用量）
		上記が使用できない場合は以下のいずれかを用いる	上記で不十分な場合に以下のいずれか1剤を併用	上記に下記のいずれか1剤，あるいは複数を併用	上記に下記の複数を併用
		LTRA テオフィリン徐放製剤 ※症状がまれならば必要なし	LABA（配合剤の使用可[5]） LTRA テオフィリン徐放製剤	LABA（配合剤の使用可[5]） LTRA テオフィリン徐放製剤	LABA（配合剤の使用可） LTRA テオフィリン徐放製剤 上記の全てでも管理不良の場合は下記のいずれかあるいは両方を追加 抗IgE抗体[2] 経口ステロイド薬[3]
	追加治療	LTRA以外の抗アレルギー薬[1]	LTRA以外の抗アレルギー薬[1]	LTRA以外の抗アレルギー薬[1]	LTRA以外の抗アレルギー薬[1]
発作治療[4]		吸入SABA	吸入SABA[5]	吸入SABA[5]	吸入SABA

LTRA：ロイコトリエン受容体拮抗薬，LABA：長時間作用性β_2刺激薬，SABA：短時間作用性β_2刺激薬.

1) 抗アレルギー薬は，メディエーター遊離抑制薬，ヒスタミンH_1拮抗薬，トロンボキサンA_2阻害薬，Th2サイトカイン阻害薬を指す．
2) 通年性吸入抗原に対して陽性かつ血清総IgE値が30～700 IU/mLの場合に適応となる．
3) 経口ステロイド薬は短期間の間欠的投与を原則とする．他の薬剤で治療内容を強化し，かつ短期間の間欠投与でもコントロールが得られない場合は，必要最小量を維持量とする．
4) 軽度の発作までの対応を示し，それ以上の発作については（下記文献の）7-2「急性増悪への対応」を参照．
5) ブデソニド/ホルモテロール配合剤を長期管理薬と発作治療薬の両方に使用する方法で薬物療法を行っている場合には，ブデソニド/ホルモテロール配合剤を発作治療薬に用いることもできる．長期管理と発作治療を合わせて1日8吸入までとするが，一時的に1日合計12吸入（ブデソニドとして1,920μg，ホルモテロールフマル酸塩水和物として54μg）まで増量可能である．ただし，1日8吸入を超える場合は速やかに医療機関を受診するよう患者に説明する．

（日本アレルギー学会 喘息ガイドライン専門部会監，「喘息予防・管理ガイドライン2012」作成委員：喘息予防・管理ガイドライン2012．協和企画；2012．p.130 より）

	小発作時・中発作時/回復期
スポット点滴または内服	ステロイド薬 • ベタメタゾン（リンデロン®）4 mg を 1 〜 2 回/日 • メチルプレドニゾロンコハク酸エステルナトリウム（ソル・メドロール®）40 mg を 1 〜 2 回/日　など • プレドニゾロン（プレドニン®錠）20 〜 40 mg/日
ネブライザー （超音波，ジェット式）	• 生理食塩液 3 〜 10 mL（吸入器により調整），サルブタモール塩酸塩（ベネトリン®）0.3 〜 0.5 mL を 2 〜 3 回/日とする
酸素投与	• SpO_2 が 95 ％を維持できないときは，指示に従い酸素投与を行う • 安静時・労作時の SpO_2 の測定をしながら，酸素は OFF にしていく
ステロイド薬吸入	• ブデソニド・ホルモテロールフマル酸塩水和物（シムビコート®） • サルメテロールキシナホ酸塩・フルチカゾンプロピオン酸エステル配合（アドエア®） • ブデソニド（パルミコート®）
	大発作時/意識レベル低下時
持続点滴	ステロイド薬 • リンデロン®4 〜 8 mg/回を 3 〜 4 回/日 • ソル・メドロール®40 〜 125 mg/回を 3 〜 4/回　など 気管支拡張薬 • アミノフィリン（ネオフィリン®）1 筒 250 → 6 mg/kg • 24 時間の維持輸液 500 〜 1,500 mL/日の投与は喀痰の誘発に効果がある
ネブライザー （超音波，ジェット式）	• 生理食塩液 3 〜 10 mL（吸入器により調整），ベネトリン®0.3 〜 0.5 mL • 喘鳴，狭窄の強いときは 30 分〜 1 時間ごとに施行 • 吸入は 15 〜 20 分後に気管支拡張薬の最大の効果が得られる • 急性期を脱すれば回数を減らしていく
酸素投与	• SpO_2 が 95 ％を維持できないときは指示に従い酸素投与を行う 　・リザーバーマスク：7 〜 15 L 　・ベンチュリーマスク：3 〜 15 L 　・鼻カニュラ：1 〜 5 L • 呼吸状態が悪い場合は人工呼吸管理となる
心電図モニター	• 点滴，吸入ともに気管支拡張薬の投与から頻脈に陥ることがある • 脈拍 130 回/分以下を目安にコントロールを行うのが望ましい

気管支喘息患者の看護

標準看護計画

急性期には迅速で的確な呼吸管理をし，急性期から脱したときには指導・教育を取り入れ，自己コントロールできるようにすることが重要である．

観察項目

	主観的項目	客観的項目
喘息・気道狭窄	呼吸困難，起坐呼吸，肩呼吸，鼻翼呼吸	意識レベル，血圧，頻脈，体温，SpO_2，呼吸音，発作の程度

ケア項目

呼吸困難を軽減する援助	・安静度に合わせた日常生活の援助
確実な治療	・薬物療法・酸素療法を行う
苦痛の軽減	・体位の工夫，苦痛増強因子の排除，薬剤投与を行う ・呼吸困難時は臥位よりも起坐位のほうが安楽である
精神的サポート	・検査・治療が安心して受けられるように援助が必要

患者指導項目

安静，輸液，酸素療法，内服の必要性を説明する
内服や吸入ステロイド薬の方法について説明する
発作時の対応について説明する
定期的受診の必要性について説明する

看護の実際：急性期/大発作時

- 大発作で入院した患者は，呼吸ができないという不安からパニックに陥ってしまうことがある．
- 大発作時は息が吐き出せない状態に陥っているため，ゆっくり少しずつ有効な口すぼめ呼吸ができるように促す．
- 迅速に点滴治療（ステロイド薬），ネブライザー吸入，補助呼吸を行うことが肝要である．

観察のポイント

急性期においては，呼吸，循環の管理と補助呼吸による排痰援助，精神的サポートが大切である．

呼吸音の変化（狭窄音，エア入りなど）にも観察が大切である．

ケアのポイント

安静度，状態に合わせた日常生活援助

安楽な体位	・大発作時は横になることができないため，ギャッチアップによる坐位や，オーバーテーブルを用いて前屈みになるような体位を促す ・衣服を緩める
清潔援助	・安静度に応じ，全身清拭，シャンプー，足浴など ・無理にはしない
排泄援助	・呼吸困難が強い場合は尿道バルーンカテーテルを挿入し，安静を保つ ・ベッドサイドでの排泄援助や車椅子でのトイレ移動の援助を行う
排痰援助	・呼吸のリズムと大きさに合わせて，胸部徒手圧迫をして，呼気の援助をする **看護のPOINT** ◎胸部圧迫による呼吸困難に注意． ・水分を少しずつ摂り排痰を促し，有効な呼吸ができる状態の維持に努める

ここが重要！
▶急性期は呼吸が普通にできないことから，患者は死の危険を感じることがある．急性期にはしばらく付き添い，呼吸調整の声かけをしたり，精神面でのかかわりが必要である．ナースコールの使用方法も伝えておく．
▶Ⅱ型呼吸不全の合併があるときは酸素の投与は慎重に行う．

看護の実際：回復期・慢性期/中発作時・小発作時

- 急性期を脱して，喘鳴や呼吸困難感が落ち着いてくると普段の生活動作に戻ってくる．
- この時期から，発作の原因は何だったのか，喘息であることを理解できているか，喘息についての知識はどうかなど，喘息についての指導をする．
- 吸入ステロイド薬の導入・再開となる時期である．

観察のポイント

症状を観察しながら，患者教育をし，ADLアップを進める．

ケアのポイント

安静度に合わせた日常生活援助

安楽な体位	• 発作が落ち着くと仰臥位で眠れるようになる
清潔援助	• シャワー浴を促す
理解度の情報収集	• 発作につながる誘因が自分で理解できているか • 喘息の病態が十分に理解できているか • 喫煙しているか • 自分以外のサポートはあるか

患者指導のポイント

薬剤師による薬剤指導
•「喘息とは」のビデオ視聴，使用吸入薬の吸入方法のビデオ視聴
喘息パンフレットに沿って指導
喘息日誌とピークフローのモニタリングの説明

ここが重要！ ▶喘息発作は3～5日程度で落ち着くため，7～14日程度の入院期間で退院することが多い．状態に応じて早期に患者教育をしていくことが大切である．

看護の実際：患者教育

- 指導は，退院前から計画的，段階的に行うことが望ましい．入院期間は7～14日程度と考え，発作が落ち着き，状態が安定したらただちに行う．
- 大阪府立呼吸器・アレルギー医療センター（以下，当センター）ではプライマリナースが中心になって行うが，どのスタッフでも指導ができるようにチェックリストに沿って日々進める．
- 当センターは病棟・外来が一体化しているため，退院時にチェックリストを外来カルテに移し，治療に対する意識や手技，生活状況などを確認し，退院後の治療継続，生活支援へと有効につなげている．

主な指導内容

喘息パンフレット	• 喘息ってどんな病気？ • 気管支喘息に用いられる吸入薬 • 発作の原因は何か，振り返りましょう • 日常生活の注意点 • 発作時の対応 • ピークフローメーター	

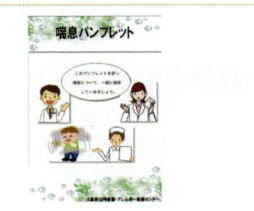

（大阪府立呼吸器・アレルギー医療センター）

ケアのポイント

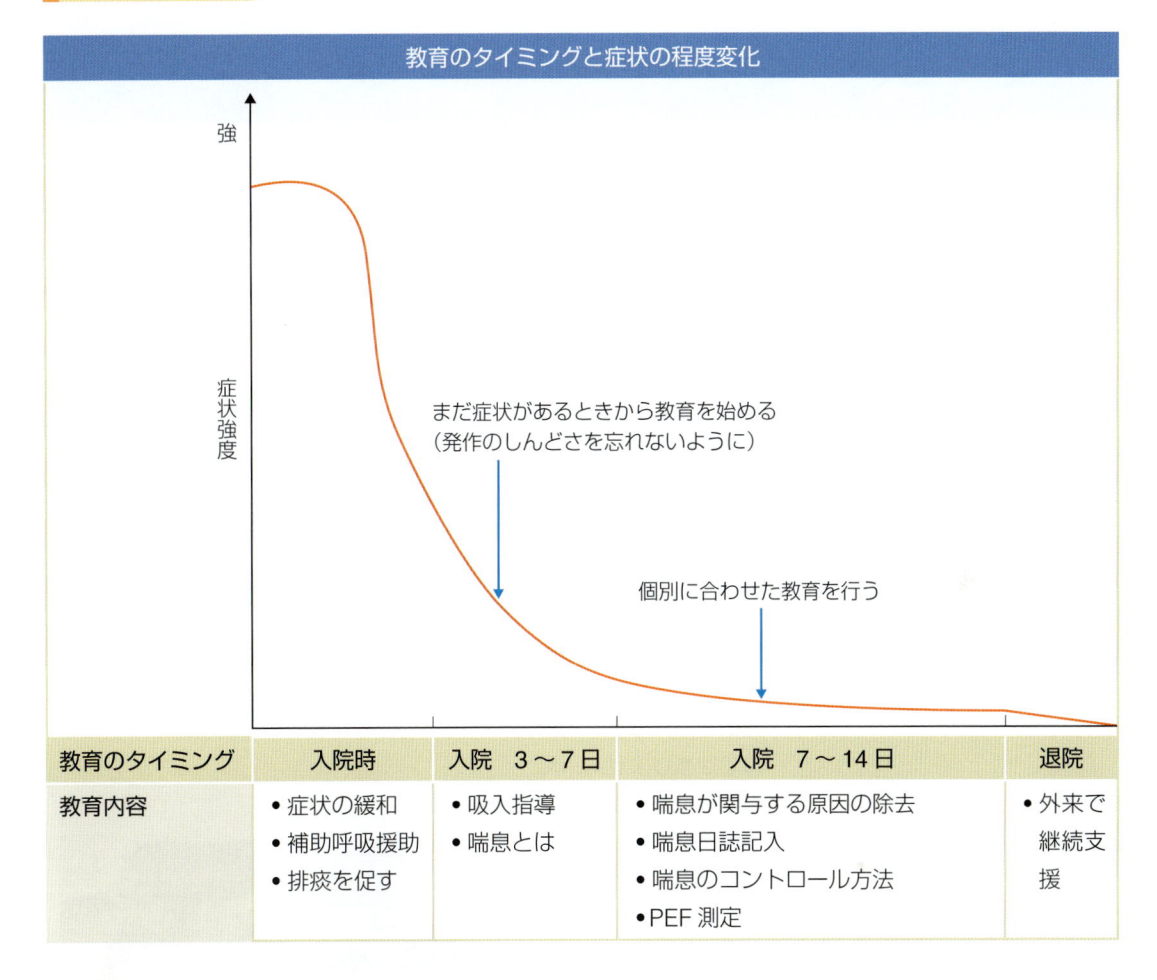

教育のタイミングと症状の程度変化

（グラフ：縦軸＝症状強度（強）、横軸＝時間経過。入院時に症状が強く、時間経過とともに低下していく曲線）

- まだ症状があるときから教育を始める（発作のしんどさを忘れないように）
- 個別に合わせた教育を行う

教育のタイミング	入院時	入院 3〜7日	入院 7〜14日	退院
教育内容	・症状の緩和 ・補助呼吸援助 ・排痰を促す	・吸入指導 ・喘息とは	・喘息が関与する原因の除去 ・喘息日誌記入 ・喘息のコントロール方法 ・PEF測定	・外来で継続支援

ここが重要！

▶ 喘息治療の一番は吸入ステロイド薬で，継続していくことが必要である．

▶ 喘息は，薬剤の吸入でコントロールができ，普段の生活に影響なく過ごせる．

▶ 気道の炎症が悪化すると喘息発作が起こり，炎症が持続するとリモデリングが進み難治化する．そうしないためにも，定期的な吸入が大切．

▶ 吸入をきちんとしているという患者にもコントロール不良がある．実際，吸入の手技が悪かったり，吸うタイミング，息止めができていなかったりするなどの問題があり，効果的な吸入の方法であるかを必ず確認することが大切である．また時間が経つと忘れることがあるため，定期的な吸入指導が必要である．

患者指導のポイント

患者とのやりとりの例を示す．

患者さんの言葉	看護師の対応例
調子がよくなってきたので，吸入はやめました	・発作が起きなくなったり，軽くなったりすると自分で勝手に薬をやめたりする人がいます．これでは喘息はよくなりません ・コントロールがよくなると，やがて発作もなく呼吸も安定した状態になりますが，元の原因である気管支の炎症は続いています ・医師の指示があるまで定期的に薬を続けていきましょう
ステロイドの副作用が気になります．使用したくないです	・吸入ステロイド薬の主な副作用は，口腔内の雑菌繁殖や声がれですが，うがいをすることで予防ができます ・吸入ステロイド薬は，肺にしか効果はありませんが，その分全身の副作用はとても少ないです ・吸入ステロイド薬の量は内服薬などに比べてとても少ないです．継続して使用すればこれからもよい呼吸機能を保つことができ，副作用の強い内服薬や注射のステロイド薬を使用するリスクが減少します
この吸入（発作治療薬）のほうがよく効くので，ほかの吸入薬はいりません	・治療の基本となる長期管理薬を開始しましょう．長期管理薬を使用していても，発作が起きたとき，速やかに発作を鎮めるのが発作治療薬です ・発作治療薬は基本的に発作時に頓用として使用し，続けて使用するものではありません．乱用は避けましょう．副作用としてしびれや動悸，ひどくなると不整脈も起こります ・発作治療薬に頼っていると，重症化をまねき，受診を遅らせることになりかねません

患者指導の実際

（大下真弓）

6 気胸

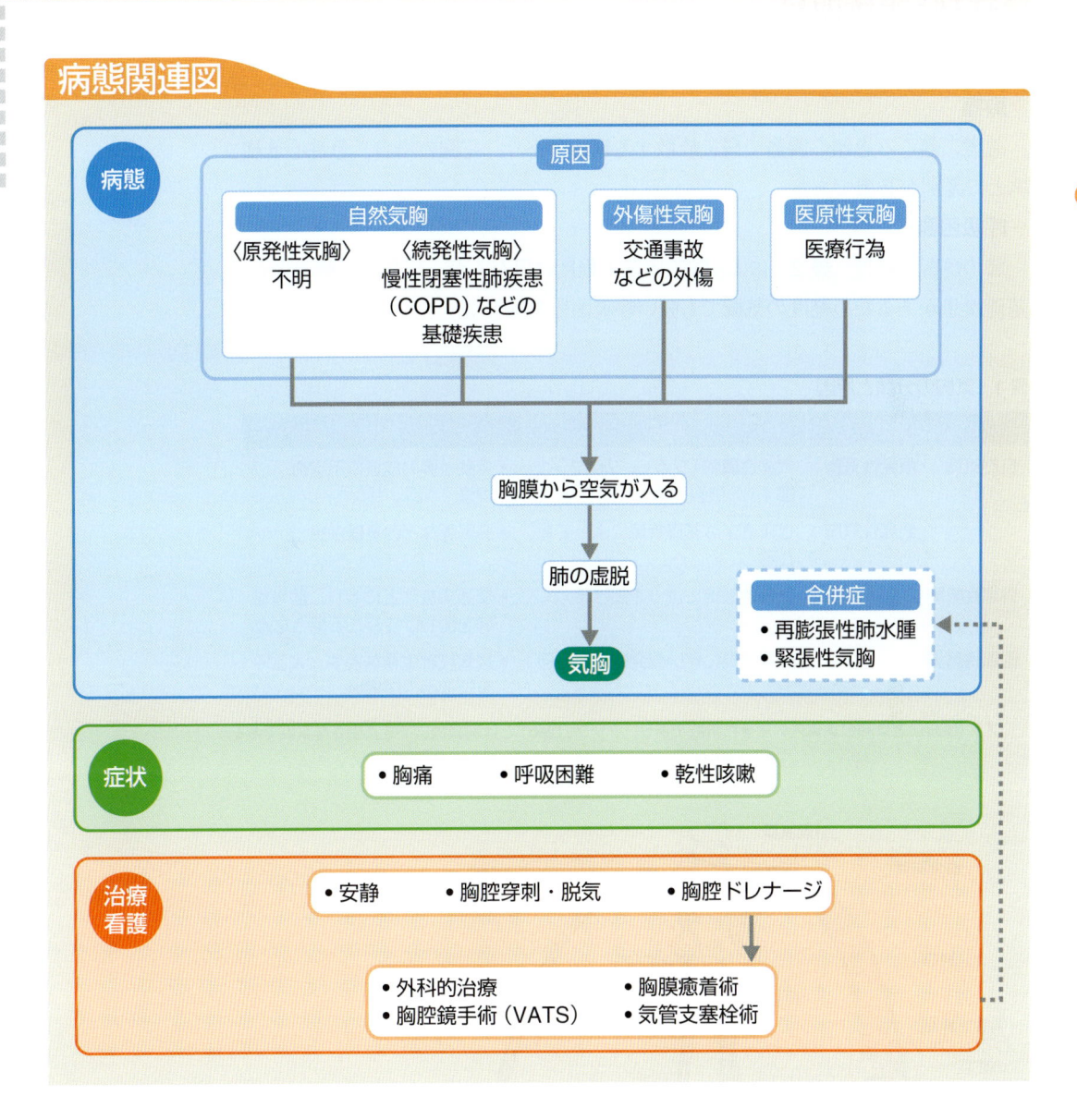

病態関連図

病態

原因

- 自然気胸
  - 〈原発性気胸〉不明
  - 〈続発性気胸〉慢性閉塞性肺疾患（COPD）などの基礎疾患
- 外傷性気胸
  - 交通事故などの外傷
- 医原性気胸
  - 医療行為

↓

胸膜から空気が入る

↓

肺の虚脱

↓

気胸

合併症
- 再膨張性肺水腫
- 緊張性気胸

症状
- 胸痛
- 呼吸困難
- 乾性咳嗽

治療・看護
- 安静
- 胸腔穿刺・脱気
- 胸腔ドレナージ

↓

- 外科的治療
- 胸腔鏡手術（VATS）
- 胸膜癒着術
- 気管支塞栓術

病態生理

気胸とは，何らかの機序によって，本来は気体のない胸腔内に胸膜から空気が入り，肺が虚脱した状態である．表1に気胸の分類と原因を示す．

症状・臨床所見

主症状は胸痛，呼吸困難，咳嗽（特に乾性咳嗽）である．

● **胸痛**

急激に起こる患側の胸痛で肩に放散する痛みであり，左胸の場合，急性心筋梗塞との鑑別が必要である．

● **呼吸困難**

肺の虚脱の程度（表2）により呼吸困難の程度は異なるが，続発性気胸の場合，基礎疾患があるため軽度の気胸でも強い呼吸困難を感じる．

表1　気胸の分類と原因

気胸の分類		機序	原因
自然気胸	原発性気胸	気腫性嚢胞（ブラ or ブレブ[*1]；図1）の破裂によって起こる	・身長と肺の成長の不均衡 ・喫煙
	続発性気胸	さまざまな基礎疾患によって起こる	・肺気腫などの基礎疾患
外傷性気胸		外傷性破綻によって起こる	・交通事故などにより，肋骨が肺を傷つけて起こる場合など
医原性気胸		医療行為に伴い偶発的に起こる	・経胸腔針生検などや，人工呼吸管理中の圧損傷

[*1] ブラ（bulla）とは肺の実質内にできた気腔であり，ブレブ（bleb）とは胸膜内にできた小さな気腔である．

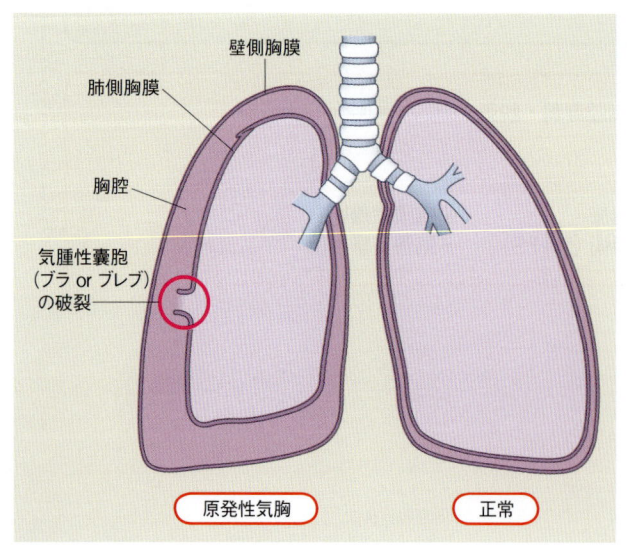

図1　ブラ（bulla）とブレブ（bleb）

表2 肺虚脱の程度

虚脱度Ⅰ度	虚脱した肺の肺尖が鎖骨より上
虚脱度Ⅱ度	虚脱した肺の容積が片側肺の50％以上
虚脱度Ⅲ度	虚脱した肺の容積が片側肺の50％以下

● 咳嗽

喀痰を伴わない．

咳嗽が起こるメカニズムについては詳細不明であるが，胸膜に存在する咳の受容体が機械的刺激に反応して，その興奮が求心性神経を介して延髄の第四脳室下部にある咳中枢から，さまざまな神経を経由し，咳嗽を引き起こすと考えられている．

診断・検査

胸部単純X線	・容易に診断できる ・軽度の虚脱で判別が難しい場合には，呼気位での撮影も有効
胸部CT	・気胸の確認だけでなく，原因となった基礎疾患を検索（ブラorブレブの局在の確認や続発性気胸における気腫性変化を把握）するためにも有用 ・特に，冠状断面像や矢状断面像はブラの確認に有効
理学所見	・患側呼吸音の減弱，または消失 ・打診上鼓音 ・患側胸郭運動の低下

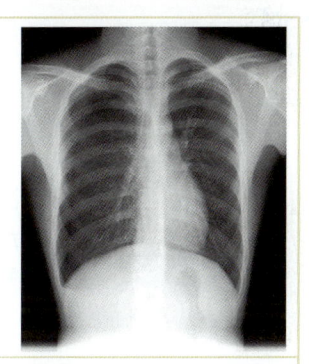

治療

気胸の治療は，虚脱した肺を再膨張・改善することを目的とする．

内科的治療	
安静	・症状が軽く進行性でなければ，空気は自然に吸収されるため安静のみで経過をみる．1週間以上の安静で改善がみられない場合は胸腔ドレナージを行う
胸腔穿刺・脱気	・軽度の肺虚脱であれば，胸腔に静脈留置針を穿刺し，三方活栓と注射器をつけて排気を行い，肺を広げる

胸腔ドレナージ[1]	・胸腔内にドレーンを挿入して，たまった空気を排出し，肺を膨張させる ・ドレナージには，水封式と低圧持続吸引がある 目的・適応 ・胸腔内からの排液または排気を目的に行われる ・気胸の場合，虚脱度Ⅱ度（中等度）以上，あるいはⅠ度でも虚脱が改善されなければ，ドレナージの対象となる ・Ⅲ度以上，あるいは長期間虚脱していた場合は，再膨張性肺水腫の予防のためにも行われる 手順 ①水封（ウォーターシール）から開始し，24時間は経過観察をする ②再膨張が不十分な場合は持続吸引に切り替える ③肺が膨張すれば，ドレーンを閉塞（クランプ）し，24時間虚脱がないことを確認してドレーンを抜去する ドレーン抜去の基準 ・エアリークの消失，呼吸性移動の減少が目安となる
	**ドレナージ治療を施行しても肺の再膨張が困難な場合**
	・以下の胸膜癒着術，気管支塞栓術，外科的治療（VATS）を行う
胸膜癒着術	適応 ・続発性気胸などで，肺機能や外科的全身状態から外科的治療が困難な患者など 方法 ・原則的にはエアリークが消失してから行うが，外科的治療が困難な患者にはエアリークが持続していても行うことがある ・胸膜癒着剤をドレーンから注入し，ドレーンをクランプして行う ・一度で癒着しない場合は何度か繰り返す場合がある 注意 ・薬剤注入後，発熱する場合が多い
気管支塞栓術	・COPDなどで起こる難治性気胸で，手術が困難となった場合に，空気が漏れている気管支の枝に，気管支鏡を使ってシリコンの栓を詰める，気管支充填術

外科的治療（手術）

- 適応：遷延する空気漏れ，再発気胸，血気胸，緊張性気胸，両側気胸
- 近年は低侵襲性の胸腔鏡下手術でブラ切除が行われている

VATS

- 48時間以上リークが続く症例や，ドレーン閉鎖後再虚脱がみられる症例が適応
- 侵襲が少ないという利点があるが，観察できる範囲が限定されることや気腫性嚢胞の見落としがあることから，気胸の再発の可能性が少なくない

[1]「胸腔ドレナージ」の項：p.244 参照．

気胸の合併症

緊張性気胸	再膨張性肺水腫
・空気の漏出部位が1方向弁となり，胸腔内圧が呼気・吸気のいずれでも陽圧になり，肺が完全に虚脱し，縦隔が健側に偏位する ・放置すればショック状態になり生命の危機に陥るため，ただちに排気が必要である	・高度な気胸，または長期にわたって虚脱していた肺を急速に再膨張させた場合に，膨張させた肺に肺水腫が生じる（肺水腫が生じる場合，2時間以内がほとんどである） **原因** ・急激な胸腔内圧の変化，肺サーファクタントの消失，組織障害による血管作動性物質の放出，血管透過性の亢進など **症状** ・急激な咳嗽，泡沫状喀痰，胸痛，喘息，肺野に肺雑音 ・重篤化すれば，呼吸困難・チアノーゼの出現から血圧低下・呼吸停止に至る **治療** ・酸素投与，利尿薬の投与 ・必要であれば人工呼吸管理を行う

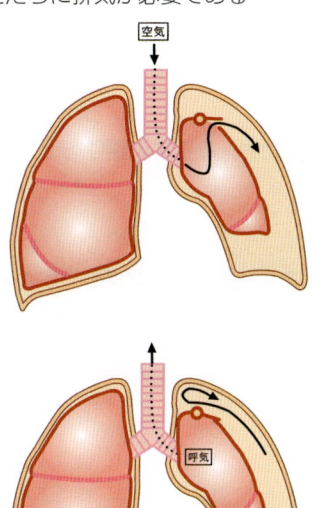

気胸患者の看護

標準看護計画

看護の方向性としては，安静と安楽を最優先とし，ドレナージが必要であれば換気を十分に行い，疼痛や呼吸困難などの苦痛を緩和する．

観察項目

- 胸痛の有無・部位
- 呼吸状態：呼吸の深さ，呼吸困難，咳の有無など
- 呼吸音：呼吸音の減弱が確認できる場合は，虚脱が進んでいることが多い
- 酸素飽和度
- 合併症の有無：緊張性気胸，再膨張性肺水腫など
- 検査所見：胸部単純X線写真，胸部CT

ケア項目

苦痛の軽減	・安静，安楽な体位，酸素療法（医師の指示のもと）
不安の軽減	・呼吸困難時の安楽な呼吸方法

患者指導項目

安静の必要性の説明
定期的受診または症状出現時の受診の必要性の説明
再発防止のための生活指導
・自然気胸の場合，若い男性に多く安静の保持が困難な場合が多いため，療養の必要性を十分に説明する ・喫煙者には禁煙指導を行う
感染予防を行い，強い咳は避けるよう説明する
航空機への搭乗は治癒後1年未満であれば主治医に相談する．スキューバダイビングも相談が必要

看護の実際：ドレーン挿入時 [2]

- 必要物品の準備：トロッカーカテーテルは16〜18 Frを使用．
- 医師の介助：感染防止のために清潔操作で行う．
- 患者の観察およびケア：呼吸状態・バイタルサインの観察，不安の軽減など．

[2] 詳細は「胸腔ドレナージ」の項：p.244参照．

看護の実際：ドレーン挿入後

観察のポイント

ドレーンの固定	・ドレーン挿入部は医師が縫合糸で固定し，さらに2か所以上テープでチューブを固定する．皮膚トラブル予防のため，テープ固定部の皮膚を観察し，適宜，貼り替える
吸引圧	・医師の指示のもと，設定する．一般的には−10〜−15 cmH$_2$Oに設定することが多い
呼吸性移動	・胸腔内圧は常に陰圧であり，吸気によって陰圧が高まると，水封室の水が吸引され，患者側に移動し，呼気時は逆に水封室側に移動する（呼吸性移動） ・呼吸性移動は，気胸が改善するにつれ少なくなり，最終的にはなくなる ・急に呼吸性移動が消失した場合は，ドレーンの閉塞や，接続不良などの破損を考える
エアリーク	・主な原因は胸腔内の空気漏れ，ドレーンの接続不良など ・接続部より刺入部側をクランプしてエアリークが認められれば，接続不良と考える
刺入部	・感染徴候の有無：発赤や腫脹など ・皮下気腫の有無：エアが皮下組織や筋層内に漏れ出したもの．触診で皮下気腫の拡大の有無を確認する

ケアのポイント

危険防止	・患者の移動時に水封式，もしくは持続吸引が必要であれば，ポータブル持続吸引器を使用する
日常生活援助	・保清，その他
精神的サポート	・ストレスへの配慮
疼痛コントロール	・ドレーン挿入中の疼痛に関しては，医師の指示に従い，薬物で疼痛緩和を行う ・安楽な体位や不安の軽減に努めることで，疼痛の増強を防ぐ

（吉井裕紀子）

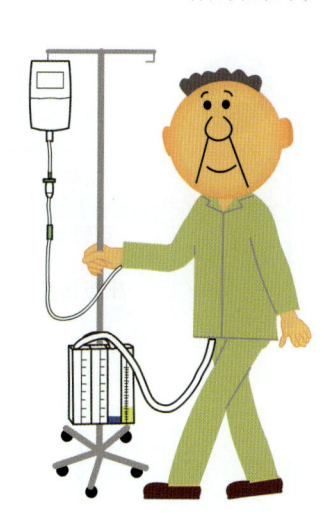

2章 疾患・症状別の看護

7 びまん性汎細気管支炎（DPB）

DPB : diffuse panbronchiolitis

病態関連図

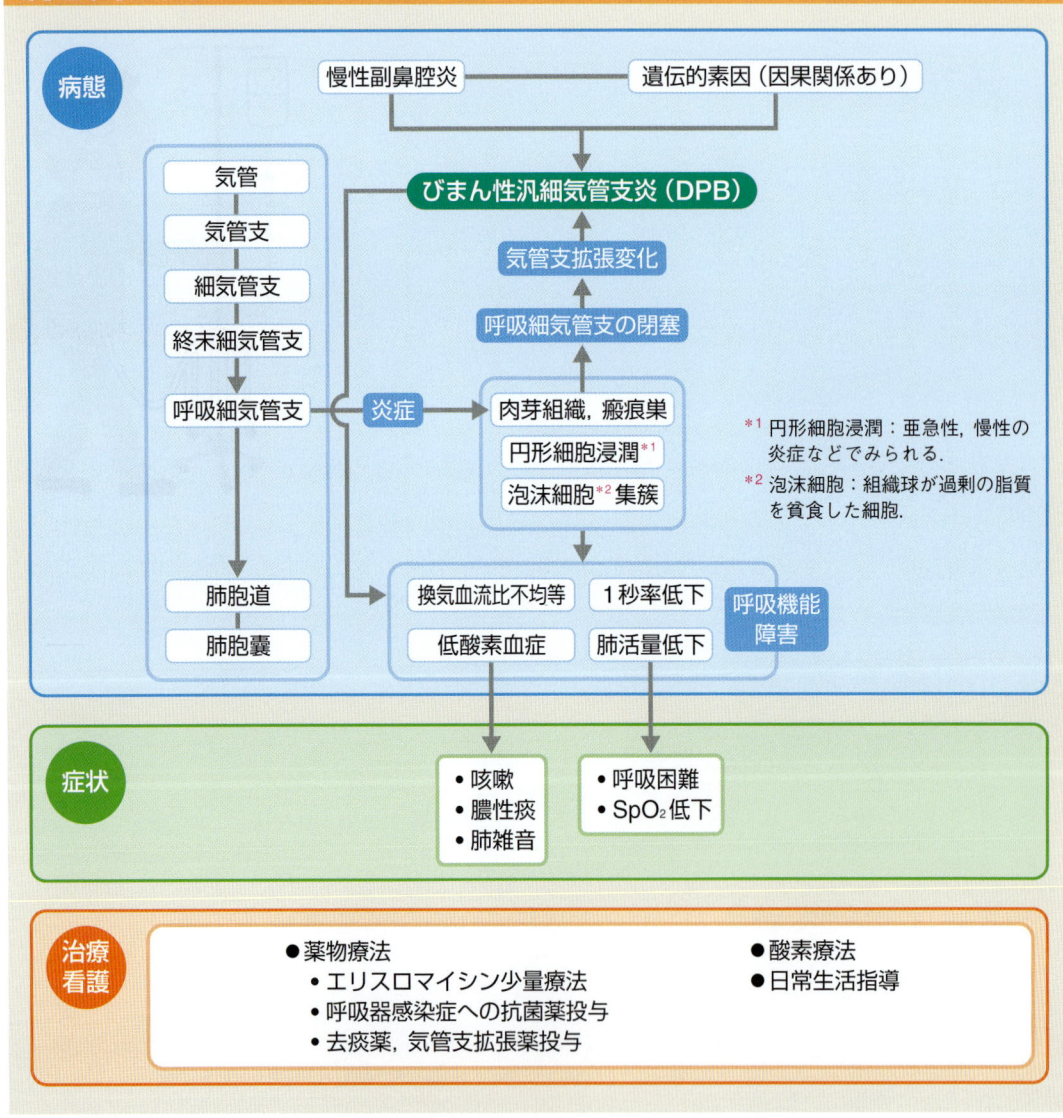

病態

- 慢性副鼻腔炎 ── 遺伝的素因（因果関係あり）
  - → びまん性汎細気管支炎（DPB）
    - → 気管支拡張変化
    - → 呼吸細気管支の閉塞

- 気管
- 気管支
- 細気管支
- 終末細気管支
- 呼吸細気管支 ─ 炎症 → 肉芽組織，瘢痕巣／円形細胞浸潤[*1]／泡沫細胞[*2]集簇
- 肺胞道
- 肺胞囊

→ 換気血流比不均等／1秒率低下／低酸素血症／肺活量低下 ＝ 呼吸機能障害

[*1] 円形細胞浸潤：亜急性，慢性の炎症などでみられる．
[*2] 泡沫細胞：組織球が過剰の脂質を貪食した細胞．

症状
- 咳嗽
- 膿性痰
- 肺雑音
- 呼吸困難
- SpO_2 低下

治療・看護
- 薬物療法
  - エリスロマイシン少量療法
  - 呼吸器感染症への抗菌薬投与
  - 去痰薬，気管支拡張薬投与
- 酸素療法
- 日常生活指導

病態生理

びまん性汎細気管支炎（DPB）とは，呼吸細気管支に病変の主座をおく慢性気道炎症をさす．

病理組織学的には，呼吸細気管支を中心とした細気管支および細気管支周囲炎で，リンパ球，形質細胞など円形細胞浸潤と泡沫細胞の集簇がみられる．肉芽組織や瘢痕巣により呼吸細気管支の閉塞をきたし，進行すると中枢側の気管支拡張を呈する．

検査・診断

主要臨床所見

必須項目	
臨床症状	・持続性の咳・痰 ・労作時の息切れ
慢性副鼻腔炎	・合併および既往
胸部 X 線	・両肺野びまん性散布性粒状陰影 ・肺の過膨張
胸部 CT	・両肺小葉中心性粒状陰影 ・しばしば細気管支の拡張や壁肥厚がみられる
参考項目	
胸部聴診所見	・早期は断続性ラ音 ・時に喘鳴などの連続性ラ音
呼吸機能検査	・1秒率低下，肺活量低下，残気量増加 ・拡散障害を伴わない
血液ガス所見	・低酸素血症
血液検査所見	・C反応性蛋白（CRP）上昇，白血球数（WBC）上昇，寒冷凝集素価高値

治療

エリスロマイシン少量療法	● 早期の症例でより臨床効果が高いことから速やかに導入する **投与量** ・エリスロマイシン 400～600 mg/日を開始 **治療期間** ・臨床効果は2～3か月以内に認められることが多いが，最低6か月は投与して，その臨床効果を確認する ・早期例で自覚症状が消失し，臨床検査所見が安定した症例ではその後6～12か月間投与し，中止も可能である ・症状残存例は可能な限り継続投与する ● エリスロマイシンによる副作用や，無効症例ではニューマクロライド薬の投与を試みる（マクロライド療法） **投与例** ・クラリスロマイシン 200～400 mg/日 ・ロキシスロマイシン 150～300 mg/日
急性増悪に対する抗菌薬投与	・急性の呼吸器感染症を契機に急性増悪を引き起こすことがある ・起炎菌に感受性のある抗菌薬を十分量投与する ・重症例では入院のうえ，点滴静脈注射を行う
酸素療法	・進行例では低酸素血症に対し必要となる ・在宅酸素療法
排痰法	・喀痰喀出のために必要とされる ・去痰薬 ・気管支拡張薬

びまん性汎細気管支炎患者の看護

標準看護計画

　エリスロマイシンの内服支援とともに，長期にわたる療養指導が重要となる．
初期，急性増悪期，慢性期，それぞれの病期に合わせた看護を展開する．

看護の実際：初期

● 疾患，治療に対する理解ができ，継続的に療養できるようにかかわる．
● エリスロマイシンが有効であれば，症状の軽快が期待できる．

観察のポイント

呼吸音，呼吸数，喀痰の有無・性状，SpO$_2$，脈拍，胸部X線所見，胸部CT所見，血液検査データ

ケア・患者指導のポイント

初期は外来受診でのかかわりがほとんどとなる．

内服指導	・エリスロマイシンが確実に継続して服用できるよう指導を行う ・副作用があれば，速やかに伝えるよう説明する
排痰指導	・去痰薬，気管支拡張薬の服用と含嗽について指導を行う ・体位ドレナージの方法を説明する ・効果的な咳嗽の仕方を指導する
感染防止	・手洗い・含嗽の励行，マスク着用を指導する
日常生活指導	・食事，睡眠，休息をバランスよくとるようにアドバイスする ・禁煙指導
療養指導	・継続的に定期外来受診ができるよう指導する

ここが重要！
▶療養に対する指導，継続的な呼吸ケア，慢性病に対する精神的サポートがポイント．

看護の実際：急性増悪期

●呼吸器感染症を契機に生命を脅かすクリティカルな状態に陥ることもある．呼吸および全身管理を行い，場合によっては終末期ケアも念頭におく．

観察のポイント

呼吸状態をはじめとする全身状態を詳細に経過観察し，異常の早期発見と対処に努める．

呼吸状態	・低酸素血症：チアノーゼ，呼吸困難，頻呼吸 ・動脈血液ガス分析データ：呼吸性アシドーシス ・過剰な気道内分泌物による窒息に注意
循環動態	・心拍数，肺高血圧
精神的側面のアセスメント	・患者は現状をどのように感じているか：喪失感，無力感は抑うつ状態を引き起こす
家族支援	・患者のことを大切に思う家族や周囲の人々の支えは，患者の孤独感を軽減し，心のよりどころとなる．そういった家族への言葉かけや共感，ねぎらいは重要である

ここが重要！
▶異常を早期に発見し，治療が効果的に行われるように努める．
▶患者が安楽に過ごせるように，工夫する．

看護の実際：慢性期

- 進行する呼吸機能障害や低酸素血症による息苦しさを軽減するための援助や，増強する喀痰喀出に対する援助が必要となる．
- 在宅酸素療法が導入となる場合もある．

観察のポイント

- 安静時のSpO$_2$，労作時のSpO$_2$
- ADLと動作要領
- 痰の喀出ができているか
- 療養環境

ケア・患者指導のポイント

内服指導	・エリスロマイシンなど処方された治療薬を，確実に内服継続できるよう指導を行う
排痰指導	・慢性期においては，同居家族などにスクイージングなどの手技を指導し，喀痰困難時には援助してもらうようアドバイスする
在宅酸素療法	・機器の取り扱い方法と緊急時の対応 ・酸素指示量が守られているか確認する ・月に一度は外来で診察を受けSpO$_2$をチェックする
感染防止	・手洗い・含嗽の励行，マスクの着用 ・人混みを避ける
日常生活指導（動作要領）	・安楽な呼吸が維持できるように指導を行う ・かがむ，腕を上げるなどの反復動作は，息苦しさを増強させる ・セルフケアに関するアセスメントをする
増悪時の対応	・発熱時，痰量の増加，息苦しさの増強があれば，早めに受診するよう指導する

> **ここが重要！**
> ▶病状の悪化，軽快を繰り返していくうちに不安が徐々に募る．療養に対する精神的サポートは必須事項となる．
> ▶終末期を見据えた対応も必要．

（荻野洋子）

8 気管支拡張症

病態関連図

気管支拡張症

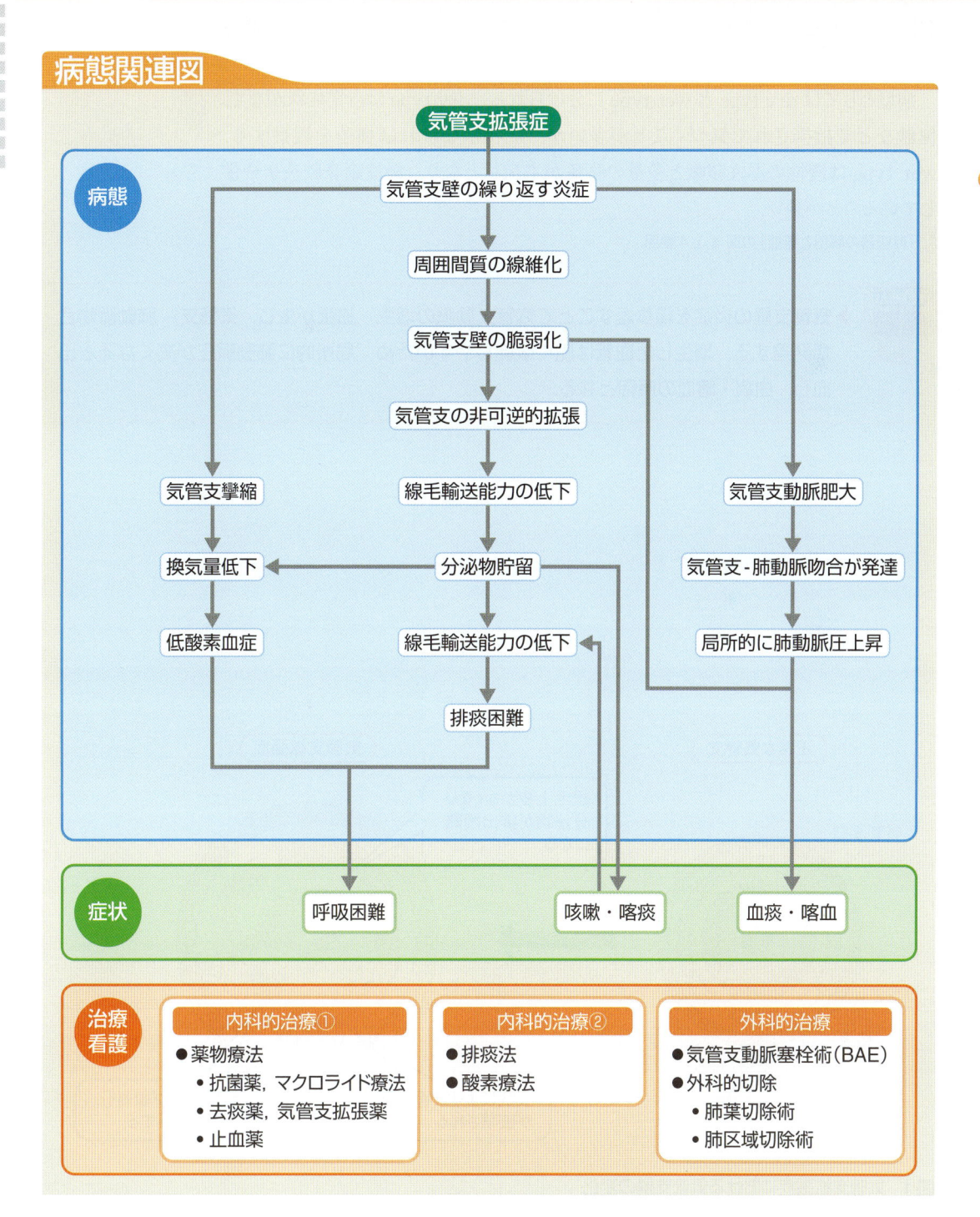

病態

気管支拡張症
↓
気管支壁の繰り返す炎症
↓
周囲間質の線維化
↓
気管支壁の脆弱化
↓
気管支の非可逆的拡張

- 気管支攣縮 → 換気量低下 → 低酸素血症
- 線毛輸送能力の低下 → 分泌物貯留 → 線毛輸送能力の低下 → 排痰困難
- 気管支動脈肥大 → 気管支-肺動脈吻合が発達 → 局所的に肺動脈圧上昇

症状

- 呼吸困難
- 咳嗽・喀痰
- 血痰・喀血

治療・看護

内科的治療①
- 薬物療法
  - 抗菌薬, マクロライド療法
  - 去痰薬, 気管支拡張薬
  - 止血薬

内科的治療②
- 排痰法
- 酸素療法

外科的治療
- 気管支動脈塞栓術（BAE）
- 外科的切除
  - 肺葉切除術
  - 肺区域切除術

病態生理

気管支拡張症は，亜区域気管支[1]より末梢の気管支の非可逆的拡張をきたした病態をいう．気管支壁が炎症を繰り返すことで気管支周囲間質の線維化を起こし，脆弱化，肥厚する（図1）．原因には，気管支構造の異常や免疫異常などの先天的要因と，繰り返す感染症や膠原病などの後天的要因があり，症候群として認識される．

病型としてはdry typeとwet typeに分けられる．dry typeは自覚症状がなく，健診などで指摘されて気づくことが多いが，症状がなければ様子を観察する．wet typeは慢性の湿性咳嗽と多量の喀痰が主症状となり，慢性副鼻腔炎を合併していることが多い．

[1] 「呼吸器の解剖と機能」の図4：p.4参照．

> **ここが重要！** 気管支壁の炎症を繰り返すことで気管支動脈の増生・拡張が生じ，気管支－肺動脈吻合が発達する．増生した血管は脆く破綻しやすいため，局所的に肺動脈圧が高くなると出血し，血痰・喀血の原因となる．

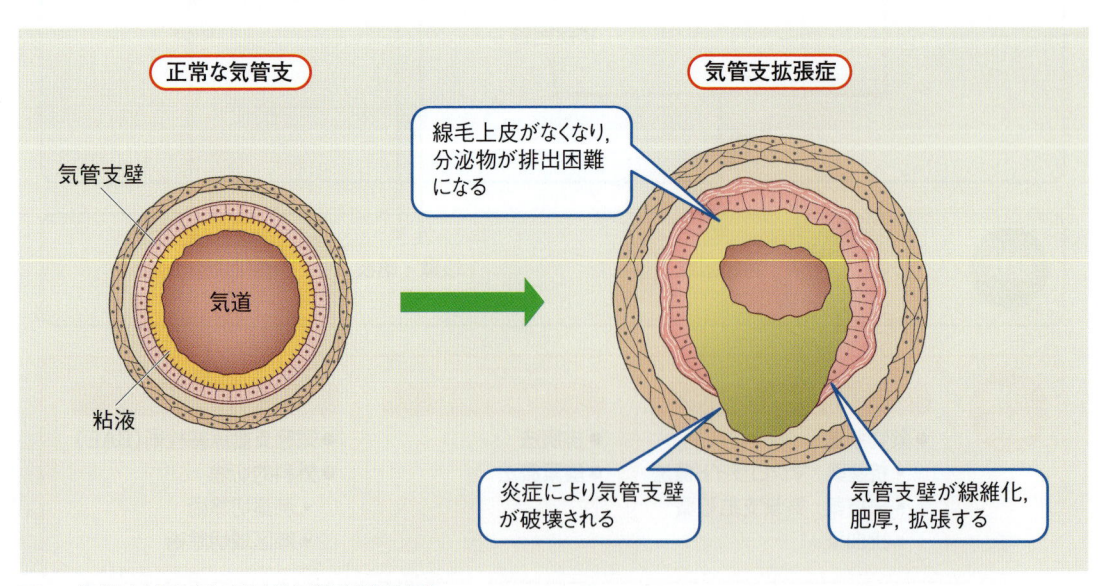

図1 気管支拡張症における気管支壁の変化

検査・診断

血液検査	・白血球数（WBC），C反応性蛋白（CRP），赤沈の上昇の程度
喀痰検査	・特定の疾患を除外し，起炎菌の検出を行う ・肺炎球菌，インフルエンザ菌が検出されることが多い ・進行例では緑膿菌やメチシリン耐性黄色ブドウ球菌（MRSA）が検出される
胸部X線	・気管支壁肥厚によるトラムライン（→）とよばれる平行に走る線状影や囊胞様陰影が認められる ・拡張した気管支に分泌物が貯留すると，手指状の粘液栓がみられる ・進行すると，無気肺所見もあり
胸部CT	・隣接した動脈より気管支径が拡張 ・気管支の先細りの欠落 ・肺野に1〜2cm大の気管支の有無 ・過度の気管支肥厚，粘液栓 ・気管支の集まりの有無
呼吸機能検査	・閉塞性換気障害や気管支の閉塞，虚脱による努力性肺活量（FVC）の低下を示すことがある
聴診	・吸気時にcoarse crackle（水泡音）を聴取する ・感染合併時には分泌物によって気道が閉塞し，wheeze（笛様音）が聴かれることもある

治療

内科的治療①　薬物療法

マクロライド療法[2]	・マクロライド系薬の少量持続投与は抗炎症作用，免疫抑制作用，気道分泌抑制作用などの効果が期待できる
抗菌薬	①検出された起炎菌に対して有効な抗菌薬の内服・点滴を行う ニューキノロン系薬 ・レボフロキサシン水和物（クラビット®），シプロフロキサシン（シプロキサン®） βラクタマーゼ阻害薬配合ペニシリン系薬 ・アンピシリンナトリウム・スルバクタムナトリウム配合（ユナシン-S®） カルバペネム系薬 ・メロペネム水和物（メロペン®）　など ②炎症の程度や膿性痰の量を比較して抗菌薬の適正を検討し，変更する

[2]「びまん性汎細気管支炎（DPB）」の項：p.140参照．

止血薬	・血痰や喀血を認めた場合，内服または点滴を行う ・カルバゾクロムスルホン酸ナトリウム水和物（アドナ®） ・トラネキサム酸（トランサミン®）
気管支拡張薬	・閉塞性換気障害により喘鳴を認めるときに使用する

内科的治療②		
排痰法	・喀痰調整薬：カルボシステイン（ムコダイン®），アンブロキソール塩酸塩（ムコソルバン®）など ・ネブライザーの使用 ・体位ドレナージやハフィングなどを行う
酸素療法	・心肺仕事量の軽減や呼吸困難などの症状改善を目的として行う

外科的治療		
気管支動脈塞栓術（BAE）▶3	・止血薬の内服や点滴ではコントロールできず，喀血を繰り返す場合に適応となる ・カテーテル検査で出血主管管を同定した後，その部位に金属などで塞栓する
外科的切除	・気管支動脈塞栓術後も喀血を繰り返す場合は，肺葉や肺区域を切除する外科的切除も検討される

▶3 「気管支動脈塞栓術（BAE）」の項：p.175 参照．

気管支拡張症患者の看護

標準看護計画

適切な呼吸管理と喀血への対応，日ごろからの感染予防が重要となる．

観察項目

	主観的項目	客観的項目
感染徴候	咳嗽・喀痰の増加，呼吸困難，倦怠感，食欲低下	体温，脈拍数，血圧，呼吸回数，喘鳴，呼吸音，咳嗽の有無・程度，喀痰の有無・量・性状，食事量
低酸素血症	呼吸困難	動脈血液ガスデータ，経皮的酸素飽和度，酸素吸入量
出血	胸部不快	血痰や喀血の有無・量・性状，血圧，脈拍数

ケア項目

排痰促進への援助	・聴診と合わせて，可能な範囲で体位ドレナージを実施する ・適度な水分補給を促す ・ネブライザーの使用を検討する ・換気量を上げるため，胸部徒手圧迫介助を行う

確実な治療	・薬物療法，酸素療法
苦痛の軽減	・排痰によるエネルギー消費量増大を考慮し，食事内容や補助食品の検討を行い，家族にも食べやすい物の差し入れなどの協力を依頼する ・感染を繰り返すことから発熱を伴うことが多く，必要な日常生活援助（排泄，清潔，移動など）を行う
血痰・喀血時の対応	・喀血量と意識レベルに注意し，自己喀出困難時には気道確保や吸入など救急時の対応を行う ・鎮咳薬や止血薬の投与を行う
精神的サポート	・排痰による疲労や血痰・喀血への不安などに対する精神的サポートを行う

患者指導項目

内服・点滴などの薬物療法の必要性を説明する
酸素療法施行時には，心肺仕事量軽減という必要性と活動に合わせた必要な流量を守るように説明する
血痰・喀血がみられたら，看護師に報告するように説明する

看護の実際：急性期

- 感染症を合併することにより，発熱や膿性痰増加，血痰が主症状となる．適切な呼吸管理と喀血への対応が重要となる．
- 気管支拡張症は気管支壁の炎症を繰り返すことで線毛上皮の脱落をきたし，気道分泌物を排出しにくい状況となっている．排痰への支援がさまざまな症状出現を防ぐことにつながる．

観察のポイント

急性期においては，多量の喀痰を自己排出できているかを念頭においた呼吸管理と，気管支壁の炎症を繰り返すことで増生し，血流が増加した気管支動脈からの出血による喀血への対応が重要である．

ケアのポイント

状態に合わせた日常生活援助

排痰促進への援助	・気道分泌物が増加しているのに対し，線毛輸送能力低下により，喀痰の自己喀出が困難となりやすい．喀痰の排出には，①加湿，②重力，③呼気量と呼気流速，が必要である ・加湿においては，適度に水分を摂取するよう促したり，ネブライザーなどを使用したりする ・主気管支まで痰を動かすために，聴診と合わせて，可能な範囲で体位ドレナージを実施する

排痰促進への援助（つづき）	・主気管支まで移動してきた痰を自己排出できるように，ハフィングなどを行い，呼吸を整えながら勢いよく，しっかり呼気を行う ・換気量を上げるため，胸部徒手圧迫を行う
清潔・排泄援助	・清潔：状態に応じて，全身清拭，シャンプー，シャワー浴，入浴を行い，必要であれば介助する ・排泄：状態に応じて，ベッドサイドでの排泄や車椅子でのトイレへの誘導を行う ・怒責により呼吸困難を生じることもあり，排便コントロールは大切だが，抗菌薬使用中は排便の性状が変わっていることもあるので注意する

確実な治療

確実な薬剤投与	・抗菌薬，去痰薬などの内服薬，輸液の確実な投与が必要
酸素療法	・排痰困難による呼吸困難や低酸素血症の改善のため，必要な酸素指示量を投与する

> **ここが重要！**
> ▶急性期には，感染による発熱と喀痰量増加に伴い，エネルギー消費量が高い．排痰援助や酸素投与など適切な呼吸管理を行うとともに，血痰や喀血への不安に対しても精神的サポートを行い，治療に専念できるようにかかわることが大切である．

看護の実際：慢性期

- 慢性期へ移行してくると，感染を繰り返さないように，食事や内服，感染予防などの生活上のコントロールが必要となる．病状が安定し，退院へと向かえるよう，日常生活援助と生活指導をすることが必要である．

観察のポイント

　回復に伴い，ADL は拡大するが，気管支壁の繰り返す炎症により，低酸素血症の症状や SpO$_2$ の低下がみられることがある．呼吸状態の観察に加え，在宅酸素療法導入の必要性についても見きわめが必要となる．

ケア・患者指導のポイント

　疾患に関する知識をもち，繰り返しやすい感染による悪循環を断ち切りながら，さまざまな疾患管理に向けてセルフマネジメントできるよう，支援していくことが必要である．

状態に合わせた日常生活援助

日常生活	・息切れが増強しない動作要領を指導する ・自己排痰できるよう，排痰法を指導する

酸素療法	・安静時，労作時など，日常生活において SpO₂ 値や低酸素血症の症状をチェックし，酸素療法の必要性を見きわめる．必要と判断されれば，在宅酸素療法導入に向けての支援を行う ・以前から在宅酸素療法を行っている患者には，いままでの使用量をもとに，酸素必要量の調整を行う
内服管理	・抗菌薬や去痰薬など，日常からの確実な内服管理の必要性を説明し，患者に適した内服管理方法を検討する
感染予防	・急性増悪を繰り返すことにより，病状の進行が認められるため，安定期から感染予防は重要である ・外出時や家庭における手洗い，含嗽についてのみならず，喀痰により汚染されやすい口腔内を清浄に保てるように指導する
禁煙指導	・喫煙は咳嗽・喀痰の増加や呼吸困難の増強につながるため，禁煙指導は重要である[4]

[4] 治療 TOPICS「禁煙支援」の項：p.299 参照．

ここが重要！
▶増悪の要因を振り返り，それぞれの患者の生活に合わせた注意点を患者とともに模索し，セルフマネジメントに向けた支援が必要となる．

看護の実際：退院に向けての生活指導

- 気管支拡張症は，ほかの慢性呼吸器疾患と同様に完治することはないため，急性増悪を最小限にとどめ，QOL を維持していくことが大切である．そのためには，喀痰のスムーズな自己排出と炎症コントロールが必要となる．
- 退院指導では，在宅でセルフマネジメントできるように，日常生活での注意点を再確認し，実践できるように援助する．

患者指導のポイント

日常生活での注意点	・食事，服薬，禁煙，感染予防
血痰・喀血時の対応	・止血薬が処方されていれば，止血薬の内服を開始し，安静にする ・抗血栓薬を内服していれば，出血が止まりにくいため注意が必要である．喀痰に混入している血の色・量を確認し，減少しなければ受診するよう指導する
在宅酸素療法の継続	・在宅酸素療法の必要性，指示量，在宅酸素療法の機器管理

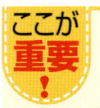

ここが重要！
▶感染を繰り返しやすい気管支拡張症患者にとって，症状コントロールと異常時の早期対応が重要となる．気道炎症の要因となるものを防ぎ，発熱や膿性痰増加，血痰出現時には速やかに受診するなどの対策を，患者とともに考えることが大切である．

（渡部妙子）

9 急性呼吸窮迫症候群（ARDS）

ARDS：acute respiratory distress syndrome

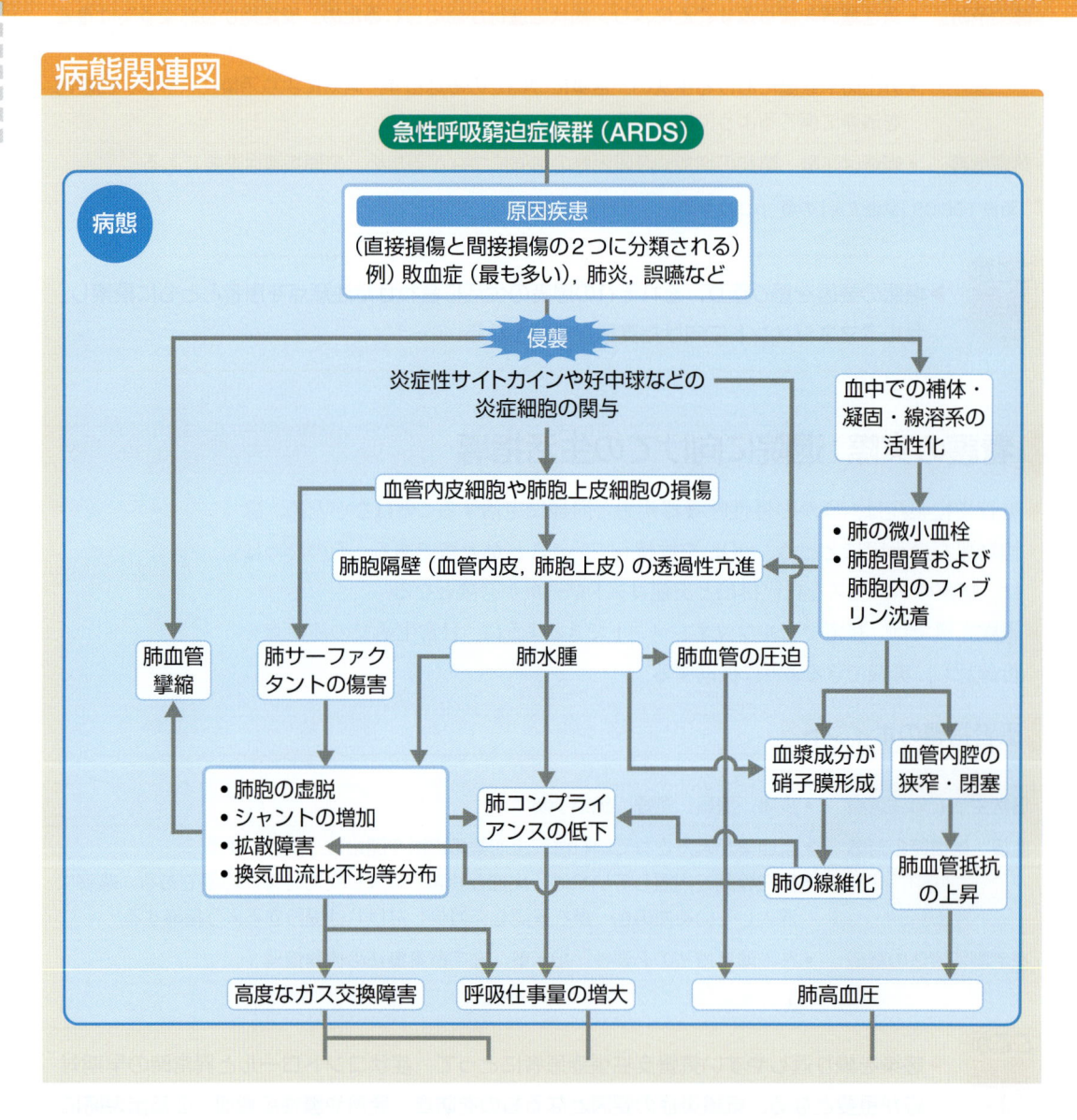

病態関連図

急性呼吸窮迫症候群（ARDS）

病態

原因疾患
（直接損傷と間接損傷の2つに分類される）
例）敗血症（最も多い），肺炎，誤嚥など

↓ 侵襲

- 炎症性サイトカインや好中球などの炎症細胞の関与
- 血中での補体・凝固・線溶系の活性化

→ 血管内皮細胞や肺胞上皮細胞の損傷
→ 肺胞隔壁（血管内皮，肺胞上皮）の透過性亢進

- 肺の微小血栓
- 肺胞間質および肺胞内のフィブリン沈着

肺血管攣縮 ／ 肺サーファクタントの傷害 ／ 肺水腫 ／ 肺血管の圧迫

- 肺胞の虚脱
- シャントの増加
- 拡散障害
- 換気血流比不均等分布

血漿成分が硝子膜形成 ／ 血管内腔の狭窄・閉塞

肺コンプライアンスの低下 → 肺の線維化 → 肺血管抵抗の上昇

高度なガス交換障害 ／ 呼吸仕事量の増大 ／ 肺高血圧

9 急性呼吸窮迫症候群（ARDS）

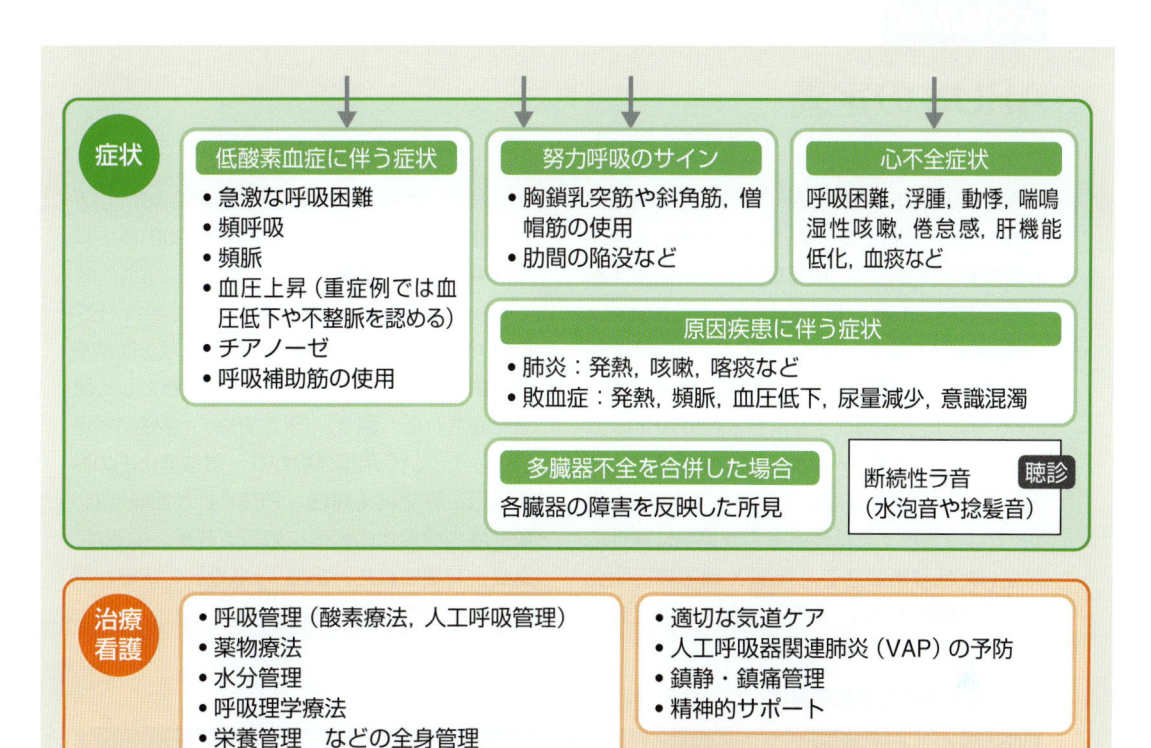

症状		
低酸素血症に伴う症状	**努力呼吸のサイン**	**心不全症状**
・急激な呼吸困難 ・頻呼吸 ・頻脈 ・血圧上昇（重症例では血圧低下や不整脈を認める） ・チアノーゼ ・呼吸補助筋の使用	・胸鎖乳突筋や斜角筋，僧帽筋の使用 ・肋間の陥没など	呼吸困難，浮腫，動悸，喘鳴湿性咳嗽，倦怠感，肝機能低下，血痰など

原因疾患に伴う症状
・肺炎：発熱，咳嗽，喀痰など
・敗血症：発熱，頻脈，血圧低下，尿量減少，意識混濁

多臓器不全を合併した場合
各臓器の障害を反映した所見

聴診 断続性ラ音（水泡音や捻髪音）

治療看護
・呼吸管理（酸素療法，人工呼吸管理）　・適切な気道ケア ・薬物療法　　　　　　　　　　　　・人工呼吸器関連肺炎（VAP）の予防 ・水分管理　　　　　　　　　　　　・鎮静・鎮痛管理 ・呼吸理学療法　　　　　　　　　　・精神的サポート ・栄養管理　などの全身管理

病態生理

ARDSの原因疾患と生理的変化

　急性呼吸窮迫症候群（ARDS）は種々の病態を基礎として発症し，発症原因となる病態は，直接損傷と間接損傷の2つに大別される（**表1**）．直接損傷のなかで頻度の多いものは重症肺炎と胃内容物の誤飲であり，一方，間接損傷として頻度の高いものは敗血症である．

　原因疾患をきっかけとし，全身性の強い炎症反応により産生されたサイトカイン（炎症性蛋白質）は肺胞マクロファージを活性化させ，好中球を肺に集積させる．次に，肺に集積した好中球から活性酸素や蛋白分解酵素などの組織障害性物質が放出され，その結果，血管内皮細胞や肺胞上皮細胞の損傷が起こり，肺微小血管や肺胞上皮の透過性亢進が引き起こされる．透過性亢進により，血漿成分が間質や肺胞腔に漏出することによって肺水腫の状態となり，以下に示すような生理的変化を生じる．

● 肺胞の虚脱

　間質や肺胞腔への体液・血漿蛋白の漏出が起こり，同時に血漿蛋白は肺サーファクタント[*1]を傷害し，肺胞は虚脱しやすい状態（サーファクタントの機能不全）となる．また，肺水腫の肺やその他の臓器の重量の影響を受け，荷重域の肺や下

COLUMN

ARDSの定義

急性呼吸窮迫症候群（ARDS）は，肺胞隔壁（血管内皮，肺胞上皮）の透過性亢進による非心原性肺水腫であり，重篤な呼吸不全を呈する．

ARDSは，1994年にAmerican-European Consensus Conference（AECC）での国際的な診断基準が発表され，日本においては，2005年に日本呼吸器学会より「ALI/ARDS診療のためのガイドライン」（2010年に改訂）が発行された．ALI/ARDSの定義・診断基準（表1）では，先行する基礎疾患の経過中に急性に発症した低酸素血症で，胸部X線写真で両側性の肺浸潤影を呈し，心原性の肺水腫が否定できるもの，とされ，PaO_2/F_IO_2 300 Torr以下が急性肺損傷（ALI），PaO_2/F_IO_2 200 Torr以下がARDS，と定義された．

しかし，2011年に欧州集中治療医学会（ES-ICM）が中心となり，ARDSの新たな診断基準が提案され，2012年にベルリン定義として誌上発表された（表2）．そこでは，「急性肺損傷（ALI）」という用語は除かれ，肺酸素化能の評価項目に呼気終末陽圧（PEEP）が加味され，重症度も酸素化の程度に応じて軽症，中等症，重症と変更された．また，「急性」の定義が明確に「1週間以内」とも示された．

表1 ALI/ARDSの診断基準

	経過	酸素化	胸部X線写真所見	肺動脈楔入圧
ALI	急性	$PaO_2/F_IO_2 \leq 300$ mmHg（PEEPの値によらず）	両側性の肺浸潤影	測定時には≦18 mmHgまたは理学的に左房圧上昇の臨床所見がない
ARDS	急性	$PaO_2/F_IO_2 \leq 200$ mmHg（PEEPの値によらず）	両側性の肺浸潤影	測定時には≦18 mmHgまたは理学的に左房圧上昇の臨床所見がない

（日本呼吸器学会ARDSガイドライン作成委員会編：ALI/ARDS診療のためのガイドライン．第2版．学研；2010．p.12より）

表2 ARDSのベルリン定義

経過	・原疾患もしくは呼吸器症状の発症・増悪から1週間以内
胸部画像	・胸水，肺虚脱，結節では説明できない両側肺野の浸潤影
肺水腫の原因	・心不全や体液過剰では説明がつかない呼吸不全 ・危険因子がない患者は心エコー検査などで心原性肺水腫を除外する必要がある
酸素化	・軽症（mild）：200 mmHg < $PaO_2/F_IO_2 \leq 300$ mmHg かつ PEEP もしくは CPAP ≧ 5 cmH_2O ・中等症（moderate）：100 mmHg < $PaO_2/F_IO_2 \leq 200$ mmHg かつ PEEP ≧ 5 cmH_2O ・重症（severe）：$PaO_2/F_IO_2 \leq 100$ mmHg かつ PEEP ≧ 5 cmH_2O

（The ARDS Definition Task Force：Acute respiratory distress syndrome：The Berlin Definition. JAMA 2012；307：2526-2533より）

葉は虚脱しやすくなる．その結果，換気可能な肺胞数が減り，ガス交換障害が起こる．

[*1] サーファクタント（表面活性物質）：肺胞Ⅱ型上皮細胞から分泌されるリポ蛋白であり，肺胞内皮表面にあって肺胞の虚脱を防いでいる．

● **シャントの増加**

　肺胞内の水腫液の貯留や肺胞の虚脱により，肺毛細血管の血流はあるにもかかわらず換気が行われず，血液がガス交換（酸素化）されないまま肺を通過し体循環に戻ってしまう．このような状態をシャントといい，ARDSにおける高度の低酸素血症の原因となる．

● **拡散障害**

　肺水腫や肺の線維化（間質の肥厚）による．肺コンプライアンス（広がりやすさ，柔軟性）は低下し，呼吸仕事量は増加する．

● **換気血流（V_A/Q）比不均等分布**

　肺水腫や荷重部（仰臥位であれば背側）の肺胞では，血流に対しての換気が著明に低下する．つまり，肺胞換気量と毛細血管血流量とのバランスが崩れた状態（換気血流比の不均等）となり，低酸素血症になる．

● **肺高血圧**

　肺血管の攣縮，肺水腫による肺血管の圧迫，線維化，肺胞領域の組織破壊による器質的狭窄，肺微小血栓による血管の閉塞などにより肺血管抵抗が上昇し，肺高血圧をきたす．

臨床的な経過と病理像

　ARDSは，①浸出期（急性期）：3〜7日以内，②器質化期（亜急性期）：7〜14日，③線維化期（慢性期）：14〜28日以降，の3つの病期に分けてとらえることができる．

　急性期は肺水腫の病態であり，特徴的な所見としては硝子膜の形成があげられる．急性〜亜急性期には，硝子膜形成部位に一致して筋線維芽細胞の増生，膠原線維の沈着により肥厚がみられ，肺のコンプライアンスは低下する．さらに，亜急性〜慢性期にかけては肺や間質の線維化が進む．

表1　ARDSの原因疾患

	直接損傷	間接損傷
頻度の多いもの	・肺炎 ・胃内容物の吸引（誤嚥）	・敗血症 ・外傷，高度の熱傷（特にショックと大量輸血を伴う場合）
頻度の少ないもの	・脂肪塞栓 ・吸入傷害（有毒ガスなど） ・再灌流肺水腫（肺移植後など） ・溺水 ・放射線肺障害 ・肺挫傷	・心肺バイパス術 ・薬物中毒（パラコート中毒など） ・急性膵炎 ・自己免疫疾患 ・輸血関連急性肺障害（TRALI）

（日本呼吸器学会ARDSガイドライン作成委員会編：ALI/ARDS診療のためのガイドライン．第2版．学研；2010．p.15より）

TRALI：transfusion-related acute lung injury.

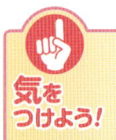

> ◎ARDSにより高度な低酸素血症をきたした場合は人工呼吸管理が必要となるが，その人工呼吸器自体が肺の損傷を引き起こすことが明らかにされており，これを，人工呼吸器関連肺損傷（VALI）という．VALIの原因を表2に示す．
>
> ◎VALIの防止対策としては，肺胞が十分に開いた状態をつくり出し，肺損傷を起こしうる肺胞の過伸展をできる限りつくらない，「肺保護換気戦略」が重要となる（後述）．

表2　VALIの原因

volutrauma	肺の過膨張による肺損傷
barotrauma	高い圧による肺損傷
atelectrauma	肺胞の虚脱・再開通の繰り返しによる肺損傷
biotrauma	炎症性肺傷害：人工呼吸器による非生理的なストレスにより肺から炎症性物質（炎症性メディエーター）が放出され，肺だけでなく全身に悪影響を及ぼす（多臓器不全を引き起こす）こと
oxygen toxic effects	高濃度酸素を投与することで起こる肺傷害

検査・診断

胸部X線 胸部CT	・両側肺の浸潤陰影 ・ただし，発症の時点では，画像の変化は生理学的変化よりも遅く現れることがあり注意が必要である ・高分解能CT（HRCT）では，浸潤影が背側荷重域に分布し，腹側にはスリガラス陰影や一見正常の肺を認める ・ただし，肺への直接損傷由来の場合と，間接損傷由来の場合とで画像は異なる 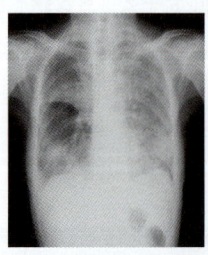 ARDSの胸部X線像（両側の浸潤陰影） 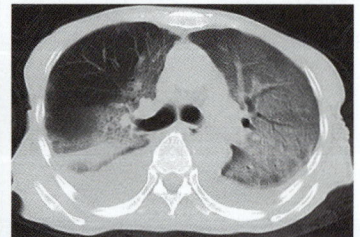　　ARDSのCT像（両側肺野のスリガラス陰影：陰影は荷重域〈仰臥位では背側〉優位に分布）
血液ガス分析	・PaO_2は低下する ・発症初期は，頻呼吸であることが多く$PaCO_2$は低下しているが，病態が進行すると換気不全のため，$PaCO_2$は上昇する
血液検査	・血液検査では，現在のところARDSの診断を確定できないが，類似疾患の鑑別や病態の把握のために行われる ・脳性ナトリウム利尿ペプチド（BNP）値：心原性肺水腫との鑑別 ・炎症や凝固系因子，その他の全身所見
喀痰検査	・肺炎の起炎菌や悪性腫瘍の推定

気管支鏡検査 気管支肺胞洗浄検査	・類似疾患の鑑別
肺生検	・上記検査ではARDSに類似した呼吸器疾患が除外できない場合に実施 ・全身状態が悪化しているときは実施困難

治療

ARDSの治療では，原因疾患の治療に加え，全身管理が必要となる．

呼吸管理	
酸素療法	・血液ガス分析やSpO$_2$値をみながら，酸素投与を行う ・酸素投与のみでは酸素化が不十分な場合は，呼気終末陽圧（PEEP）の負荷が必要であり，人工呼吸管理への移行を考慮する
非侵襲的陽圧換気療法（NPPV）[1]	・病初期または軽症例では，マスクによるNPPVを使用する場合がある．ただし，生命予後の改善効果は証明されていない
侵襲的陽圧換気（IPPV）[2]	・ARDSにおける人工呼吸は，人工呼吸器関連肺損傷（VALI）予防を目的とした肺保護戦略に基づいて行われる 低容量換気（高い1回換気量を避ける） ・1回換気量は10 mL/kg以下（6〜8 mL/kg程度）に，吸気終末のプラトー圧は30 cmH$_2$O以下になるように設定する 吸入気酸素濃度（F$_I$O$_2$）はできる限り下げる ・F$_I$O$_2$の設定は，低酸素血症を防ぐため，100％で開始するが，PaO$_2$ > 60 Torrを保つ限りF$_I$O$_2$を速やかに50〜60％まで低下させる ・理由：F$_I$O$_2$が50〜60％を超える高濃度酸素は毒性があるため．高濃度酸素を投与し続けると，吸収性無気肺や血管内皮細胞障害からの活性酸素産生による気道粘膜や肺胞の障害，肺の線維化などを引き起こすといわれている．F$_I$O$_2$を下げる方法としては，PEEPが用いられる open lung戦略 ・ARDSの肺には，健常領域と虚脱領域が不均一に共存する．均一でない肺において，虚脱領域は換気されず，健常領域がその分まで過剰に伸展される状況が生じ，健常な肺の傷害を引き起こす危険がある．虚脱肺はもちろん，健常肺の傷害も防ぐため肺胞を虚脱させずに開いた状態を保とうとする換気法がopen lung戦略である ・方法：①PEEPを高めに保つ方法と，②一時的に高い圧をかけることによって虚脱している肺胞を開存させるリクルートメント手技（RM），がある 高二酸化炭素血症の許容（permissive hypercapnia） ・換気量低下によるPaCO$_2$の増加は，頭蓋内圧亢進の危険性がない場合は容認する ・pH > 7.2でPaCO$_2$ < 80 Torrを目安とする 自発呼吸の温存 ・自発呼吸は換気血流比の維持や筋力・横隔膜コンディションの維持（呼吸筋萎縮の予防）などの利点があり，自発呼吸の温存は重視されてきている ・自発呼吸を温存するためには，深い鎮静は避けるべきである

[1]「非侵襲的陽圧換気療法（NPPV）」の項：p.223参照．

[2]「侵襲的陽圧換気（IPPV）」の項：p.232参照．

侵襲的陽圧換気（IPPV）（つづき）	〈特殊な換気方法〉 気道圧開放換気（APRV）	
	・通常の換気方法で対応できない ARDS の重症例が適応となる	
	・自発呼吸を温存しながら高い PEEP を維持し，決まった時間サイクルで非常に短い時間だけ圧を開放させる換気モード	
	高頻度振動換気（HFOV）	
	・高度の低酸素血症の患者において使用されることがある	
	・少ない 1 回換気量で高頻度に振動をすることで換気を行う方法	
	・十分な平均気道内圧を維持することで肺容量を確保できる	

薬物療法		
グルココルチコイド（ステロイド薬）	・抗炎症作用を有し，ARDS の病態制御に有益な可能性があるため，使用されることがある	
	・投与法に関して推奨できるエビデンスはない	
抗菌薬	・原因感染症に対して使用する	
好中球エラスターゼ阻害薬	・好中球から放出されて血管内皮細胞を傷害し透過性を亢進させるエラスターゼを選択的に阻害する	
抗凝固療法	・肺損傷に伴う血液凝固異常の治療	

その他		
水分管理	・過剰な輸液は ARDS の肺水腫の病態を進行させてしまうため，循環動態をみながら，水分バランスは基本的にマイナスとし，できる限り肺から過剰な水分を除去するように管理が行われる	
	・ただし，敗血症性ショックの場合は十分な輸液が必要となる	
	・低アルブミン血症，低蛋白血症は肺への水分の漏出を助長するため，補正が必要な場合もある	
体外式膜型人工肺（ECMO）	・ECMO は体外循環により血液を酸素化し，CO_2 を除去する装置である	
	・重症な循環障害や呼吸障害の際に使用され，一時的な血液ガスデータの改善をきたすが，生存期間に寄与するといった報告はない	
エンドトキシン吸着療法	・血液中のエンドトキシン内毒素を除去する目的で行われることがある	
	・エビデンスレベルは低く，推奨はされていない	
腹臥位療法	・人工呼吸器装着中の長期臥床により虚脱した背側肺領域の無気肺の改善による酸素化の改善を期待する呼吸理学療法．状況に応じて実施する	
栄養管理	・ARDS では，代謝が亢進し，蛋白異化亢進によって身体の蛋白の喪失が生じる．そのために，呼吸筋の筋力低下による人工呼吸器離脱困難や免疫能低下による人工呼吸器関連肺炎（VAP）などを引き起こす可能性が高まる．また，肺のコンプライアンス低下による呼吸仕事量の増加もあり，早期の適切な栄養管理が必要である	
	・腸内細菌の異常繁殖や腸管粘膜の萎縮による腸管内細菌の血管内への移行を防止する観点などから経管栄養が推奨されている．ただし，誤嚥のリスクがあるために注意が必要である	
	・一般的に，25 kcal/kg/日が目安といわれている	

急性呼吸窮迫症候群患者の看護

標準看護計画

観察項目

低酸素血症に伴う症状	急激な呼吸困難，頻呼吸，頻脈，血圧上昇（重症例では血圧低下や不整脈を認める），チアノーゼ，呼吸補助筋の使用，不安，意識障害の程度，痰の量・性状，血液ガスデータ，検査データ，胸部X線・胸部CT所見
原因疾患に伴う症状	・肺炎：発熱，咳嗽，喀痰，検査データ，画像所見など ・敗血症：発熱，頻脈，血圧低下，尿量減少，意識混濁，検査データ，画像所見など
多臓器不全の症状	各臓器の障害を反映した所見，検査データ，画像所見
心不全徴候（循環動態）	血圧，脈拍，不整脈の有無，中心静脈圧の変動，尿量，水分出納バランス，浮腫，体動時の動悸，呼吸困難，喘鳴，頸静脈怒張，血痰，肝機能低下の有無など
人工呼吸器装着中	同調性，胸郭の動き・可動域，呼吸困難，呼吸パターン，努力呼吸の有無，自発呼吸の有無，呼吸回数，人工呼吸器から得られるモニターデータ，SpO_2・$ETCO_2$，鎮静・鎮痛レベル，チアノーゼ，バッキングの有無・喀痰の状況，皮下気腫の有無，高血圧・低血圧の有無，頻脈・不整脈の有無，発熱の有無，副雑音の有無，検査データ，血液ガスデータ，胸部X線・胸部CT所見（無気肺・新たな肺炎・気胸などの合併症の有無），全身状態は改善してきているか，人工呼吸器から離脱できる状況か，など[3]

[3]「侵襲的陽圧換気（IPPV）」の項：p.232参照．

ケア項目

適切な人工呼吸管理	・VALIを念頭においた細やかなモニタリング
できる限り患者に侵襲を与えない気道ケア	・適正なカフ圧を保つ ・低酸素，肺胞虚脱の防止を考慮した気管吸引手技を徹底する[4]
適切な鎮静・鎮痛管理と精神的サポート	・鎮痛を図りつつ，RASS[5]を使用し目標スコアに管理する ・安心して治療ができるよう精神的サポートを行う[4]
VAP予防	・VAP予防策の徹底[4]
体位変換	・臥床管理の弊害を回避できる体位変換を行う ・ヘッドアップの実施
日常生活援助	・清潔援助，排泄援助などの日常生活の援助を行う

[4]「侵襲的陽圧換気（IPPV）」の項：p.232参照．
[5]「侵襲的陽圧換気（IPPV）」の表3：p.235参照．

看護の実際：急性期（人工呼吸器装着中の患者のケア）

- ARDSでは，原因疾患の検索と治療，全身管理が必要である．
- 人工呼吸ケアにおいては，低酸素血症に対する対症療法やVALI，VAPなどの合併症予防を念頭においたケアが重要となる．

観察・ケアのポイント

適切な人工呼吸管理	・ARDSの人工呼吸管理では，高いPEEPをかけることが多く，静脈還流が阻害されることにより血圧低下，尿量減少などが起こりやすい状況にあるため，循環動態やバイタルサインの観察は必須である ・ARDSのようなコンプライアンスが低下した肺では，過剰な1回換気量や高い気道内圧で肺損傷を起こすリスクが上がる．よって，プラトー圧は30 cmH$_2$O以下であるか，患者の呼吸と人工呼吸器は同調しているか，呼吸音の減弱（左右差）はないか，SpO$_2$の低下や1回換気量の低下，気道内圧の上昇，皮下気腫の出現はないか，などの確認と胸部X線での評価が重要となる ・人工呼吸器のモニターデータやグラフィックの観察も並行して行い，リークや過膨張[6]，非同調の有無も観察する． ・F$_I$O$_2$が50～60％を超える高濃度酸素は毒性があるため，それ以上の濃度での管理がなされている場合は，濃度を下げることができないかを常にアセスメントし，減量を検討する ・スタッフ間で共通の認識をもち，人工呼吸器からの離脱が可能か毎日評価を行う
できる限り患者に侵襲を与えない気道ケア	・ARDS患者の肺胞は虚脱しやすく，開きにくい状態であるため，高いPEEPをかけて肺胞の開存を行う治療が行われる．そのような状況下で，人工呼吸器の回路の接続を不用意にはずしたり，とりあえず時間が経ったから気管吸引をしたりする行為は避けるべきである ・理由：接続をはずす，または不用意な吸引により開存した肺胞がまた虚脱してしまうため
適切な鎮静・鎮痛管理と精神的サポート	・APRVでは自発呼吸を温存する必要があり，鎮静は自発呼吸を消さないように調整する ・適切な鎮痛のもとに鎮静を評価し，気管吸引時にバッキングが起こる程度の鎮静管理とする．一般的にバッキングがない場合は鎮静が深すぎると判断し，その際には鎮静薬の減量を考慮する ・人工呼吸器装着中である現実や今後の人工呼吸器離脱の予定などを伝え，患者の現実認知を促す
体位変換	・荷重側肺障害や背側病変がある場合は，腹臥位にすることで酸素化の改善を図ることもある ・腹臥位をとる際には，気管チューブには十分注意し，圧迫による皮膚障害や，関節障害の防止も考慮する ・腹臥位への体位変換にはマンパワーが必要なため，比較的少ないマンパワーで実施可能な前傾側臥位を代用することもある

[6]「侵襲的陽圧換気（IPPV）」の項：p.232参照．

（鬼塚真紀子）

10 胸水貯留

病態関連図

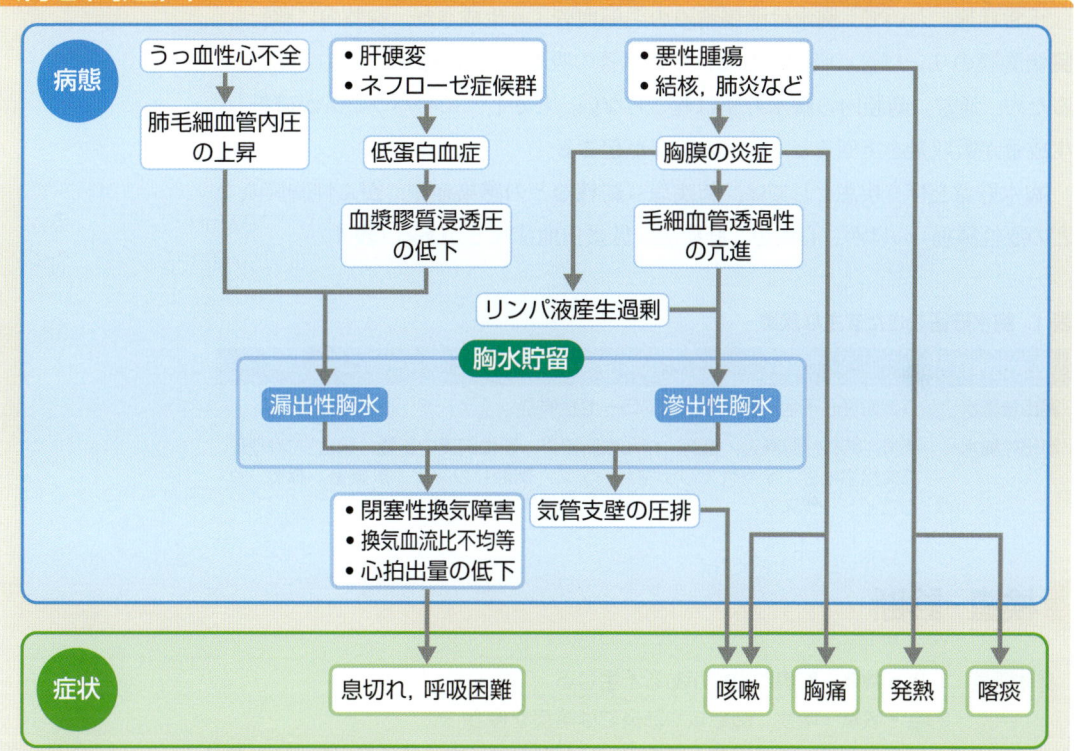

病態

- うっ血性心不全 → 肺毛細血管内圧の上昇
- 肝硬変
- ネフローゼ症候群
  → 低蛋白血症 → 血漿膠質浸透圧の低下
- 悪性腫瘍
- 結核, 肺炎など
  → 胸膜の炎症 → 毛細血管透過性の亢進

→ リンパ液産生過剰

胸水貯留
- 漏出性胸水
- 滲出性胸水

→
- 閉塞性換気障害
- 換気血流比不均等
- 心拍出量の低下

気管支壁の圧排

症状
息切れ, 呼吸困難 ／ 咳嗽 ／ 胸痛 ／ 発熱 ／ 喀痰

治療・看護

内科的治療
- 安静療法
- 食事療法：塩分制限, 高カロリー・高蛋白食
- 薬物療法：抗がん剤, 抗結核薬, 抗菌薬, 蛋白製剤, 利尿薬, 強心薬, ステロイド薬など
- 胸腔穿刺
- 胸腔ドレナージ
- 胸腔内薬物注入法, 胸膜癒着術

呼吸困難への援助
- 安静を保持
- 体位の工夫
- 酸素吸入

日常生活援助
- セルフケア動作の介助

不安の軽減
- 検査や治療の説明
- 傾聴, 声かけ, タッチング

病態生理

肺を包む2層の胸膜のわずかな間（胸膜腔）にある漿液を胸水という．胸水は両胸膜間の潤滑液として機能し，摩擦や癒着を防ぎ，肺の呼吸運動を円滑に行う役割を果たす．通常5～20 mL前後であるが，種々の原因で増加した状態を胸水貯留という．

正常状態において，胸水は壁側胸膜の毛細血管より生成され，胸腔内に移行し，臓側胸膜のリンパ管で吸収される．リンパ管の吸収力は生成力の約20倍程度あるため，通常，胸腔内の胸水貯留は起こらない．しかし，このバランスが破綻し，生成量が吸収量を上回ると，胸水の貯留が起こる．

胸水貯留を伴う疾患としては，肺疾患（結核などの感染症や，がん性胸膜炎などの悪性腫瘍）のほか，心疾患，肝疾患，低蛋白血症などがある（表1）．

表1　胸水貯留をきたす主な疾患

胸水の種類	主な疾患
漏出性胸水	うっ血性心不全，肝硬変，ネフローゼ症候群
滲出性胸水	肺炎，結核性胸膜炎，膿胸，がん性胸膜炎，悪性胸膜中皮腫，悪性リンパ腫，肺血栓塞栓症，全身性エリテマトーデス，関節リウマチ，肝膿瘍，膵炎，サルコイドーシスなど

検査・診断

身体所見	・胸痛：胸膜に炎症があると生じる ・咳嗽・喀痰：肺結核や肺炎では喀痰を伴う ・息切れ，呼吸困難：肺内の病変があれば，中等量の胸水貯留でも生じる ・発熱：結核性胸膜炎，肺炎随伴性の場合にみられる ・胸壁運動の減少，胸壁の音声伝導の減少，呼吸音の減弱，打診時の濁音など
血液検査	・C反応性蛋白（CRP），白血球数（WBC）で炎症反応をみる
胸部X線	・胸水が少ない場合は，胸部正面像では判断しにくい ・側面像や側臥位で肋骨横隔膜角に鈍化が認められる
胸部CT	・肺や縦隔の病変，リンパ節腫脹の診断に有用 ・少量の胸水でも診断できる

胸腔穿刺	胸水の外見
	- あらゆる要因で変化するため，目安として考える 　・淡黄色〜無色透明：漏出性胸水 　・濃い黄色，混濁：滲出性胸水 　・膿：細菌性胸膜炎（腐敗臭があれば嫌気性菌感染を疑う） 　・血性，褐色：がん性胸膜炎，悪性胸膜中皮腫，結核性胸膜炎，など 　・白色（乳び）：胸管破裂，縦隔腫瘍
	グルコース（糖）定量
	- 漏出性：血漿グルコース濃度と近似することが多い - 滲出液：低値を示すことが多い（細菌や炎症細胞による解糖作用のため） - 結核性：（一般的に）26 mg/dL 以下のきわめて低値になる 〈ライト（Light）の基準〉 - 下記のうち1つ以上を満たせば滲出性と考えられる 　①胸水蛋白量/血清蛋白量＞0.5 　②胸水乳酸脱水素酵素（LDH）/血清LDH＞0.6 　③胸水LDH＞血清LDH基準値の2/3
	細菌学的検査
	- 胸水中の結核菌，真菌，ブドウ球菌，肺炎球菌，大腸菌，各種嫌気性菌の有無を調べ，原因を検索する - 注意：TB-PCR 用の検体採取時は，ヘパリン入り採取管は禁忌である
	腫瘍マーカー
	- 悪性腫瘍による胸水と結核性の胸水の鑑別に有用 - がん胎児性抗原（CEA）上昇の場合は悪性腫瘍を，ヒアルロン酸 100 μg/mL 以上の場合は悪性胸膜中皮腫を，アデノシンデアミナーゼ（ADA）高値の場合は結核性を疑う
	細胞診
	- 胸水における悪性細胞の有無を検査する - 検体採取・提出時は，ヘパリン入りスピッツを使用する
胸膜生検	- 結核性肉芽腫，悪性胸膜中皮腫の診断に有用

治療

原疾患に対する治療と胸水貯留による症状への対症療法に分けられる．

内科的治療

- 安静療法：労作を減らすことで，呼吸器系・循環器系への負担の軽減を図る
- 食事療法：塩分制限，高カロリー・高蛋白食
- 薬物療法：抗がん剤，抗結核薬，抗菌薬，蛋白製剤，利尿薬，強心薬，ステロイド薬，など
- 胸腔穿刺
- 胸腔ドレナージ▶1
- 胸腔内薬物注入法あるいは胸膜癒着術

▶1 「胸腔ドレナージ」の項：p.244 参照．

胸水貯留患者の看護

標準看護計画

観察項目

胸水の程度	・体重，水分出納バランス ・胸郭の動き，呼吸音の減弱 ・胸部X線・CT・エコー検査所見
呼吸状態	・呼吸数，呼吸パターン，SpO_2，呼吸困難の有無・程度 ・咳嗽・喀痰の有無，痰の性状
随伴症状	・低酸素血症：冷や汗，チアノーゼ，頻脈 ・発熱 ・胸痛，胸部重圧感 ・食欲不振，不眠
ガス交換の障害を増強させる因子	・活動の量と内容 ・体位 ・便秘，ガスの貯留 ・水分，塩分の過剰な摂取
心理状態	・不安言動，睡眠状態

ケア項目

安静を保つための援助	・安静度に合わせた日常生活の援助，睡眠の援助
安楽な体位の工夫	・坐位やファウラー位，患側を下にした側臥位
食事への援助	・水分制限，塩分制限，高蛋白・高カロリー食，ガス発生の少ない食品
排便コントロール	・温罨法，必要に応じ緩下薬の使用
胸腔穿刺時の援助	・体位の保持：坐位またはファウラー位 ・持続ドレナージ[2]
衣類・寝具類の調整	・ゆとりのある衣服を着用 ・掛け物は軽くする
酸素吸入	・必要に応じ，医師の指示で酸素吸入を行う
精神的サポート	・検査や治療についての十分な説明 ・そばにいて安心感を与える ・傾聴

[2]「胸腔ドレナージ」の項：p.244 参照．

患者指導項目

安静の必要性
安楽な体位のとり方
水分制限，塩分制限の必要性（必要時）

看護の実際

ケアのポイント

安静を保つための援助	・労作は，呼吸器系や循環器系の負担を増し，咳嗽や疼痛，呼吸障害を増強させるため，安静度に合わせて，排泄方法や移動方法，保清の方法，食事の方法を工夫する ・発熱などによる発汗があるため，清拭と更衣が必要となる ・手浴や足浴で末梢循環を促す ・必要な物は手が届くところに置き，また，転倒がないように環境整備を行う ・睡眠障害の状況に応じて，必要時，医師の指示に基づき睡眠薬を使用する
安楽な体位の工夫	・クッションなどを利用し，安楽な体位（坐位やファウラー位，患側を下にした側臥位）を保持できるように援助する ・仙骨部や大転子部の褥瘡発生に注意する
食事の援助	・塩分や水分の過剰摂取は，胸水増加の一因となるため，制限する場合が多い ・低蛋白血症は，胸水の要因になる．また，胸水中には，蛋白質や脂肪などが滲出しているため，食事や輸液から蛋白質やカロリーを補給する ・胸腔穿刺を繰り返したり，1回に多量の胸水を排除したり，胸腔ドレナージを実施したりしているときは，電解質や蛋白質の喪失が大きいので注意する ・ガスの発生は腹部膨満を引き起こし，横隔膜を押し上げ，呼吸運動の阻害を増強するため，ガス発生の少ない食品を勧める
排便コントロール	・便秘による腹部膨満も横隔膜を押し上げ，呼吸運動を妨げる．また，怒責によって呼吸困難を増強させるおそれがある．そのため，温罨法や緩下薬で調整を行い，便秘を予防する
衣類・寝具類の調整	・衣類や寝具による身体の締めつけや圧迫は，循環障害や呼吸困難などをもたらすため，ゆとりのある衣服を着用し，掛け物は軽くする
酸素吸入	・定期的にSpO_2の測定や呼吸状態の観察を行いながら，医師の指示に基づき，酸素吸入量を調整する
精神的サポート	・胸部圧迫感や呼吸困難などの症状は，緊張や不安，恐怖などをもたらし，症状悪化の一因になる．検査や治療についての説明を十分に行い，そばにいて安心感を与えたり，不安な気持ちを傾聴したりする

（山川幸枝）

3章 治療別の看護

外科的治療（開胸術，胸腔鏡手術〈VATS〉）

VATS：video assisted thoracic surgery

開胸術

目的

胸腔内疾患の治療を行うこと．

適応

胸腺腫，悪性縦隔腫瘍，気腫性変化の強い気胸，進行肺がんに対する拡大手術（胸壁合併切除，気管支形成術，心嚢合併切除，大血管合併切除や左房合併切除），悪性胸膜中皮腫，など．

方法

硬膜外麻酔併用の全身麻酔下，体位は患側を上にした側臥位で行う．肺は片肺換気にし，手術するほうの肺を小さくする．開胸術で最も多いのは，側胸部の皮膚を肋骨に沿って 15～20 cm 程度切開して肋骨の間を大きく開ける側方切開術である（図1）．場合によっては，肋骨を 2～3 cm 切ることがある．胸腔鏡下との違いは直視下で手術を行っていくことである．

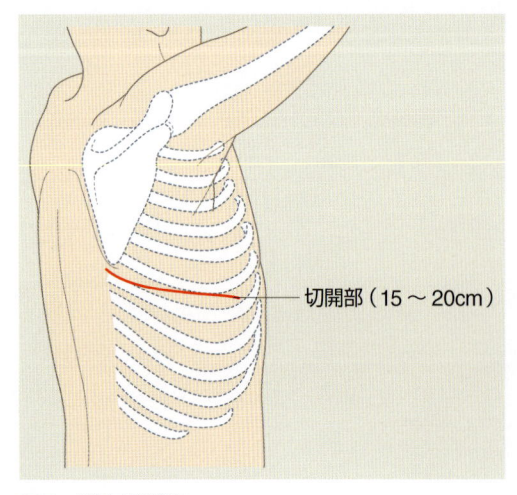

図1　側方切開術

胸腔鏡手術(VATS) 表1

目的

縦隔や胸膜内の病変に対して治療や検査を行うこと.

適応

診断未確定の肺小結節,診断目的の胸膜疾患,気胸,肺腫瘍(良性または早期肺がん),縦隔腫瘍,神経原性腫瘍,ドレナージ不良の膿胸,炎症性肺疾患,転移性肺腫瘍,など.

方法(図2)

硬膜外麻酔併用の全身麻酔下,体位は患側を上にした側臥位で行う.約2cm皮膚を切開しポートを挿入して,ポートを通しビデオカメラを胸の中に入れる.次に,操作用のポートを追加し,処置用の特殊な器具を胸の中に入れて手術をする.約2~8cmの傷を追加し,肺切除を行う場合もある(胸腔鏡補助下肺切除術).必要時,リンパ節郭清をしたのち,最後にドレーンを挿入し閉胸する.ドレーンは2~3日で抜去できる.肋骨を切ることはあまりない.

表1 VATSの利点と欠点

利点	欠点
• 傷が小さく,美容上よい • 術後の痛みが軽い • 術後入院日数が短縮できる • 早い社会復帰が期待できる	• 突然の出血に対する止血が困難 • 手術時間が長くなる場合がある

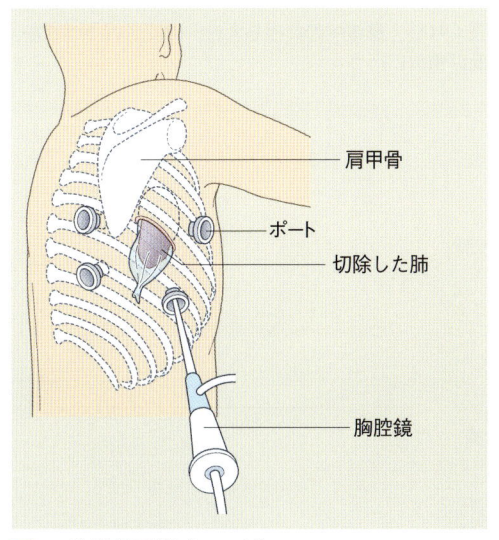

図2 胸腔鏡手術(VATS)

肺の手術について

肺の手術は，片肺を全て切除する肺全摘術，肺葉単位で切除する肺葉切除術，縮小手術とよばれる，肺葉の一部を切除する区域切除術，部分切除術などに分けられる（**表2，図3**）．

表2 術式と特徴

術式	病変の部位	特徴
肺全摘術	・病変が肺の付け根あたりにある	・術後の肺活量低下が大きくQOLが損なわれる可能性があるので，行うべきかどうかの判断は慎重になるべきである ・十分な余力をもった患者に行う ・術後合併症の頻度が高くなる
肺葉切除術 （標準的手術）	・病変が1つの肺葉にとどまっている ・がんのできた位置やリンパ節転移の状況に応じて，2つの肺葉を切除する場合もある	・肺葉単位で取り除くことができるため，技術的にも容易である
部分切除術[*1] 区域切除術[*2] （縮小手術）	・通常の手術には耐えられない高齢者に適する ・気胸や良性腫瘍に適応される ・早期のがん（直径2cm以下）	・QOLの維持ができる ・悪性腫瘍の場合，5年生存率が低くなる可能性がある
気管支形成術	・病変が気管の付け根にあり，全摘術を避けたい場合	・技術的には複雑だが，肺を温存でき，QOLを損なわない
拡大手術 （隣接臓器の合併切除）	・病変が肺内にとどまらず，周囲の臓器にまで浸潤している場合	・手術時間も長くなり，身体への負担も大きいので，行うべきかどうかの判断は慎重に行う

[*1] 部分切除術：病変がある部分のみを楔状に切除する方法．
[*2] 区域切除術：細かいブロックに分けて切除する方法．

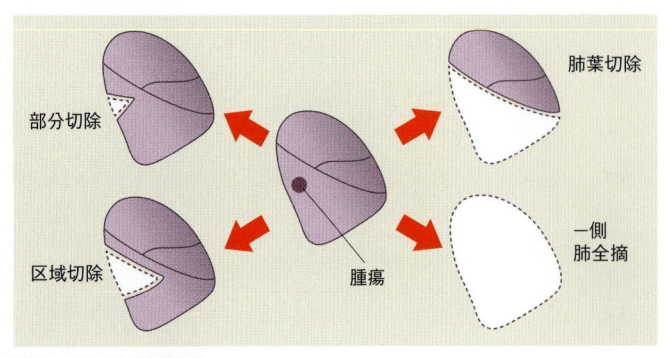

図3 肺の切除範囲

外科的治療を受ける患者の看護

術前

手術適応の有無を確認後，術前の身体機能の評価をするために，全身状態の検査を始める．術前の検査は，術式を決めるうえでも非常に大切になる．外来で検査を行うことで，術前日の入院での対応が可能となり，入院日数の短縮を図ることができる．

▼観察項目

術前検査	主に外来で行う ● 胸部X線，CT（頭部[*3]，胸部，腹部[*3]），PET-CT[*3]，頭部MRI[*3] ● 採血：血液一般，止血検査，生化学，感染症，必要時；腫瘍マーカー，血糖 ● 心電図（安静時，負荷） ● 呼吸機能（スパイロメトリー）[*4] ● 肺血流シンチグラフィ，骨シンチグラフィ[*3] ● 鼻腔粘液，スワブ

● 抗凝固薬の内服の有無
● 喫煙状況
● 合併症（高血圧，糖尿病，心疾患など）の有無
● 手術に至った経緯
● 主治医の説明や看護師の説明に対する理解度，手術に対する思い
● 過去の手術経験
● 精神状態：表情，言動，いらつきなど
● 性格
● 経済状況，家族の協力体制

[*3] 悪性腫瘍の場合には行うが，それ以外では行わないこともある．
[*4] 気胸では不要．

▼ケア項目

内服管理	● 抗凝固薬を内服している場合は，中止日を伝え，確実な内服管理を行うよう指導する ● 必要時，家族に管理してもらう
精神的サポート	● 外来で術前オリエンテーションを行うことで，患者，家族，医療者のコミュニケーションを図り，不安を表出しやすい環境をつくり，信頼関係を深める ● 患者，家族の不安の訴えを十分に聞き，情報や知識の不足を補うとともに，理解度を確認する
睡眠	● 手術を前にし，不安や緊張が高まり不眠になることがある．心身の安静を図るためにも，適宜，睡眠薬を与薬する

▼患者指導項目

禁煙	● 禁煙は必須．タバコは肺や気管支の痰を増やし，術後の肺炎の原因にもなる ● 禁煙できなければ，手術ができないことを必ず説明する ● 禁煙外来の受診を考慮する[1]
低肺機能時	● ヘビースモーカーや慢性気管支炎などの既往がある患者では，痰が非常に多く出る場合があるため，術前から去痰薬や気管支拡張薬を吸入することがある ● 低肺機能と判断した場合，術前より呼吸リハビリテーションを実施する 〈大阪府立呼吸器・アレルギー医療センターの術前呼吸リハビリテーション〉 ①術前のADLの評価を行い，下肢筋力低下の有無や転倒リスクの評価をする ②術後の状態を想像しながら，排痰方法や自主体操の指導を行う **看護のPOINT** ◎ 排痰時には，痛みがなるべく軽減できるような工夫，腹式呼吸や口すぼめ呼吸の訓練を行い，術後肺炎の予防に努める． ◎ 第一歩行時の転倒予防のため，動く前に手や足の運動をしてから起き上がるよう指導し，痛みが軽減できるような動作時の指導を中心に行う．
日常生活	● 感染予防 ・起床時・就寝前の歯磨き，外出後の手洗い・うがいを行うよう指導する **看護のPOINT** ◎ 感染症にかかってしまうと，手術が延期になる場合がある． ・手術までに爪は短く切ること，マニキュアなどは除去することを指導する ● 食事 ・手術までは刺身や寿司などの「なまもの」は食べないように指導する ・入院中の「なまもの」の差し入れも控えるように説明する ・高エネルギー・高蛋白食を心がけるよう伝える ・ただし，食事療法をしている患者は，それに従う

[1] 治療TOPICS「禁煙支援」の項：p.299参照．

術後

術式，切除範囲によって痛みの程度，術後合併症を起こす頻度が異なる．いったん合併症を起こすと，重篤化しやすいため，合併症の予防に努め，早期離床への援助とともに，確実な疼痛コントロールを行う．また，痛みやADL制限に伴い精神的に不安定になりやすいので，家族も含めた精神的サポートも必要になる．

▼観察項目

循環動態	● 心電図モニター，心拍数，ST変化，不整脈の有無，血圧 ● 体温（発熱・低体温），発汗の有無，シバリングの有無 ● 末梢循環：末梢冷感，動脈触知，皮膚の色調，チアノーゼの有無 ● ドレーンからの排液の量・性状，エアリークの有無，呼吸性移動の有無 ● 尿量，水分出納バランス，体重の推移 ● 血液検査 ● 胸部X線

呼吸状態	●呼吸リズム，呼吸回数，呼吸音（左右差，大きさ〈増強 or 減弱〉，副雑音の有無や種類） ●気管内分泌物の量・性状，血性痰の有無，自己排痰の有無 ●皮下気腫の有無，範囲：必要時マーキングを行う ●経皮的動脈血酸素飽和度（SpO$_2$） ●胸部X線
意識・神経徴候	●意識・鎮静レベル：麻酔からの覚醒状況，JCS（ジャパン コーマ スケール）スコア ●四肢の動き
感染徴候	●創部の状態：出血，発赤，腫脹，熱感，疼痛，滲出液の有無・性状・量 ●発熱の有無 ●排痰：喀出状況，性状，粘稠度，咳嗽 ●呼吸音，呼吸状態，SpO$_2$ ●ドレーン挿入部の状態：発赤，腫脹，熱感，疼痛の有無 ●ドレーンからの排液の性状：血性，白濁，混濁の有無 ●検査データ：血液一般，生化学，胸部X線
チューブ類	●胸腔ドレーン：挿入する部位・本数，固定方法，ずれ，滲出液の有無，ドレーンからの排液の量・性状，エアリーク，呼吸性移動の有無 ●硬膜外麻酔：内容薬剤，挿入部位，固定方法，汚染の有無

術後合併症

胸腔内出血	●肺・胸壁の剥離部や血管縫合部から起こりうる ●術後頻脈や血圧低下，胸腔ドレーンからの出血を認める ●胸腔ドレーンからの出血量に注意が必要である
肺瘻，気管支断端瘻	●肺や気管支の切った部分からの空気漏れのこと ●肺気腫など肺の脆い人は長期的に続くことがある ●気管支断端瘻は膿胸を引き起こすので，再手術が必要
膿胸	●肺の周りに膿がたまること ●ドレーンからの排液の混濁，発熱などの感染徴候を示す
創部感染	●創部の表面，深部に細菌感染が起こること
無気肺，肺炎	●術後痰がうまく出せず気管支に痰が詰まり，肺に空気が入らない状態になることを無気肺といい，無気肺から肺炎を起こすことがある ●肺切除後の肺炎はきわめて危険である
嗄声	●麻酔の挿管チューブによる声帯損傷や手術操作による反回神経麻痺が原因で起こる
乳び胸	●リンパ節郭清時の胸管損傷が原因で起こる ●胸腔ドレーンからの排液が白濁することで確認できる

肺水腫	●肺炎や右心負荷などをきっかけに肺の間質に水分が貯留する状態のこと
	●泡沫状の痰が特徴で，肺にたまった水分を自力で代謝することが難しいため，利尿薬などを用いて排尿を助ける
不整脈	●手術によるストレスで心臓にも負担がかかり，一時的に不整脈が起こって，動悸や息苦しさを感じることがある
肺塞栓症（エコノミークラス症候群）	●長時間同一体位でいることにより下肢に血栓をつくってしまい，それが術後の歩行開始時に飛んで肺の血管に詰まってしまうこと
	●弾性ストッキングやエアマッサージ器を使って予防する

▼ケア項目

> **看護のPOINT**
> ◎苦痛の緩和や不安への援助を行う．
> ◎早期離床に向けてのケアを確実に行う．

確実な薬剤・輸液管理	
確実な酸素投与	●指示されたSpO_2の確保
	●必要時酸素吸入を開始
早期離床に向けての援助	●疼痛コントロール：鎮痛薬の使用と効果の把握，痛みの部位とその程度，マッサージ，バストバンドの着用，痛みの原因について説明
	●排痰の援助：呼吸調節，体位ドレナージ，超音波ネブライザー吸入，気管吸引
	●日常生活援助：清潔・排泄援助（尿器や簡易トイレの設置），食事介助，排便コントロール，夜間の睡眠の確保
検査・処置に対する説明	
患者・家族に対する声かけ，精神的サポート	

▼患者指導項目

> **看護のPOINT**
> ◎社会復帰に向けて患者自身で管理ができるよう，退院後の注意点を指導する．
> ◎患者の生活に合わせた指導を，段階を追って実施する．
> ◎患者だけでなく家族も含めた指導が効果的である．

疼痛コントロール	●鎮痛薬の自己管理に向けての援助
	●内服方法の説明
	●疼痛増強時の対処方法
	●バストバンドの装着方法
排痰への援助	●呼吸法，効果的な排痰方法
早期離床の必要性を説明	
危険防止	●硬膜外麻酔などによるドレーンの抜去予防対策（自己抜去や自然に抜けることがないように指導）や，転倒予防対策
退院後の生活上での注意点の説明	
定期受診や緊急受診の方法の説明	

（田中　静）

2 気管支動脈塞栓術（BAE）

BAE：bronchial artery embolization

目的

喀血（気道出血）の原因となる血管を塞栓し，出血をコントロールすることを目的とする．カテーテルインターベンションの一種である．

適応

血痰でなく喀血であれば，基本的に適応となる．
喀血のおよそ95％は気管支動脈塞栓術（BAE）によってコントロールできる．

血痰と喀血

血痰と喀血との定義上の明確な差はないが，必ずしも量的だけでなく質的な差もある．

血痰には，痰に血液が混じる血液混入痰から痰全体が赤い全血痰までのバリエーションがある．一方，少量であってもさらさらな液体としての血液であれば，おちょこ一杯分であっても小喀血とよぶ．

喀血と血痰とを区別する必要があるのは，窒息による死亡のリスクが喀血において明らかに高いためである．

大喀血とは

大喀血の定義は，1日で200 mL以上の出血あるいは，酸素吸入を要する喀血である．

喀血の基礎疾患

頻度の高い順にあげると，気管支拡張症，非結核性抗酸菌症，肺結核後遺症，特発性喀血症，肺アスペルギルス症，気管支動脈蔓状血管腫，肺がん，気管支動脈瘤破裂，肺膿瘍，肺動静脈奇形破裂，大動脈瘤破裂，などとなる．これらのうち，肺がんの喀血には，治療上特殊な配慮を要する．また，肺動静脈奇形の治療は，気管支動脈塞栓術ではなく肺動脈塞栓術を要する．

方法

大腿動脈や橈骨動脈からカテーテルを挿入し，あらかじめ実施したCTアンギオグラフィ（図1）で同定しておいた出血責任血管を，金属コイル（プラチナ製）

で超選択的に塞栓する．

　大腿動脈アプローチにおいては，下行大動脈領域から分岐する動脈を中心に，大動脈弓から腹部大動脈領域の喀血関連血管なども選択的に造影し，出血に関与していることを示す肺動脈シャント（**図2**）が確認できれば，これをコイルもしくはゼラチンスポンジ（スポンゼル®）などで塞栓する（**図3**）．

　橈骨動脈（ないし上腕動脈）アプローチでは，鎖骨下動脈や腋窩動脈領域の喀血関連血管を治療対象とする．

　岸和田盈進会病院（以下，当院）では通常，右大腿動脈アプローチと，左かつ/または右橈骨動脈アプローチの2回に分けて実施している．

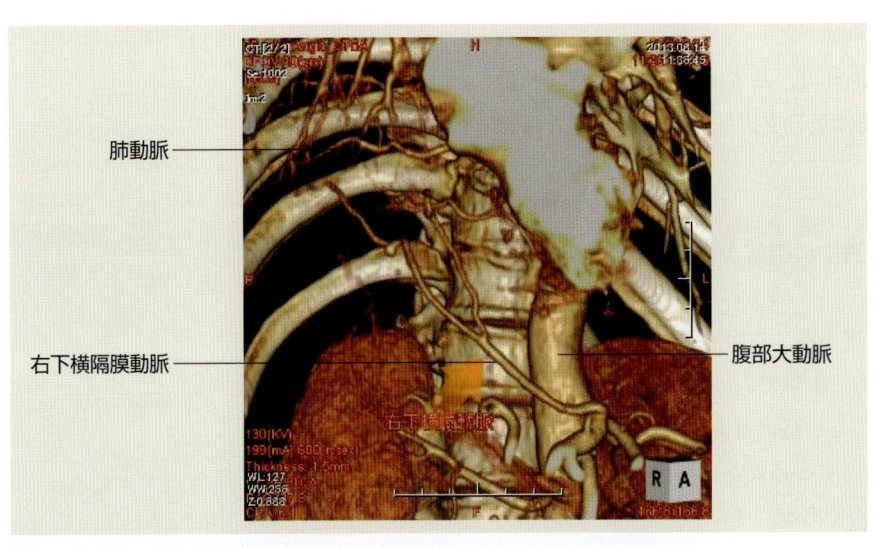

図1 CTアンギオグラフィ

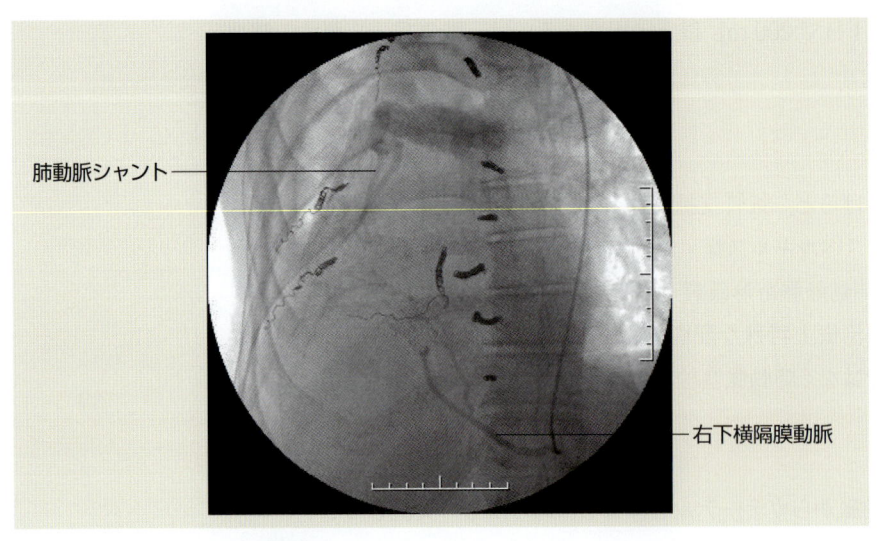

図2 右下横隔膜動脈と肺動脈シャント

塞栓用コイル

コイル塞栓された
右下横隔膜動脈

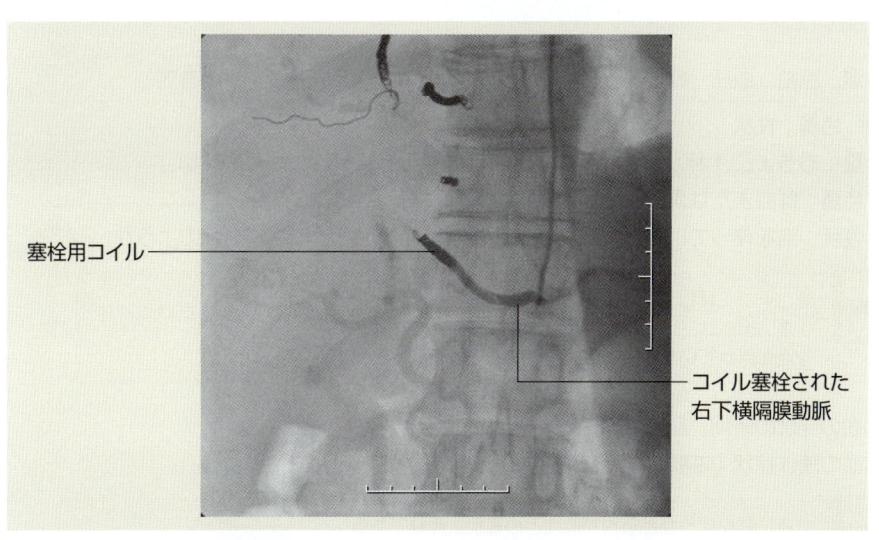

図3　塞栓後の右下横隔膜動脈

> **ここが重要!**
> ▶ 左右いずれかの気管支が血栓で閉塞し，片肺が完全に無気肺になると，深刻な低酸素血症が生じ，しばしば人工呼吸器の装着を要する．
> ▶ 換気血流ミスマッチにより，まったく換気されていない無気肺の肺動脈に静脈血が流れ込み，まったく酸素化されないまま静脈血が左心房に還流することで低酸素血症が起きる．数日間経過すると，いわゆる低酸素性肺血管攣縮（HPV）により無気肺側の肺動脈が収縮し血流が減少するため，自然に低酸素血症は改善する．無気肺自体も通例，自然に再膨張する，まれに虚脱したままの場合もある．
> ▶ 無気肺になった直後に気管支鏡で血餅を吸引することで呼吸状態を改善できるが，その一方で気管支鏡による血餅吸引処置が，大喀血を誘発してしまうことも臨床現場でよくみられる光景であり，内視鏡的に吸引するべきかどうかは主治医の慎重な判断による．

気管支動脈塞栓術を受ける患者の看護（血痰・喀血患者の看護）

術前

　喀血とは気道出血である．すなわち，気管・気管支・肺実質からの出血をいい，咽頭・鼻腔・口腔などからの出血でないこと，消化管からの吐血でないことを確認するために十分な現病歴の聴取も重要である．

▼観察項目

全身状態	●体温，脈拍，血圧，経皮的動脈血酸素飽和度（SpO_2），チアノーゼの有無
喀血	●量，色調，性状 　•量：おちょこ1杯，コップ半分などと表現すると患者にわかりやすい 　•色調：鮮血または黒い血 　•性状：泡を伴っているか，さらっとした血液様か，どろっとした肝のようか **看護のPOINT** ◎コップ1杯以上は大喀血である． ◎黒い出血は，消化管出血または古い出血である． ◎泡を伴っていれば吐血でなく喀血である可能性が高い． ●喀血の発現の時期，回数 ●喀血の随伴症状（咳嗽，呼吸困難，咽頭違和感）の有無と程度 **看護のPOINT** ◎特に咳を伴うかどうかが吐血との鑑別上重要である．
窒息，無気肺	●気管・気管支の血栓性閉塞により生じる ●大きな無気肺を生じると呼吸困難，チアノーゼが出現する ●片肺が完全に無気肺になると人工呼吸器の装着が必要な重症の呼吸不全をきたす（「ここが重要！」参照） ●気管が閉塞すれば窒息を起こし短時間で心肺停止に至る
感染症状	●無気肺が長く続くと感染症を起こしやすくなる
ショック症状	●喀血による出血量は，消化管出血に比べると一般的に少ないので出血性ショックはまれである ●大空洞を有する肺アスペルギルス症などでは時に大量出血がみられるが，ショックになる前に窒息を起こすことが通例である
精神状態	●喀血はその量にかかわらず，患者に対して不安や恐怖など大きな精神的動揺を与える

▼ケア項目

安静の保持	●出血が減少して血痰程度になるまで，安静を守らせる ●肺の安静を図り，再喀血を予防する
薬物の管理	●鎮咳薬，止血薬などの与薬
呼吸運動の調整	●場合によって鎮咳薬で咳を減少させる
冷罨法	●患側胸部に氷嚢を当てる
水分バランス	●安静と循環管理のための尿管カテーテル留置の必要性を説明する
大喀血時の応急処置	●体位 　•健側肺への血液流入を予防するため，患側肺を下にした側臥位をとらせる **看護のPOINT** ◎CTなどからわかる空洞の存在側などの情報を主治医から事前に得ておくことも時に必要である． ◎喀血直後の胸部CTで出血吸い込み像が確認されれば，そちらが出血側である可能性が高い．

大喀血時の応急処置（つづき）	・患側肺（出血部位）が不明な場合は，聴診所見のみから出血側を診断するのは一般的に難しいが，湿性ラ音を聴取する側もしくは呼吸音が聴取できない側（無気肺を示唆する）を下にした側臥位をとらせる ●気道の確保 ・吸引による凝血の除去を行う ・必要時には気管挿管の準備，介助 ・凝血による窒息の危険性がある場合は，内視鏡的に除去する場合もある ・酸素吸入：呼吸困難，チアノーゼなどがみられる場合に行う
精神的サポート	●喀血により患者や家族は，不安・恐怖に陥っていることが多い．緊張を和らげ，患者や家族を保護・支持し，常に冷静かつ穏やかな態度で接することが重要である ●カテーテル治療の計画（クリニカルパス）を説明する

▼患者指導項目

喀血時	●血液の量と性状がわかるように，ナイロン袋などに喀出する ●可能な限り坐位となり，窒息を予防する ●患部の冷罨法を行う ●医師，看護師へ知らせる（ナースコールの指導）

術後

　大腿動脈の穿刺の場合は約5時間後，橈骨動脈の穿刺の場合は帰室後すぐに歩行が可能である．喀血の原因となっている血管は大きく分けて，大動脈領域と鎖骨下動脈領域であることが多い．基礎疾患によりさまざまであるが，2つの領域の血管が関与していることが多いため，施術は2回に分けて行うことが多い．また，左右の肺に原因血管がある場合は，大動脈領域，左右の鎖骨下動脈領域の3回に分けて実施することもある．

▼観察項目

全身状態	●体温，脈拍，血圧，SpO_2
穿刺部位	●穿刺部位の血腫形成の有無，止血の確認 ●上腕動脈アプローチの場合には，橈骨動脈が触知可能かどうかを確認する（急性動脈閉塞のリスクがある）

> **看護のPOINT** ◎触知困難な場合は，聴診器ドプラーで確認するか医師に連絡する．上腕動脈の圧迫を緩めても橈骨動脈が触知できない場合には，心臓血管外科医によるフォガティ手技を要する場合がある．

末梢循環	●末梢冷感，動脈触知，皮膚の色調，顔色
	看護のPOINT ◎造影剤投与後に起きる浸透圧利尿や，大腿動脈穿刺部出血に起因する低容量性ショックをきたすことがある．大腿動脈穿刺では，視診上大きな皮下出血がなくても後腹膜に数Lの出血をきたしている場合がある．
合併症の有無	**看護のPOINT** ◎脳梗塞症状，大動脈解離や縦隔血腫に伴う胸痛・背部痛の出現に注意．

▼ケア項目

安静の保持	●動脈の穿刺部位の圧迫固定をする ●大腿動脈穿刺の場合，止血の確認ができるまでベッド上安静 ●上腕・橈骨動脈穿刺の場合は，術後，安静度制限なし
薬物の管理	●必要時，鎮痛薬，止血薬，抗菌薬，などの与薬 ●抗凝固薬と抗血小板薬の再開時期確認
酸素吸入の管理	●呼吸困難，チアノーゼがみられる場合は酸素吸入を行う
清潔援助	●創部周囲の固定テープの除去，安静度に応じた清潔援助
精神的サポート	●患者・家族に向けて行う ●退院後の生活についての説明

▼患者指導項目

- 再喀血時の受診，連絡先を指導する
- 気管支動脈塞栓術の1年後の止血率は最先端の施設でも93％程度であり，再喀血が7％はありうること，しかしその場合にも再治療が可能であることを説明し，再喀血時に過剰な不安を抱かないように配慮する
- 血管内に留置しているコイルは，基本的に移動することはほとんどないことと，移動してもまず問題は起きないことを説明する
- 金属コイルが体内に入っていても，プラチナコイルであるため，MRI撮影も可能である．空港の金属探知機も問題なく通過できる
- 血管を塞栓するため，しばらくの間，痛みを感じることがある．個人差があるものの通常は問題なく，多くの場合，治療当日には消失する．長引く場合も1週間以内には消失し，異常な事態ではないことを理解させる．ただし，カテーテル挿入当日の冷や汗を伴うような激痛の場合は，大動脈解離や縦隔血腫の可能性もまれにあるため，すぐに医師・看護師に知らせるよう指導する
- 一般的に気管支動脈塞栓術後に血痰が出ると患者はたいへんな精神的ショックを受けることが多い．しかし，血痰のみであれば緊急性はなく再カテーテル挿入の必要もないので止血薬を服用し，余裕をもって病院を受診してもらうことと，喀血の場合は小喀血であっても病院にただちに連絡をとることを理解してもらう

（石川秀雄，川原イサヱ）

3 化学療法

がん化学療法

目的
肺がんに対する化学療法の目的は，生存期間の延長（延命）や症状緩和である．また，再発の抑制や治癒率の向上を目的とする術後化学療法もある．

適応
- 病理学的に肺がんであり，化学療法の適応が確認されているもの[1]．
- 患者の活動性が一定以上に保たれている（例：ECOG のパフォーマンス・ステイタス〈PS〉[1] 0～2）．
- 主要臓器の機能が保たれている．
- 患者が化学療法の副作用を理解しており，患者の意思が確認できている．

[1]「肺がん」の表 5, 6：p.46, 47 参照．

方法
- 静脈注射（単剤，多剤併用）および経口投与．
- 肺がんの化学療法で使用される主な薬剤について**表1**に示す．

表1 肺がんの化学療法で使用される主な薬剤

一般名	商品名	略称	主な副作用	備考
白金製剤				
シスプラチン	プラトシン®, ランダ®	CDDP	腎障害，聴力障害，末梢神経障害，骨髄抑制，悪心・嘔吐，過敏反応	・ショートレジメンで外来治療可 ・白金製剤使用 6 回目以降，過敏反応に注意
カルボプラチン	パラプラチン®	CBDCA	骨髄抑制，悪心・嘔吐，過敏反応	・白金製剤使用 6 回目以降，過敏反応に注意
代謝拮抗薬				
ゲムシタビン塩酸塩	ジェムザール®	GEM	骨髄抑制，悪心・嘔吐，過敏反応，頻脈，発熱，間質性肺炎	・滴下に 60 分以上かかると毒性が強くなる可能性あり

表1 肺がんの化学療法で使用される主な薬剤（つづき）

一般名	商品名	略称	主な副作用	備考
ペメトレキセドナトリウム水和物	アリムタ®	PEM MTA	骨髄抑制，悪心・嘔吐，皮疹，間質性肺炎，倦怠感，腎不全	・治療開始1週間前よりビタミンB$_{12}$（9週間ごと投与）および葉酸（調剤用パンビタン®）内服開始 ・腎機能が低下している場合に，NSAIDsを使用すると副作用が強く出る
テガフール・ギメラシル・オテラシルカリウム配合	ティーエスワン®	TS-1 S-1	骨髄抑制，悪心・嘔吐，口内炎，下痢，手足症候群，色素沈着	・内服薬
抗がん性抗生物質：アントラサイクリン系抗がん剤					
ドキソルビシン塩酸塩	アドリアシン®	DXR	骨髄抑制，悪心・嘔吐，口内炎，心筋障害（積算毒性）	・血管外漏出で組織壊死
アムルビシン塩酸塩	カルセド®	AMR	骨髄抑制，悪心・嘔吐，口内炎，間質性肺炎	・血管外漏出で組織壊死
トポイソメラーゼ阻害薬					
イリノテカン塩酸塩水和物	カンプト® トポテシン®	CPT-11	骨髄抑制，悪心・嘔吐，下痢	・コリン作動性の早期性下痢と腸管粘膜障害による遅発性下痢がある ・*UGT1A1*遺伝子多型が副作用と関係
エトポシド	ペプシド® ラステット®	VP-16	骨髄抑制（白血球，ヘモグロビン），悪心・嘔吐，脱毛，徐脈（急速投与時）	・内服薬と注射薬がある
微小管阻害薬					
ビノレルビン酒石酸塩	ナベルビン®	VNR NVB	骨髄抑制，悪心・嘔吐，末梢神経障害，便秘・イレウス，血管痛，静脈炎	・血管外漏出で組織壊死
ドセタキセル	タキソテール®	DTX/TXT	骨髄抑制，悪心・嘔吐，過敏反応，口内炎，末梢浮腫，末梢神経障害，爪の変化	・初回投与時および2回目に過敏反応出現の可能性が高い
パクリタキセル	タキソール®	PTX TXL	骨髄抑制，悪心・嘔吐，過敏反応，口内炎，末梢神経障害，うっ血性心不全	・初回投与時および2回目に過敏反応出現の可能性が高い ・過敏反応予防のため前投薬が必須
分子標的治療薬：小分子化合物					
ゲフィチニブ	イレッサ®		間質性肺炎，皮膚障害，下痢，肝機能障害	・*EGFR*遺伝子変異陽性 ・グレープフルーツ禁（代謝酵素を阻害するため） ・皮膚障害予防のため，初回投与日から保湿剤開始が推奨される
エルロチニブ塩酸塩	タルセバ®		間質性肺炎，皮膚障害，下痢，肝機能障害，倦怠感	・*EGFR*遺伝子変異陽性 ・グレープフルーツ禁（代謝酵素を阻害するため） ・空腹時に内服（食前1時間，食後2時間あけて） ・皮膚障害予防のため，初回投与日から保湿剤開始が推奨される

表1 肺がんの化学療法で使用される主な薬剤（つづき）

一般名	商品名	略称	主な副作用	備考
クリゾチニブ	ザーコリ®		間質性肺炎，悪心，視力障害，下痢，便秘，末梢神経障害，肝機能障害，QT間隔延長，徐脈，骨髄抑制	・ALK阻害剤 ・グレープフルーツ禁（代謝酵素を阻害するため） ・12時間ごと内服
分子標的治療薬：抗体薬					
ベバシズマブ	アバスチン®		高血圧，蛋白尿，創傷治癒遅延，出血（腫瘍関連出血，粘膜出血），消化管穿孔	・初回90分，2回目60分，3回目以降30分で投与

がん化学療法を受ける患者の看護

多くの抗がん剤はがん細胞だけに作用するのではなく，正常細胞にも作用する．抗がん剤は治療域が狭く通常の投与量においてもさまざまな副作用が発現し，時として生命を脅かすことがある．また致死的な副作用でなくても，患者のQOLを低下させ，治療継続が困難になることがある．

抗がん剤による副作用の発現を少なくすること，発現した副作用への早期対処をして，苦痛を和らげることが，がん化学療法においては非常に重要である．

分子標的治療薬は，従来の抗がん剤とは異なる副作用を起こすため，副作用とその対処法に精通することが重要である．

治療開始前

治療前のアセスメントは，リスク回避や異常の早期発見・対処を行ううえで重要である．

また，肺がんの化学療法の目的は，前述したとおり，延命および症状緩和であり，術後の補助化学療法以外は，根治が難しいため，患者の精神的サポートが治療開始前から重要となる．

▼観察項目

治療計画の確認	●治療計画：治療の目的，目標，投与間隔など ●医師の指示と処方の確認
使用する薬剤	●使用する薬剤の特徴：毒性，安定性，器材の選択に影響する特徴

現在の全身状態	● バイタルサイン ● PS ● 検査データ 　• 血球：白血球数（WBC），ヘモグロビン（Hb），血小板（Pl） 　• 電解質：Na，K，Cl，Ca 　• 腎機能：血性尿素窒素（BUN），クレアチニン（Cre），クレアチニンクリアランス（Ccr） 　• 肝機能：アスパラギン酸アミノ基転移酵素/アラニンアミノ基転移酵素（AST/ALT），総ビリルビン（T-Bil） 　• 炎症反応：C反応性蛋白（CRP） 　• 栄養状態：総蛋白（TP），アルブミン（Alb） 　• 心機能：心電図，心エコー，など ● 出現している合併症や副作用の程度
過去の治療歴	● 過去の治療の時期，レジメン内容，薬剤の累積投与量 ● 出現した副作用：症状・発現時期・程度，対処の方法と結果 ● 血管外漏出やアレルギー反応/過敏症の有無 **看護のPOINT** ◎ 累積投与量に注意する薬剤にはアントラサイクリン系抗がん剤があり，累積投与量が一定量を超えると心毒性のリスクが高まる． ◎ 白金製剤では投与回数を重ねると，アレルギー反応/過敏症の出現リスクが高まる． ◎ 他院での治療歴も含め，投与量や投与回数に注意が必要である．
インフォームドコンセント（IC）	● 内容と理解度 ● 疾患や化学療法に対する患者・家族の受け止め方の把握
生活背景	● 家族によるサポート体制，キーパーソンの有無，社会的役割や代行者の有無，生活環境やストレスコーピング，など

▼ケア項目

- IC内容の理解度や患者・家族の希望を把握し，理解が不十分な点に対しては補足説明や具体的な情報提供を実施
- 投与中のモニタリング項目の計画：バイタルサイン・観察の頻度，血管痛，血管外漏出，心電図モニターの有無，など
- 投与中の急性症状（アレルギー反応/過敏症，インフュージョンリアクション，急性の悪心・嘔吐，血管外漏出）に対応するための準備

▼患者指導項目

- 点滴治療に関する知識・技術：点滴治療のイメージがつくように器具や留置の方法，点滴治療中の注意事項，ラインの取り扱い，など
- 化学療法開始までの日常生活：市販薬や健康食品使用時の医師への報告，仕事や活動の調整，感染予防，など
- 起こりうる副作用と対処方法

治療中

　抗がん剤は細胞毒性薬剤であり，それらを取り扱う医療従事者へも影響を及ぼすことがある．抗がん剤投与時や薬剤がこぼれたとき，抗がん剤が付着したものの取り扱い時などに曝露する可能性がある．患者に安全で確実な投与を行うと同時に，看護師自身の安全対策も重要となる．

▼観察項目

薬剤，輸液器材	●指示された薬剤名・投与量などとミキシング済み薬剤，患者の確認 ●投与経路，投与順序，投与速度の確認 ●適切な器材を準備できているか確認 　・パクリタキセル施行時はインラインフィルターを使用 　・パクリタキセルおよびエトポシド施行時はDEHP（フタル酸ジ-2-エチルヘキシル）フリーの輸液セットを使用
静脈ラインの開通性	●抗がん剤投与前の血液の逆流および自然滴下の状態 ●穿刺部位およびその周囲の発赤や腫脹，水疱形成，硬結などの有無 ●自覚症状（穿刺部位およびその周囲の不快感，灼熱感，疼痛，圧迫感，など）の有無
輸液ライン	●固定が確実かどうか ●患者の体動によってずれることがなく，また体動を妨げないようにルートの長さや固定位置に配慮する
投与速度	●投与速度の変化
全身状態	●バイタルサイン ●急性症状の出現の有無：アレルギー反応/過敏症，インフュージョンリアクション，急性の悪心・嘔吐，血管外漏出
経口抗がん剤治療時	●内服忘れ，過剰内服がないか ●内服薬の管理方法

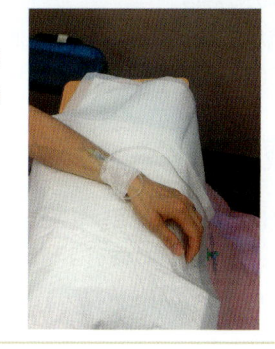

▼ケア項目

点滴，輸液	●点滴治療中の環境整備：体動時の血管外漏出や転倒リスクを考慮し，急性悪心・嘔吐を予測しての物品準備など **看護のPOINT** ◎シスプラチン投与時は大量輸液や利尿薬使用により頻回な排尿による移動が予測され，転倒やライントラブルに注意する． ●点滴終了時：器具の抜去と止血，長期留置ラインの保全 ●適切な投与速度で輸液管理 ●使用物品の適切な廃棄

急性症状の予防,早期発見・対処	●アレルギー反応/過敏症,アナフィラキシーショック 　●投与直後にアレルギー症状を呈することがあるため,過敏症の出現頻度が高い薬剤投与時は,投与開始5〜10分間は患者のそばを離れず,早期対応できるようにする.異常時は速やかに医師へ報告する 　●過敏症に注意を要する薬剤:パクリタキセル,ドセタキセル,シスプラチン,カルボプラチン ●悪心・嘔吐:制吐薬の投与,環境整備を行う ●血管外漏出 　●血管外漏出のリスクアセスメントを行う 　●血管外漏出の徴候出現時や漏出した場合は速やかに医師へ報告し,指示に従ってステロイド薬の皮下注射や外用,冷罨法などを実施する 　●血管外漏出に特に注意が必要な薬剤:ドキソルビシン,アムルビシン,ビノレルビン,パクリタキセル,ドセタキセル
精神的サポート	●患者・家族に対する声かけ,説明

▼**患者指導項目**

- 急性症状について説明し,異常時速やかに医療者へ報告することの必要性
- 点滴中の安静度
- 内服抗がん剤治療時は,食事や他の薬剤との相互作用に注意が必要(**表1**参照)であり,禁忌食品などについての指導,および市販薬やサプリメントなどの使用時には,医師に相談することの必要性

治療後

　治療後は使用された薬剤による遅発性の副作用に注意し,患者とともに副作用の予防とマネジメントを行い,患者のセルフケア向上を図る.

　抗がん剤投与後の一般的な経過を**図1**に示す.また以下にそれぞれの副作用について説明する.

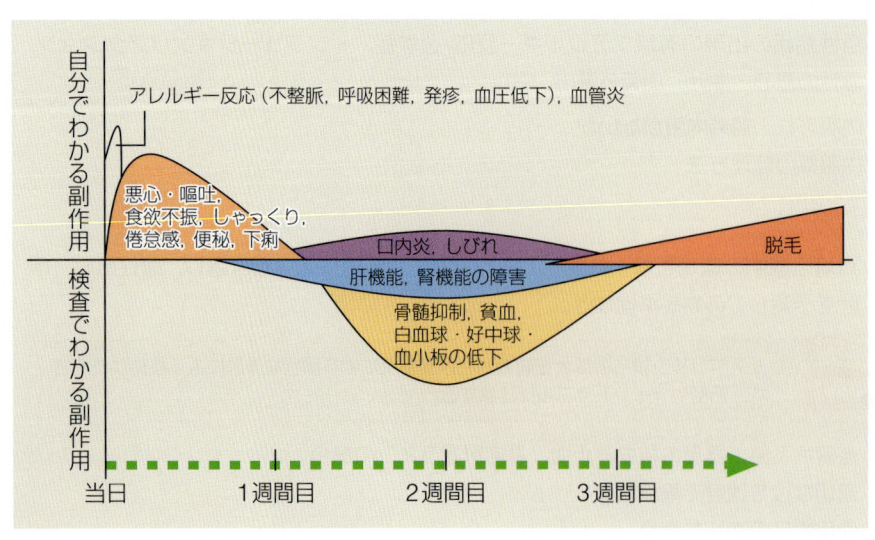

図1　抗がん剤投与後の一般的な経過

悪心・嘔吐

▼観察項目

症状	● 悪心・嘔吐の有無，頻度，持続時間，誘発因子 ● 吐物の量・色調・内容，タイミング ● 食事摂取量，水分摂取量，体重変化
薬剤使用状況	● 投与薬剤の悪心・嘔吐のリスクとリスクに応じた予防薬の投与 ● 頓用薬の使用状況および効果，副作用
QOLに与える影響	● 悪心・嘔吐に伴う苦痛レベル ● 食事，活動，仕事，睡眠などへの影響
精神状態	● 不安などの精神症状の有無

▼ケア項目

- 適切な薬剤の使用
- 食事の工夫
- 吐物の速やかな処理，環境整備，嘔吐後の含嗽
- 脱水予防のために水分摂取を可能な限り勧める

▼患者指導項目

- 症状が長引くときや食事・水分がほとんど摂取できない際の医療者への報告
- 食事を摂るタイミングや内容：症状が落ち着いているときは食べたい物を食べる，香辛料やカフェイン・脂肪の多い食品は避ける，など
- 患者または家族による症状のモニタリング，薬剤使用方法

骨髄抑制

抗がん剤投与後7～14日ごろで白血球・好中球・血小板が最低値となることが多い．

悪心・嘔吐や倦怠感など，ほかの副作用によりセルフケアが困難となる場合があるため，化学療法開始前から感染予防行動や転倒予防などの実施状況について，変化がないか継続して確認することが必要である．

▼観察項目

検査データ	● WBC，好中球，Hb，Pl，CRP
感染徴候	● 38℃以上の発熱，悪寒，戦慄，頭痛，関節痛 ● 咳嗽，痰，鼻汁，咽頭の発赤や痛み ● 口腔内の発赤・腫脹・痛み，舌苔，白斑，歯の痛み ● 悪心，下痢，腹痛 ● 排尿時痛，残尿感，尿混濁，肛門痛，痔
出血状況	● 内出血，口内出血，鼻出血，血便，血尿，など ● 採血や点滴後の止血状況
貧血	● 貧血症状の有無：疲労感，倦怠感，めまい，動悸，息切れ，頭痛，など

▼ケア項目

- 治療歴のある患者の場合は，過去の治療経過から骨髄抑制の時期をある程度予測できるため，以前の状況を把握しておく
- セルフケアレベルに応じて物品や環境整備を実施し，患者自身が取り組みやすいよう援助もしくは介助を行う

▼患者指導項目

- 検査データのチェック，感染徴候や出血傾向，貧血症状についてのモニタリング
- 感染予防行動
- 貧血に伴う転倒・打撲・外傷予防
- 血小板減少時の心身の安静

末梢神経障害

　症状は徐々に改善する場合もあるが，不可逆性の場合が多い．

　肺がん化学療法で使用される抗がん剤では，シスプラチンなどの白金製剤によるつま先のしびれ感や感音性難聴，パクリタキセルなどのタキサン系製剤による手袋・靴下型分布の末梢神経障害がみられる．

▼観察項目

- 症状の有無・部位・程度，2次障害（転倒，創傷，熱傷，など）の有無

▼ケア項目

- 転倒予防のため環境整備を行い事故防止に努め，骨折などの2次障害を予防
- 現状では末梢神経障害に対し有効な治療法はなく，症状が日常生活上問題となるなど重篤な場合は，治療の減量や中止を検討することとなるため，治療中断や中止に伴う不安などへの精神的サポートが必要

▼患者指導項目

- 症状の出現している部位は，感覚が鈍くなっていることがあるため，日常生活で家事や作業などを行う際は熱傷や擦過傷に注意すること，また転倒などの事故防止に努めること
- 薬物療法で一般的に末梢神経障害や神経炎に使用するビタミン剤や漢方薬が処方されたり，痛みに対し鎮痛薬を使用したりすることはあるが，これによりしびれが緩和されることはない

> **看護のPOINT**
> ◎治療開始前から患者へ説明を行う．症状出現時に患者が早期に気づくことができるよう，具体的な例をあげて説明することが重要となる．

脱毛

▼観察項目

症状	●脱毛の有無・程度，頭皮の状態・疼痛・瘙痒感，など
精神状態	●不安や苦痛などの精神状態および精神状態に随伴する諸症状

▼ケア項目

- 脱毛によるボディイメージの変容は患者に精神的苦痛を与える．治療方針についてよく話し合い，患者自身が十分に理解して，納得して治療を受けられるように支援する

▼患者指導項目

- 脱毛による影響を説明するとともに，必ず生えてくることの説明
- 脱毛の部位や程度，頭皮の乾燥や汚染などを患者自身が観察し，セルフケアを行える方法
- 脱毛に備えてダメージを避けるためにパーマをかけないことや，髪が絡まること，大量の脱毛による心理的ダメージを避けるために治療開始前に短くするなど，患者に適したことの準備
- 脱毛が出現し始めたら，飛散しないように就寝時にキャップを着用したり，ウイッグや帽子，バンダナを着用したりするなどの情報を提供

肺障害

　全ての抗がん剤で起こりうるが，ゲフィチニブやエルロチニブ，クリゾチニブの副作用として特に注意が必要であり，発症すると死に至る場合も報告されている．症状出現時には速やかに医師に報告し治療を必要とする．

▼観察項目

症状	●発熱，咳嗽，息切れ，呼吸困難感，など
検査データ	●胸部X線，CT，SpO_2値，など

▼ケア項目

- 発熱や呼吸困難感，咳嗽の増加が認められたときは，速やかに医師に報告する

▼患者指導項目

- 初期症状について説明し，症状出現時にはすぐに知らせること
- 外来にて経口抗がん剤治療中の場合で症状が出現した場合は，内服は行わずに病院へ連絡を入れること

皮膚障害

　化学療法による皮膚障害は，従来から用いられている殺細胞性の抗がん剤による副作用だけでなく，分子標的治療薬の副作用も多くみられるようになっている．皮膚障害そのものは直接生命に影響する副作用ではないが，発症した部位や程度によってはADLに影響を及ぼし，QOL低下の原因となる．

　肺がん化学療法で用いられる薬剤では，ゲフィチニブ，エルロチニブによる痤瘡様皮疹・爪囲炎，ドセタキセルによる爪障害，TS-1による手足症候群などがある．

▼観察項目

皮膚の状態	●治療前の肌の状態，皮膚ケアの実施状況 ●症状（皮疹，乾燥，瘙痒感，発赤，など）出現の有無，部位，程度
セルフケア状況	●他の副作用によるセルフケアレベルの低下の有無，スキンケア状況 ●外用薬使用時の使用方法や使用状況

▼ケア項目

- 患者・家族の症状体験の理解
- スキンケアの重要性を理解し，方法を獲得するため，また継続するための支援
- 皮膚障害出現時の薬物療法
- 精神的サポート

▼患者指導項目

- 皮膚障害の出現時期，出現しやすい部位
- 基本的スキンケアの知識：保清，保湿，刺激の回避
- 医療者へ連絡が必要な皮膚の状態
- 症状に合わせた外用薬の使用方法

（良田紀子）

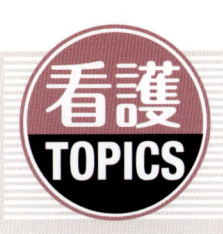

看護TOPICS 外来化学療法の看護

がん化学療法や支持療法の進歩，診療報酬の改定などに伴い，外来で化学療法を受ける患者は増加している．外来化学療法の基本は，安全で安心な化学療法継続への支援である．安全で確実な投与管理と，副作用のセルフマネジメントへの最適な支援，治療の継続に伴う不安や疑問への支援等を継続して行うことが重要である．

大阪府立呼吸器・アレルギー医療センター（以下，当センター）では初回化学療法は入院で導入し，2コース目以降の化学療法を受ける患者を外来化学療法の対象としている．初回化学療法を入院で行う目的は，副作用のモニタリング，患者教育・指導，セルフケアの獲得のための看護支援などがある．外来化学療法へ移行となる患者の情報は，専用の「退院サマリー（外来治療用）」をプライマリナースが作成することで，入院から外来へと継続したケアが実施できるように連携を行っている．

外来化学療法室オリエンテーション

外来化学療法へ移行となる患者や家族からは，「どんなところ（環境）で治療が行われるのか」「副作用でつらい思いをしながら通院しないといけないのでは？」「しんどくなったときは病院と違ってどうしたらいいのか」などの不安を聞くことがある．このような"経験のないこと"への不安を少しでも緩和できるように，退院前には外来化学療法室の見学およびオリエンテーションを実施し，外来であっても病棟であっても同じように安全にサポートできることを理解してもらうよう努めている．

オリエンテーションでは，診察を受ける肺腫瘍内科外来の受付方法から診察前検査，治療，帰宅するまでの流れおよび注意事項などについての説明を行う．この際，治療当日の通院方法や付き添いの有無，緊急連絡先なども確認し，より安全で安楽な治療が受けられるよう情報収集を行っている（図1，2）．

セルフケア支援

外来化学療法室での初回治療時は，病状や化学療法に対する理解度を確認し，退院後に副作用による生活への支障がなかったか，症状出現時にどのように対応したか，退院後の生活のなかで抱えている問題がないか，などについて，診察前のバイタルサインの測定時に情報収集をしている．副作用症状のセルフモニタリングのツールとして，退院時に病棟で当院独自作成した「自己チェック表」を渡し，その表を使用してもらったり，服薬指導の際に説明されたパンフレット内の表を使用したりしている．

また，退院して在宅生活に戻ると，患者はそれぞれの役割行動（母親，父親，子ども，学生，社会的地位など）をとる必要が出てくる．外来治療において医療者は，可能な限り日常生活に支障をきたさないよう，患者自身が自分の予定

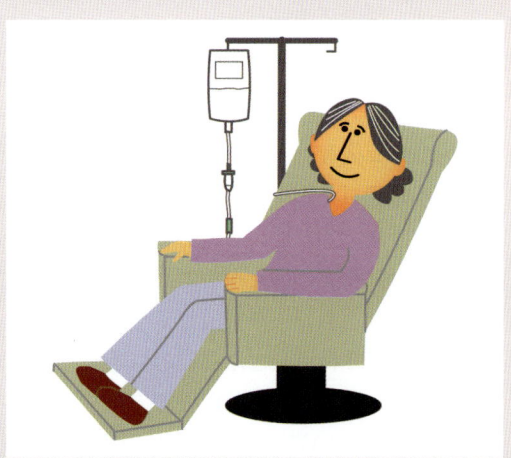

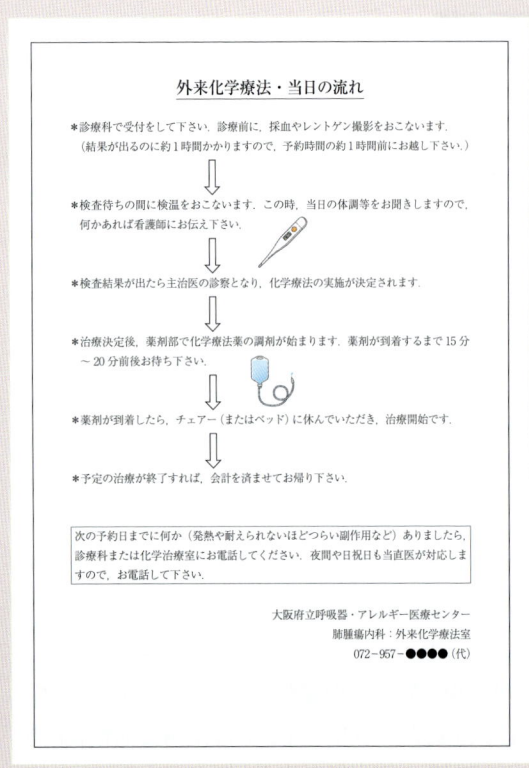

図1 オリエンテーション時に使用している患者説明用紙（大阪府立呼吸器・アレルギー医療センター）

図2 オリエンテーション時に使用しているチェックリスト（大阪府立呼吸器・アレルギー医療センター）

（仕事や家族の行事，イベントなど）を遠慮せずに相談しながら治療計画を立てられるように支援していくことが重要と考える．このような点から，治療前のバイタルサイン測定の際には，副作用や体調のみでなく，治療を行う意志があるか・ないかを確認するようにしている．

　これらの情報と病棟からのサマリーによる情報をもとにアセスメントを行い，セルフケアの継続や不足部分のセルフケアの獲得へつなげられるように支援を行っている．

　肺がん患者は50歳以上に多く，高齢者は特に身体的予備能力が低下しており，合併症を起こしやすい．患者への支援だけでなく，家族やキーパーソンとなる人を把握し，それらの人への支援も忘れず行うことが必要となる．

　退院時に病棟でも緊急時の受診方法や連絡が必要な状態については指導が行われているが，外来での初回治療時には，再度病院への連絡が必要な症状や連絡の方法などについて，患者および家族が付き添っている場合は家族へも指導を行うようにしている．

電話訪問

　当院では，初回外来化学療法を受ける患者や，治療薬剤変更後の初回外来治療患者，治療後経過フォローが必要な患者（副作用が強い，自己管理が難しい）に対し，看護師による電話訪問を行っている．副作用の出現状態の確認や対処法に対するアドバイス，受診が必要な状態なのかの見きわめなどを行い，より安全に安心して治療が継続できるようにサポートしている（図3）．

　外来で化学療法を継続していくなかで，入院

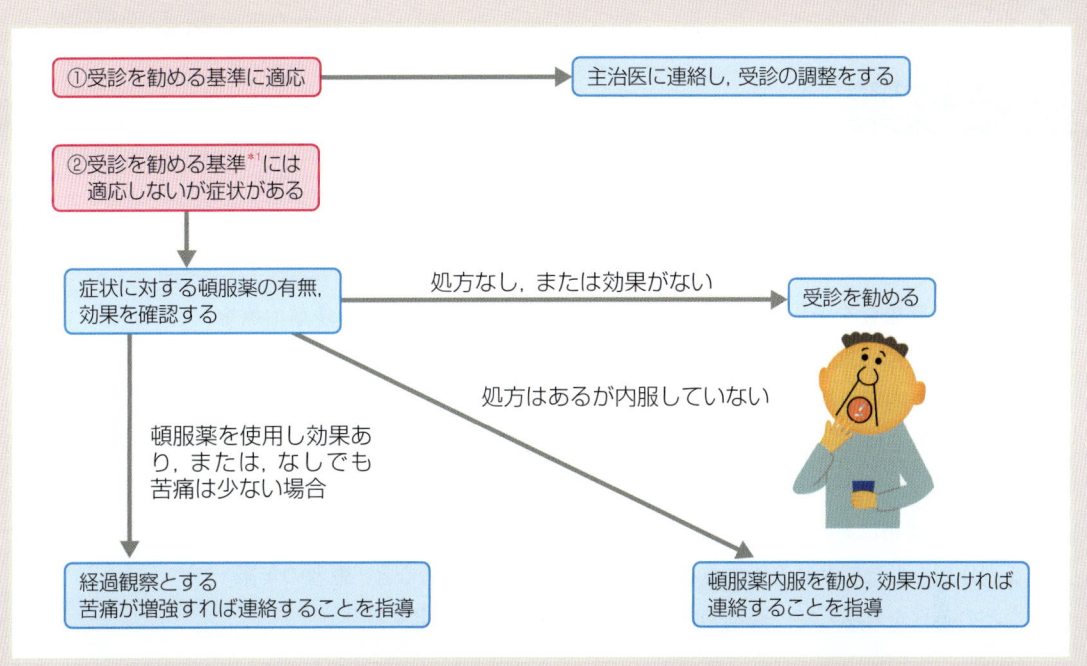

図3 症状の訴えがあった場合の対応（大阪府立呼吸器・アレルギー医療センターの電話訪問マニュアル）

*1 受診を勧める基準の例：食事・水分がほとんどとれないとき，38℃近い発熱，下痢が1日3回以上続くとき，点滴部位周辺に発赤，痛み，腫れがあるとき，息苦しさがある，いつもより強いとき．

治療と違い看護師が患者とかかわることができる時間は限られている．看護師には，限られた時間内で多くの患者の適切なアセスメントを行い，有効な患者支援を行うことが求められている．看護師，医師，薬剤師などスタッフ間での情報共有を行いながら，患者・家族へ安全で確実・安楽な外来化学療法を継続して提供できるように心がけている．

（良田紀子）

③ 化学療法

抗結核薬

目的

　化学療法は感染症を消失させることができるので，迅速に効果的な多剤治療を開始すれば結核菌の拡散を食い止めることができる．そのため，治療完了まで抗結核薬の確実な内服を継続する．

適応

　抗結核薬の使用にあたっては，副作用の発現に十分注意し，乳幼児については重篤な副作用をもたらすおそれのある薬剤の使用は極力控えるなど，患者の年齢・体重などの条件を考慮して，薬剤の種類および使用方法を決定する．

方法

- 結核の場合は，ほかの細菌感染症に対する治療が有効な薬剤の単独療法を原則としているのに対し，3剤あるいはそれ以上の多剤併用療法が原則とされている．
- イソニアジド（INH）・リファンピシン（RFP）の両剤に耐性を示す結核を多剤耐性結核という．多剤耐性結核の治療は，第一選択薬以外の抗結核薬を使用するが，第一選択薬に比べ効果が劣り，副作用が多い．

肺結核初回標準治療法

- 図1に標準的な治療を示す．
- 重症例，3か月を超える培養陽性例，糖尿病や塵肺の合併例などは，3か月延長する．
- 原則1日1回の投与とする．

抗結核薬の作用および副作用（表1）

- 抗結核薬（化学療法剤）は11種類あるが，カプレオマイシン（CPM）は現在製造中止になっている．

ピラジナミド（PZA）の除外基準

- 活動性肝炎，肝硬変のある患者．ただし，B・C型肝炎ウイルスキャリア，急性肝炎の既往のある患者および大量飲酒者は，慢性肝炎の臨床的証拠がなければ「PZAを含む6か月間の短期化学療法」を行う．

3 化学療法 — 抗結核薬

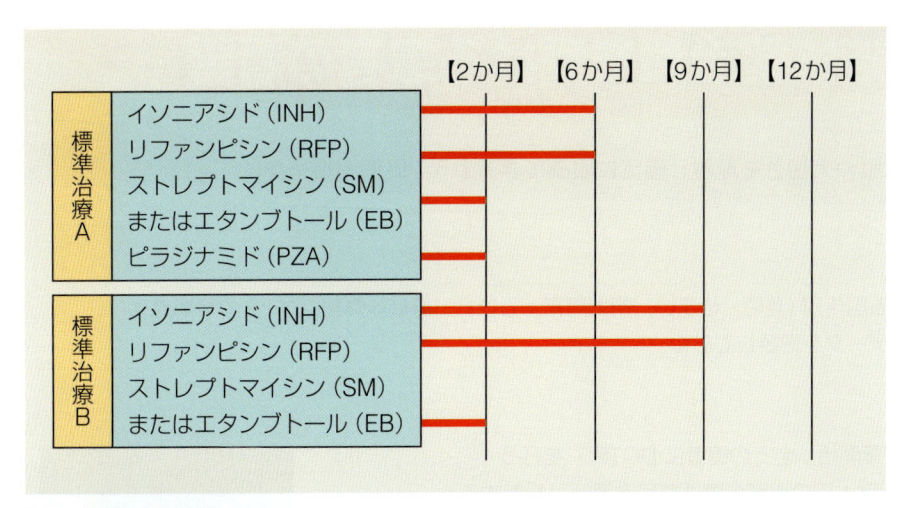

図1 標準的な治療

表1 抗結核薬の作用および副作用

	一般名	作用	主な副作用
一次抗結核薬	イソニアジド（INH）	殺菌的	末梢神経障害，皮疹，肝障害，関節痛
	リファンピシン（RFP）	滅・殺菌的	胃腸障害，アレルギー反応，血小板減少，肝障害
	ピラジナミド（PZA）	滅菌的	関節痛，肝障害，高尿酸血症
	ストレプトマイシン硫酸塩（SM）	殺菌的	第8脳神経障害（平衡感覚，耳鳴り，聴力障害），腎障害
	エタンブトール塩酸塩（EB）	静/殺菌的	視力障害
二次抗結核薬	カナマイシン硫酸塩（KM）	殺菌的	聴力障害
	エンビオマイシン（EVM）	殺菌的	聴力障害
	エチオナミド（TH）	殺菌的	胃腸障害，肝障害
	パラアミノサリチル酸（PAS）	静菌的	胃腸障害，アレルギー反応（発熱，発疹）
	サイクロセリン（CS）	静菌的	精神障害

- 高齢者（80歳以上）．
- 妊婦．
- 過去にPZAによるアレルギーもしくは肝障害の副作用のあった患者．

抗結核薬治療を受ける患者の看護

　患者が入院中に内服の大切さを理解し確実に服薬できるよう，服薬習慣を身につけるようにする．

▼観察項目

- 薬剤別に起こりうる副作用（難聴，めまい，視力障害，しびれ，肝機能障害，など）の早期発見
- 治療開始前の検査データを把握しておく

▼ケア項目

服薬支援	● 服薬開始：全ての患者にDOTS[*1]を行う ● 1日1回の服薬の際は毎回看護師が配薬する ● 服薬を確認し，服薬手帳にサインをする ● 服薬を継続して治療効果が認められ，患者自身による自己服薬が可能と判断すれば，医師と協議のうえ，自己管理を開始する

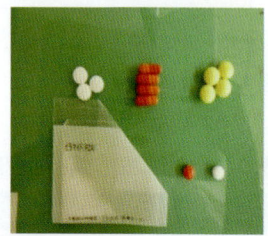

服薬1回量

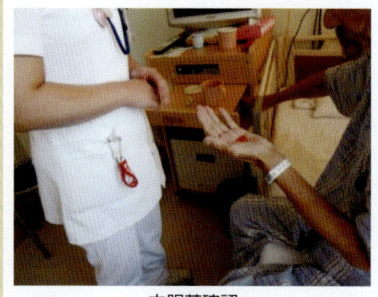

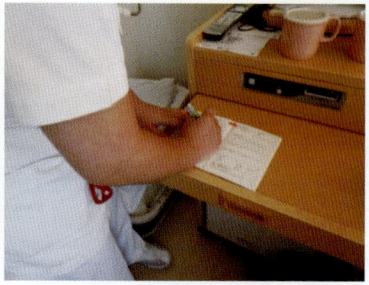

内服薬確認　　　　DOTSノートに確認サイン

[*1] DOTS：directly observed therapy and short-course（直接服薬確認療法）．
「DOTSは結核治療成功への近道」といわれる．DOTSはWHOの結核対策の戦略的核心であり，結核感染，結核死，多剤耐性結核の発生を防ぐために最も有効でかつ実施可能な戦略と考えられている．

▼患者指導項目

- 1日1回の服薬が，分服するより治療効果が高く，飲み忘れも少ないことを理解させる
- 服薬を怠ると病状が悪化し治癒困難となるだけではなく，薬剤に対して耐性をまねくおそれがあることを理解させる
- 薬剤別に起こりうる副作用を説明し理解させる．副作用チェックのための検査が，定期的に行われることを知らせる
- 副作用の出現時には自己判断で内服を中止せず，速やかに報告するよう指導する

（平田明美）

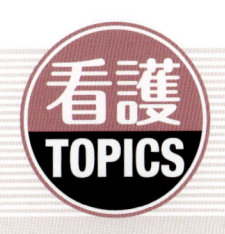

看護TOPICS 外来DOTS（直接服薬確認療法）

外来DOTSの必要性

　入院期間の短縮化により院内DOTS[1]を終了せずに退院する患者が増加している．また，結核予防法改正により，入院治療に関する医療公費負担の対象が喀痰塗抹陽性患者に制限された．

　そのため，外来で抗結核薬の内服が開始となるケースがある．そこで，院内DOTSと同様に外来DOTSを充実させ，服薬を支援することが必要である．

[1]「結核」の項：p.86 参照．

外来DOTSの手順（当センター[*1]での取り組み）

　外来で抗結核薬が処方されたときから開始する．

　看護師は患者に「服薬手帳」を渡し，文書によりDOTSの目的を十分説明し，理解を得る．薬の空シートを次回の受診時に持参するよう説明する．

① 疾患や副作用などについて記入する「DOTS個人カード」，外来で治療開始する患者の内服支援を行うため副作用などの確認をする「初回治療看護計画表」を作成し，記入を開始する．
② 看護師は，DOTS対象患者の受診時に，「服薬手帳」の持参を確認する．
③ 外来担当医師は「服薬手帳」に菌情報などを記入する．
④ 看護師は空シートおよび残薬のチェックを行い（図1），「服薬手帳」に署名する．
⑤ 「初回治療看護計画表」記入．
⑥ 受診に来ない患者には電話して，様子を尋ねる．
⑦ 菌陽性や服薬困難のリスクの高い患者は，DOTSカンファレンスにかける（保健所と連携）．

[*1] 大阪府立呼吸器・アレルギー医療センター．

（平田明美）

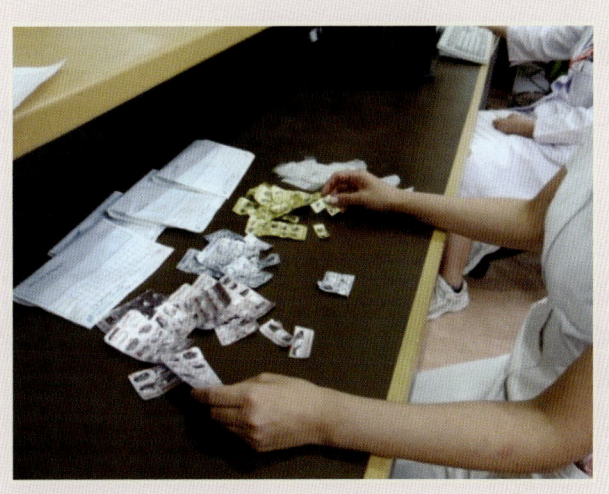

図1 薬の空シートの確認

4 放射線治療

がん治療には，局所療法である手術・放射線治療と，全身療法である化学療法・ホルモン療法がある．

放射線治療とは，各種放射線を腫瘍に照射することにより，腫瘍細胞を死滅させる治療法である．多くは DNA 損傷により増殖能力が失われ，正常組織でも腫瘍組織でも，照射後一定期間をおいてから有害事象や腫瘍縮小効果が現れる．

特徴

- 臓器の機能と形態を温存できる．
- 身体への侵襲が少なく，手術が困難な高齢者や合併症を有する患者に，安全に施行できる．
- 切除不能や切除困難な部位にも施行できる．

目的

放射線治療には腫瘍を完全に消失させることを目的とした根治的放射線治療と，根治は期待できないが，症状を緩和して QOL の回復・維持・向上を目的とした姑息的放射線治療がある．

適応

根治的放射線治療

- 病巣が身体の一部に限局し，周囲正常組織よりもがん細胞の放射線感受性が高い場合．
- 照射野内に原発巣や所属リンパ節が含まれるもの．
- 播種や遠隔転移がないもの．
- 手術と同等の治療効果が期待できるもの．
  - 手術と治療成績が近い頭頸部の早期がんでは，機能・形態の温存を優先し，放射線治療を選択する．
- 手術を行うことが標準的な疾患でも，患者が機能・形態の温存と低侵襲性を望む場合．

姑息的放射線治療

- 骨転移に対する疼痛緩和や麻痺の改善．
- 脳転移に対する神経症状の改善．
- 進行食道がんに対する食道の通過障害の改善．
- 上大静脈症候群による上大静脈の狭窄の改善．

方法

- 体外から遠隔照射装置を使用して放射線を照射する外部放射線治療（外部照射）．
- 体内に密封線源（放射線）を留置または刺入して放射線を照射する小線源治療（内照射）．
- 非密封線源を静脈内あるいは経口投与する非密封線源治療（内用療法）．

肺がんの放射線治療

肺がんの放射線治療の目的

- 切除不能非小細胞肺がんの根治的治療．
- 補助的照射：手術や化学療法と組み合わせた集学的治療の一種．手術の治癒切除性を高める術前照射と，術後の局所再発を減らす術後照射がある．
〈放射線治療と化学療法の併用時期〉
    - 導入化学療法：放射線治療前に抗がん剤を投与する．
    - 補助化学療法：放射線治療後に抗がん剤を投与する．
    - 同時併用療法：抗がん剤投与と放射線治療を同時に行う．直接的相互作用によって抗腫瘍効果が最大になるが，正常組織の影響も一番大きく，進行がん・難治性がんに使用する．
- 化学療法や放射線化学療法で制御された小細胞肺がんの脳転移に対する予防的全脳照射（PCI）．
- 腫瘍の進展や遠隔転移に伴う症状の緩和を目的とした姑息的照射．

肺がんの放射線治療の実際

胸部放射線治療では前後対向2門あるいは4門照射が行われる．
- **根治的胸部照射**
- 臨床病期：N2IIIA 期および悪性胸水を除く IIIB 期の切除不能局所進行肺がんと限局型小細胞肺がんが適応となる．
- 高齢者やパフォーマンス・ステイタス（PS）不良の患者を除けば化学療法（白金製剤）との併用（同時化学放射線療法）が原則となり，早期でも高齢者や合併症のために切除不能と判断される症例も根治的胸部照射の対象となる．

非小細胞肺がんに対する胸部照射
- 単純分割照射法：1日1回 1.8〜2 Gy・週5日照射（30回/6週）・総線量 60 Gy.

小細胞肺がんに対する胸部照射
- 限局型（LD）では，胸部照射の併用が標準的である．
- 胸部照射は治療開始早期に化学療法との同時併用が推奨される．
- 多分割照射法：1日2回・1回 1.5 Gy・週5日照射（30回/3週）・総線量 45 Gy.
- 小細胞肺がんのような増殖旺盛な腫瘍では，照射と照射の間の再増殖が大きな問題となるため，照射間隔が短いほうが有利である．しかし，多分割照射法では正常組織の照射後の亜致死障害からの回復に4〜6時間以上を要するため，1回目と2回目の照射間隔を4〜6時間以上あける必要がある．
- 高齢者や PS 不良の患者は通常分割法の1日1回照射法では，総線量 54〜56 Gy 以上が必要とされている．

- **小細胞肺がんの脳転移に対する予防的全脳照射（PCI）**
- 単純分割照射法：1日1回・3 Gy 以内・週5日照射（10回/2週）・総線量 20 Gy または 30 Gy.
- 小細胞肺がんは治療が著効した場合に，脳転移で再発することがかなりの頻度でみられるため，PCI を行うことが推奨されている．
- PCI は治療効果を完全奏効（CR）例に限れば，脳転移再発の頻度を著しく低下させるばかりでなく，有意に生存率を向上させることが明らかになっている．
- PCI は小細胞肺がんの初回治療で CR になった症例には，限局型（LD）・進展型（ED）を問わず標準治療として行うことが勧められている．
- 治療開始後6か月以内に PCI を行うことが勧められている．

- **姑息的放射線治療**

骨転移 [1]
- 肺がんの骨転移は進行非小細胞肺がんでは約 30〜40 % に生じるとされ，生存期間の中央値は1年にも満たないとされている．
- 疼痛は最も多い症状であり，肺がんの骨転移症例の約 80 % に認められるという報告もある．
- 骨転移に対する放射線治療の除痛効果（有効率）は 60〜90 % で高いといわれている．除痛効果は照射後2週程度から出現し，4〜8週間で最大となる．
- 適応：腫瘍が存在し，かつ疼痛などの症状が原因となっていること，そして治療中に身体的および精神的に安定体位が保てること．
- 照射方法：国内では，30 Gy（10回/2週）が頻用されている．

[1] 治療 TOPICS「多発性骨転移に対する内照射」の項：p.205 参照

脊椎転移
- がんの経過中に転移性脊髄圧迫が発生する頻度は 5〜10 % といわれている．
- 麻痺や不完全麻痺などの脊髄圧迫症状（しびれ感，感覚麻痺，下肢の脱力感・筋力低下）を呈する場合には，高用量ステロイド薬を併用し，速やかに放射線

治療を行うことが勧められている．緊急照射が必要な場合もある．
- 麻痺が出現した場合，ゴールデンタイムとよばれる48時間以内に照射を開始することが有用である．横断症状が完成してから48時間を超えると麻痺は固定し，放射線治療での麻痺改善率はゼロに等しいといわれており，改善はかなり困難となる．

脳転移
- 目的：症状の寛解．
- 方法
  - 定位放射線治療：転移個数が3個以下，腫瘍の大きさが3 cm以下の場合にはガンマナイフ（定位手術的照射）が第一選択となり，局所効果は良好で，腫瘍消失が期待できる．
  - 多発脳転移に対する単純分割照射法：1日1回・3 Gy以内・週5日照射（10回／2週）・総線量30 Gy．

肺がんに対する放射線治療を受ける患者の看護

有害事象への対応

放射線治療の有害事象は，急性有害事象と晩期有害事象とに分けられる（表1）．

急性有害事象

食道炎（食道が照射野に含まれる場合）

〈発症時期・症状〉
- 20 Gy前後：つかえ感，嚥下時の違和感．
- 30〜40 Gy：粘膜炎が高度になり嚥下困難．

▼観察項目

- 嚥下時痛の有無・程度，通過障害の有無，食事摂取状況，体重の変化，脱水の有無，栄養状態

▼ケア項目

食道炎は食事摂取に影響するため，出現するとQOLの低下につながる．食道粘膜は照射線量が増加するほど水分や弾力性がなくなるため，次第に食物の通りが悪くなり粘膜を傷つけて疼痛を引き起こす．

表1 放射線治療の有害事象

有害事象	発現時期	症状
急性有害事象	治療中〜治療後3か月以内	可逆的・治療後回復
晩期有害事象	治療後6か月以降	非可逆的・回復困難

看護としては，食道炎の発生をできるだけ遅らせるため，あるいは軽度に抑えるために，治療開始時期から悪化予防のためのセルフケアについて指導することが重要である．

症状が出現した場合	●粘膜保護薬（アルギン酸ナトリウム液）や鎮痛薬を食前に内服
食事	●刻み食や流動食への変更，栄養補助剤の導入 ●経口摂取が困難な場合は経静脈栄養を用いる

▼患者指導項目

禁煙・禁酒の徹底	
食事指導	●刺激の強い食べ物（辛いもの，酸っぱいもの，極端に熱いもの，冷たいもの，香辛料，アルコール）は，避ける ●硬い食べ物は柔らかく調理する ●細かく刻んだものを摂取する ●1回に飲み込む量を少なくして，よく咀嚼する ●水分とともに飲み込む ●分割摂取する

● **皮膚炎**

〈発症時期・症状〉
- 20〜30 Gy：発赤，紅斑．
- 30〜50 Gy：乾燥，落屑．
- 50〜60 Gy：表皮剥離，びらん．

▼観察項目

●皮膚の状態：発赤，瘙痒感，脱毛，疼痛の有無
●皮膚を刺激しているものの有無

▼ケア項目

外部照射では，どの部位でも少なからず皮膚への影響が生じる．放射線皮膚炎は，頸部，腋窩，乳房下など皮膚がこすれて摩擦が生じやすい部分やしわが生じやすい部分に起こりやすい．

化学療法併用の場合には，放射線治療単独の場合よりも早期から皮膚炎が出現し，症状が遷延しやすい．

| 皮膚にほてりや熱感を感じるとき | ●瘙痒感やひりひり感が生じているときはクーリングを施行してもよい
●しかし，硬い冷却枕（アイスノン®）ではなく，シャーベット状のものを使用し，皮膚に直接当たらないようにタオルやハンカチに包むなどしてクーリングが物理的刺激にならないようにする
●クーリングは治療の直前・直後は避ける |

瘙痒感が強いとき	●湿性皮膚炎のとき，ステロイド薬入り軟膏を使用する ●しかし，皮膚に直接軟膏を塗ると刺激になるため，ガーゼなどに軟膏を厚めに塗ったものを皮膚に貼布する．軟膏塗布は照射後や就寝前とする ●皮膚炎の程度が強い場合には，皮膚科へコンサルトする ●固定するテープは照射野内には貼らないようにする

> **看護のPOINT**
> ◎鉱物の入った軟膏は放射線を乱反射させるため，照射野には塗布しない．

▼患者指導項目

皮膚への刺激除去や清潔保持	●照射部位をこすったり，かいたりしないこと ●入浴時はマーキング（図1）を消さないようにすること：ゴシゴシとこすらず，石鹸をよく泡立て，その泡を照射部の皮膚に載せて，少ししてから流すようにする ●入浴は可能だが，ぬるま湯で流す程度にする ●照射部にはテープやシップを貼らないようにする ●爪は短く切っておく

● **肺臓炎**

〈発症時期・症状〉

- 30 〜 40 Gy：咳，発熱，呼吸困難，胸痛．
- 60 Gy 〜：肺障害の発生の可能性．

▼観察項目

- 発熱，咳嗽，呼吸困難，呼吸音（捻発音を聴取する）
- 胸部 X 線，CT（スリガラス陰影）
- 間質性肺炎マーカー（シアル化糖鎖抗原 KL-6），LDH の上昇

▼ケア項目

肺臓炎は抗がん剤の併用や照射部が広範囲にわたる場合には，呼吸不全を起こ

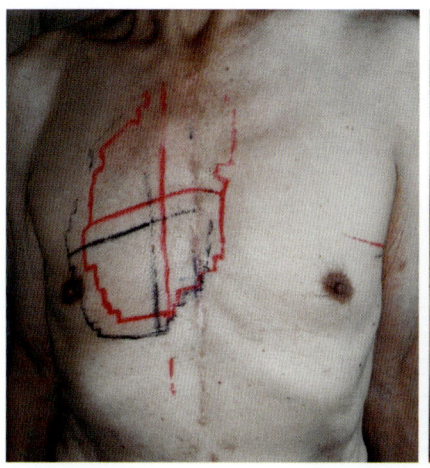

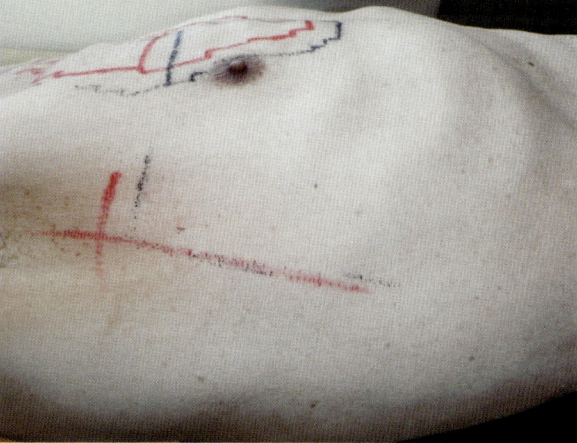

図1 胸部照射のマーキング：正面（左）と側面（右）

し致死的になることもあるため、感染予防と早期発見が重要である。照射20Gyを超えたころから生じることもあるが、照射後1～2か月間に乾性咳嗽、息切れ、発熱などの症状が現れることがある。治療終了後数か月してから出現することが多い。

発生率は胸部CTでみると30Gy以上の照射で70％であり、高齢者にタキサン系の抗がん剤を同時併用した場合には、リスクが高くなる。肺臓炎の高リスク因子（PS不良、高齢者、喫煙歴、抗がん剤併用、治療前からの低肺機能）を把握することが重要である。

▼患者指導項目

- 禁煙の徹底
- 感染予防：手洗い、うがい、外出時のマスクの着用、人混みを避ける
- 発熱や息切れ・咳・痰などの症状があれば、すぐに報告・受診するように説明する

骨転移がある場合

▼ケア・患者指導項目

- 放射線治療が計画どおりに行われるように、疼痛アセスメントが重要である
- 骨転移のある患者は痛みがあり、放射線治療時に痛みがなく移動・照射できるようにすることが重要である
- 移動時に痛みがないよう、移動前にレスキューを使用する。その場合は除痛効果が得られるまでの時間と除痛効果が保てる時間を確認し、適切なタイミングで薬剤が使用できるように調整していくことが必要となる
- 治療台への移動の仕方や支え方、治療台への置き方について、側臥位で起きるほうが楽である、右腕が痛いので触らない、などの個別情報を放射線技師へ伝え、医療スタッフ間で情報を共有することが必要である
- 照射開始後、数日以内に一過性の疼痛が増強すること（フレア現象）がある。疼痛が悪化することも念頭において、疼痛コントロールをすることが重要となる
- 骨転移に対する照射線量は少ないため、有害事象は重篤な症状が出ることは少ないが、照射部位によって出現する有害事象は異なる。頸椎や胸椎への照射であれば嚥下時疼痛やつっかえ感などを伴う粘膜炎、腰椎や骨盤への照射であれば、下痢などの症状が出現する。症状に合わせたケアが必要である
- 除痛効果は照射開始後1～2週で出現し、4～8週後に最大効果が得られる。放射線治療は即効性に乏しいため、現在激しい疼痛がある患者にはまず鎮痛薬で緩和を図る必要がある
- 骨の安定には2～6か月以上かかる。骨折のリスクがある場合は、患部に荷重をかけないように指導することが重要である

脳転移がある場合

▼ケア項目

脳浮腫 頭蓋内圧亢進症状	・初回照射の数時間後からみられることがあり、特に2～3日は注意が必要である。適切に対処しなければ、脳ヘルニアを起こし命にかかわることがある ・頭痛から始まり、悪心・嘔吐、眩暈、ふらつき・眠気などの症状が出る。症状があれば、脳浮腫が疑われステロイド薬や浸透圧利尿薬などの投与を行う ・脳浮腫は10～20Gy照射された時期に出現しやすい

COLUMN

放射線宿酔

　全身的な有害事象に放射線宿酔がある．放射線宿酔は治療開始後から数日以内に生じることが多く，船酔いや二日酔いのような症状，すなわち倦怠感，疲労感，頭痛，めまい，悪心・嘔吐，食欲不振などがみられる．

　頭部（脳）や脊髄，腹部の広い範囲に照射された場合に起こりやすいとされているが，個人差があり必ず起こるとは限らない．照射開始早期に生じ，10日前後で消失することが多い．放射線に対する不安感が強い人も起こりやすい．できるだけ治療を休むことがないように，症状緩和に努めることが重要である．

脱毛	● 頭部の治療では 2～3 週間で出現する．照射の範囲のみの脱毛である ● 治療後は 2～3 か月で毛根が回復するが，生えそろうまでには 6～7 か月かかる ● 脱毛はボディイメージの問題が出現するので，精神的サポートも必要である
排便コントロール	● 激しい運動や便秘による怒責をかける行為を避けるために，必要である

▼ 患者指導項目

- スカーフなどで頭を保護する方法やかつらなどの必要性
- 頭皮のケア：爪を短く切り頭皮を傷つけないようにする．シャンプーは弱酸性のものを使用し，指の腹で優しくマッサージするように洗う
- 極端に熱いお湯での入浴は避ける
- ドライヤーは使用しない．使用する場合は冷風にする
- ブラシやくし使用は直接頭皮（地肌）に当たらないようにする

（樋野仁美）

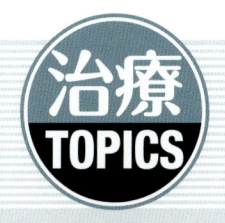

治療 TOPICS　多発性骨転移に対する内照射

　通常の外部照射で対応困難な多発性骨転移に対しては，疼痛コントロールをも目的とした塩化ストロンチウム-89（メタストロン®注）による内照射（静脈内投与）がある．

　除痛効果は注射後 1～2 週間してから徐々に発現し，副作用として骨髄抑制（白血球減少，血小板減少）があるため，抗がん剤治療との同時併用は不可である．

（樋野仁美）

5 吸入療法

目的
- 吸気で湿らせて気道粘膜を保護し，気道内の線毛運動を促す．
- 気管，気管支に薬剤を作用させ，気管支の拡張，気道の消炎，去痰を図る．
- 肺疾患治療の目的で肺胞に薬剤を作用させる．

適応

気管支喘息
気道が慢性的に炎症を起こし狭窄して肥厚している．気管支腺の増大に伴い痰が増えると内腔が狭くなる．

慢性閉塞性肺疾患（COPD）：慢性気管支炎，肺気腫
タバコ煙による長年の炎症（気管支炎）と肺胞の弾力性低下により呼気力が低下した状態．気管支拡張薬を使用することで，咳・息切れなどの症状改善や増悪予防ができる．排痰困難時には気道粘液溶解薬（去痰薬）を使用する．

その他：インフルエンザ
インフルエンザ罹患時には，1回使い切りの抗インフルエンザウイルス薬を使用する．

方法

使用する薬剤

- **気管支喘息**

発作時は発作治療薬：短時間作用性β_2刺激薬（SABA）
効果は5〜15分程度で出現し，呼吸が苦しくなり始めたときに吸入するのが効果的である．発作がピークに達してからの使用では効果がなく，1時間以上症状の改善がみられないときには，受診が必要と理解してもらうことがポイント．
ネブライザーおよびハンド吸入を使用する．吸入困難時には，スペーサー（補助具）を使用する．

非発作時には長期管理薬：第一選択は吸入ステロイド薬，吸入ステロイド薬＋

長時間作用性β₂刺激薬（LABA）

効果が出てくるまでに数日～数週間かかる．

気管支拡張薬を併用することで発作予防に効果的である．

症状がなくても気道の炎症が慢性化しているので，継続使用の必要性を理解して吸入してもらうことがポイント．

吸入不足が発作の原因になることがあるので，吸入困難時には，必ずスペーサー（補助具）を使用し確実な吸入をするよう指導する．

● COPD

長期管理薬（第一選択薬は抗コリン薬）

効果が出てくるまでに，30分程度かかるので即効性はない．

気管支を拡張し，増悪予防のために継続使用の必要性を理解したうえで吸入してもらうことがポイント．

ネブライザー

ネブライザーには，超音波ネブライザーとジェット型ネブライザーがある（表1）．

表1 ネブライザーの種類と使用薬剤

超音波ネブライザー	
噴霧粒子径	約0.5～5μm
噴霧能力	0～3 mL/分
薬剤槽容量	最大使用容量：150 mL，最小使用容量：5 mL
使用法	タンク内に指定されたところまで給水し，薬剤槽に指示の薬剤を入れ，主電源スイッチを入れて，スタート．
使用例	・生理食塩水5～10 mL，ベネトリン®0.3 mL ・生理食塩水3～5 mL，ビソルボン®2 mL

オムロン超音波式ネブライザ NE-U17
（写真提供：オムロンコーリン）

ジェット型ネブライザー（日商式ネブライザー）	
噴霧粒子径	1～10μm
噴霧能力	約0.3～0.5 mL/分
薬液量	約2～15 mL
付属機能	タイマー，液量，風量なし
使用法	しかんに薬剤を注入しスタート．使用後は流水で洗浄し自然乾燥
使用例	・生理食塩水3 mL，ベネトリン®0.3 mL ・生理食塩水2～3 mL，ビソルボン®2 mL ・パルミコート®0.5～1 mg，メプチン®0.3～0.5 mL

日商式吸入用コンプレッサー（セット）
（写真提供：アルフレッサファーマ）

使用薬剤			
β₂刺激薬	気道粘液溶解薬	吸入ステロイド薬	β₂刺激薬
サルブタモール塩酸塩（ベネトリン®）	ブロムヘキシン塩酸塩（ビソルボン®）	ブデソニド（パルミコート®吸入液）	プロカテロール塩酸塩水和物（メプチン®吸入液ユニット）

● **ネブライザーの利点**
- 自分の呼吸のタイミングで吸入できる．乳児（1歳に満たない子ども）から高齢者まで吸入が可能．
- 口の中に薬剤が残りにくい．
- 耐久性に優れている．
- 超音波型は，振動や騒音が静かで，夜間でも対応できる．

● **ネブライザーの欠点**
- 吸入に時間がかかり，器具自体が重く高価で，電力も要する．
- 比較的大型のため，携帯できないものが多い．
- 使用後の洗浄が必要で，手間がかかる．

ハンド吸入

ハンド吸入には，ドライパウダー吸入器（DPI）や加圧定量噴霧式吸入器

表2　ハンド吸入に用いる器具と薬剤

	DPI（ドライパウダー吸入器）		pMDI（加圧定量噴霧式吸入器）	
	長期管理薬（定期的に使用）	発作治療薬（発作時に使用）	長期管理薬（定期的に使用）	発作治療薬（発作時に使用）
ステロイド薬	・フルチカゾンプロピオン酸エステル（フルタイド®ディスカス®） ・ブデソニド（パルミコート®） ・モメタゾンフランカルボン酸エステル（アズマネックス®）		・フルチカゾンプロピオン酸エステル（フルタイド®エアゾール®） ・シクレソニド（オルベスコ®） ・ベクロメタゾンプロピオン酸エステル（キュバール®）	
ステロイドβ刺激薬（合剤）	・サルメテロールキシナホ酸塩・フルチカゾンプロピオン酸エステル配合（アドエア®ディスカス®） ・ブデソニド・ホルモテロールフマル酸塩水和物（シムビコート®）	ブデソニド・ホルモテロールフマル酸塩水和物（シムビコート®〈SMART療法〉）	・サルメテロールキシナホ酸塩・フルチカゾンプロピオン酸エステル配合（アドエア®エアゾール®）	
β刺激薬	・サルメテロールキシナホ酸塩（セレベント®〈ディスカス〉） ・インダカテロールマレイン酸塩（オンブレス®）	プロカテロール塩酸塩水和物（メプチン®クリックヘラー®）		・プロカテロール塩酸塩水和物（メプチンエアー®） ・サルブタモール硫酸塩（サルタノール®）
抗コリン薬	・チオトロピウム臭化物水和物（スピリーバ®〈カプセル〉）		・チオトロピウム臭化物水和物（スピリーバ®レスピマット） ・臭化オキシトロピウム（テルシガン®エロゾル）	

（pMDI）を用いる（**表2**）．

吸入療法を受ける患者の看護

ネブライザー吸入

▼観察項目

- 吸入前後の経皮的動脈血酸素飽和度（SpO_2）測定
- 吸入前後の呼吸状態：喘鳴，副雑音（連続性ラ音，断続性ラ音），呼吸減弱
- 喀痰の有無，量，性状
- 吸入噴霧の程度と吸気のタイミング：風量，霧化量の調節

▼ケア・患者指導項目

- 体位は必ず起坐位か半坐位にする：横隔膜が下がり胸郭が開くことによって吸入液が肺胞の末端まで届く
- 吸入中は，可能ならば吸い込んだときに2～3秒息を止める．困難時はしない：気道が開き，薬液が肺胞の末端まで届いて効果を示す
- 呼吸のタイミングを促す：呼気を十分に促し，咳嗽誘発後に喀痰喀出する
- 吸入器を自己で保持できない場合は，マスクを接続したり蛇腹を支えたりする介助を行う
- 吸入後はうがいをする：薬液が残ると口内炎，悪心・吐気，食欲不振につながる

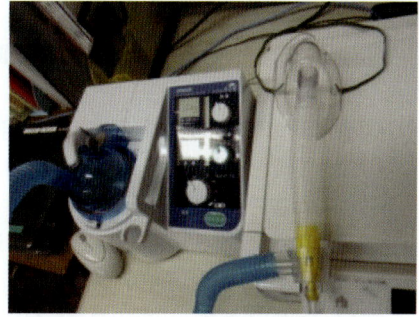

超音波ネブライザーとベンチュリーマスク

ハンド吸入

▼観察項目[1]

- 薬効の理解度
- 発作時と非発作時の吸入薬の違いの理解度
- デバイス手技の正確さ
- 吸気方法，吸気量の確認
- 息止めができるか
- 終了後に含嗽できているか
- 薬剤の保管状況は十分か
- 毎日の吸入が定時に行えているか
- 副作用（嗄声，口腔カンジダ，咽頭痛）の有無
- ステロイド薬に対する認識度

[1] 治療 TOPICS「地域の保険薬局薬剤師との連携」の図3：p.297 参照．

▼ケア・患者指導項目

- デバイスの使用方法についてのDVDを鑑賞すると同時にデモ器に触れる：関心を引き寄せ教育効果促進を図る
- デバイスの説明用紙の活用と看護師による実践指導：正しい手本を元に繰り返し実践後，手技習得する
- 喘息教育も同時に指導：知識不足を補い，吸入の必要性を学び，継続実施につなげる
- 長期管理薬の必要性：症状が安定しても継続して吸入することを理解させる
- 吸入ステロイド薬の安全性：ステロイド薬の誤った認識を修正し，吸入に対する不安軽減に努める
- 禁煙教育：喫煙すると吸入効果が半減することを踏まえ，禁煙外来の受診を勧める
- 発作治療薬の使用方法
  - 短時間作用性β_2刺激薬（SABA）
    - サルブタモール塩酸塩（サルタノール®），プロカテロール塩酸塩水和物（メプチンエアー®）
    - 1回2吸入15～20分間隔をおく．1日4回（8吸入）以内を守ること．使用頻度の限界を指導し乱用しない
    - 1プッシュごとに吸入を行う．2プッシュ連続厳禁
    - 3回使用後，改善しない場合，受診する
  - SMART[*1]療法
    - ブデソニド・ホルモテロールフマル酸塩水和物（シムビコート®）
    - 長期管理の定期吸入と発作治療の頓用吸入合わせて通常1日8回吸入まで
    - 医師が指示した場合，一時的に1日12回吸入まで
    - 1回まわすごとに吸入を行う
    - 1日使用合計8回，改善しない場合，速やかに受診する
- 副作用については吸入後の含嗽を徹底し，吸入薬別の副作用の予防を指導する
  - 吸入ステロイド薬：口腔内カンジダ症，嗄声
  - β_2刺激薬：動悸，頻脈，手の振戦
  - 抗コリン薬：口渇

サルタノール®インヘラー
（写真提供：グラクソ・スミスクライン）

メプチンエアー® 10μg 吸入 100回
（写真提供：大塚製薬）

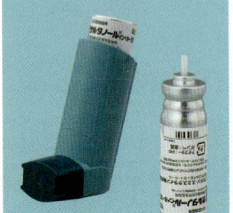

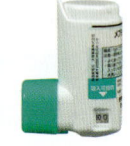

シムビコート®タービュヘイラー®30（左），シムビコート®タービュヘイラー®60（右）
（写真提供：アストラゼネカ）

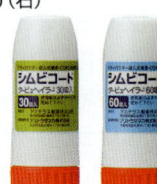

[*1] Symbicort Matintenance and Reliever therapy の略.

PDI（ドライパウダー）の場合

必要な吸気速度 20～35 L/分.

▼観察項目

- デバイス操作，吸入前の十分な呼気，強く深く大きな吸気，息止め，含嗽

▼患者指導項目

- 吸入量が弱いと思われる場合，吸気速度測定器（表3）を使用する
  - 測定器がない場合，ストローで飲んだり，そばをすすることができれば，吸気流速は60 L/分あるので，目安とする
  - チオトロピウム臭化物水和物（スピリーバ®）は，カプセルが震える音が確認できれば吸入できている
- 吸入速度不足や，手技に問題があり，デバイス使用の続行が困難な場合は，担当医に報告する

5 吸入療法

表3 吸気速度測定器

ディスカス® トレーナー
・吸気不足時に流速をチェックする ・笛が鳴れば，30 L/分の吸気流速がある

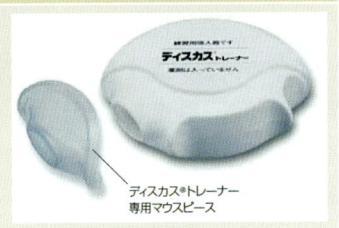

(写真提供：グラクソ・スミスクライン)

■ pMDI（エアゾル）の場合

通常の呼吸でゆっくり吸う．

▼観察項目

- デバイス操作，吸入前の呼気，エアゾルの押し方，吸気の仕方，息止め，含嗽

▼患者指導項目

- 直接吸入が困難（押すこと，吸うことが同時にできない）なときは，吸入補助具（表4）を使用する

表4 吸入補助具

シクレソニド（オルベスコ®）専用噴霧補助具
・補助具を用いれば，手の握力不足でうまく押せない，リウマチ患者）などのサポートができる

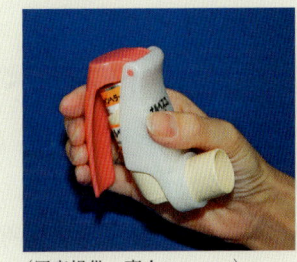

(写真提供：帝人ファーマ)

オルベスコ®専用スペーサー
・ボンベを押すことと吸うことが同調できない場合に使用する ・口腔内の薬剤の付着が減り，肺内到達率が上昇し，嗄声なども軽減できる

エアロチャンバー・プラス®静電気予防タイプ
・フローインジケータの弁の動きで呼気状態を確認できる ・吸気が強いと，音が鳴るので，自己調整が可能

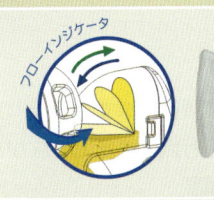

小児用

(写真提供：アムコ)

- エアロチャンバーは，多様な薬剤（エアゾル）が使用可能で，「押す」と「吸う」を同調せずに操作できる
- 自然呼吸で行うので，呼吸負担が少ない
- 小児から高齢者まで幅広く使用でき，吸入の確実性が高い
- 1日2吸入の場合，1プッシュごとに吸入する
- 初回使用前に必要とした静電気防止作業を必要とせず，薬剤のチャンバー内への付着を抑制できる

成人用

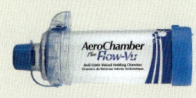

(写真提供：アムコ)

211

高齢者の吸入療法

高齢者の特性に注意して教育・支援を行わなければならない．

患者の情報収集を行うなかで，慢性疾患とどのように向き合ってきたのか，日常生活状況・背景を踏まえたうえで個々の方策を提案し，症状が出現しない状態を継続できるよう指導することが必要である．

▼観察項目

- 視力低下：小さい文字が見えず，カウンターや説明書が読めないでいないか
- 握力低下：十分にボンベが押せない，器具が支えられないでいないか
- 認知力低下：吸入実施の有無を覚えていない，吸入使用限度を超過していないか
- 吸気力低下：吸気力がなく，不完全な吸入のまま過ごしていないか

▼ケア・患者指導項目

- 多種のデバイスによる使用の不安定さ：繰り返し手技および吸入の練習を行い，正確な吸入方法を獲得させる
- 使用者の理解度不足（服薬指導依頼）：家族を含めて，薬剤師，看護師による喘息教育・吸入指導を行う
- 毎日の継続困難：日常生活動作に連動した吸入時間を選択する（起床後，内服薬服用時間，洗面後，食事前後，外出前後，就寝前など）
- 独居，認知症合併：家族，介護職員，医療従事者への指導と協力を依頼し，毎日確実に吸入できるようにする

吸入におけるアドヒアランス

アドヒアランスとは，治療方針（長期管理薬使用）の決定について，患者自身が積極的（継続した吸入）に参加し，治療を受けることである．患者が自身の疾患を理解し，治療に納得し主体的にかかわることで，より高い治療効果（症状のない生活）を獲得できる．

吸入指導者は，患者のアドヒアランスに注意しながら，医師に正確な情報提供を行い，患者と医療者のパートナーシップの橋渡し役を担いつつ患者教育に努める必要がある．

▼観察項目

- 疾患の認識度
- ハンド吸入の観察項目に準ずる
- 毎日の吸入実施の有無，実施できなかった理由と頻度，残薬確認
- 治療に対する意識度
- 家族・支援者の情報

▼ケア・患者指導項目

- 高齢者の吸入療法のケア・患者指導項目に準ずる
- 症状のない生活によるQOLの維持向上について，具体的な例を元に指導する
- 治療ガイドラインのステップダウンの再教育により治療継続意欲を引き出す

（吉田めぐみ）

6 酸素療法

目的

酸素療法の目的には，低酸素に陥った組織への酸素供給を改善させること，低酸素により引き起こされた強い吸気努力や心拍数増加を元の状態に戻し，呼吸仕事量や心仕事量を軽減させること，低酸素性肺血管攣縮を改善し，上昇した肺動脈圧を低下させることで右心負荷を軽減させること，などがあげられる．

適応

一般的に呼吸不全といわれる PaO_2 60 Torr 以下，SaO_2 90％以下が酸素療法の適応である．このほかにも，低酸素症や急性心筋梗塞などのときも適応となる．

呼吸不全はⅠ型呼吸不全とⅡ型呼吸不全に分けられる．Ⅰ型呼吸不全とは高二酸化炭素血症を伴わない呼吸不全（$PaCO_2$ 45 Torr 未満），Ⅱ型呼吸不全とは高二酸化炭素血症を伴う呼吸不全（$PaCO_2$ 45 Torr 以上）である．酸素療法を行う際には，動脈血酸素分圧だけでなく，pHや二酸化炭素分圧などを含めた動脈血液ガス分析，呼吸状態や循環動態，意識状態などにも注意を払う必要がある．

方法

インターフェイス

酸素吸入を行う際のインターフェイスには，低流量システム，高流量システム，リザーバーシステムがある．

● 低流量システム

患者の1回換気量以下の酸素を流し，それ以外は周囲の空気を吸入するため，患者の呼吸状態に応じて実際の酸素濃度は変動する．そのため，同じ酸素流量であっても，低換気の患者では吸入気酸素濃度は上昇し，過換気の患者では低下する．

鼻カニュラ（図1）

鼻にカニュラを装着して酸素を吸入する方法で，食事や会話が可能である．酸素流量を1L/分上げるごとに吸入気酸素濃度が4％ずつ上昇し，6L/分までで使用する（表1）．6L/分以上では効果が上がりにくく，鼻腔粘膜への刺激が強いため，鼻汁，鼻閉，鼻出血を生じることがある．加湿は3L/分以下では不要である．

酸素マスク

鼻と口を覆ったマスクを装着して酸素を吸入する方法で，吸入酸素濃度を調整

図1 鼻カニュラ

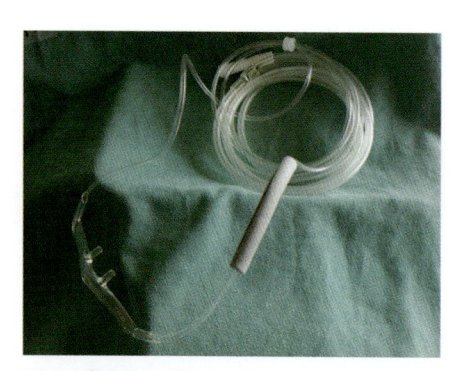

表1 酸素流量と吸入酸素濃度

酸素流量（L/分）	吸入酸素濃度の目安
1	24％
2	28％
3	32％
4	36％
5	40％
6	44％

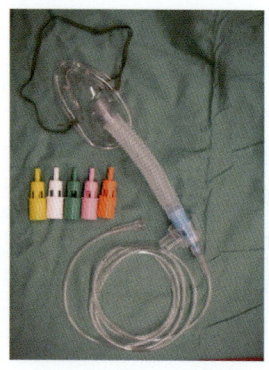

図2 ベンチュリーマスクとダイリューター

表2 ダイリューターの色別酸素濃度と酸素流量

ダイリューターの色	酸素濃度	酸素流量（L/分）
青	24％	3
黄	28％	6
白	31％	8
緑	35％	12
桃	40％	15
オレンジ	50％	15

メーカーにより設定する酸素流量は異なる．

することができない．マスク内にたまった呼気を再吸入しないように，5 L/分以上の酸素流量で使用する．Ⅱ型呼吸不全の患者には適さない．

● **高流量システム**

患者の1回換気量以上の酸素を流すため，患者の呼吸状態が変化しても変動することなく，設定した濃度の酸素を送ることができる．

ベンチュリーマスク（図2）

ベンチュリーマスクでは，通気口の大きさが異なるダイリューターとそれに適した酸素流量に調整することで，FiO_2 が 24～50％の安定した酸素を送ることができる．ダイリューターの色は全て異なり，表面には酸素流量と酸素濃度が刻印されている．そのため，使用したい酸素濃度に合わせて，ダイリューターと酸素流量を変更する必要がある（表2）．Ⅱ型呼吸不全に適しており，加湿は40％以下では不要である．

ネブライザーつき酸素吸入器

ベンチュリーマスクにネブライザー機能を兼ね備えたもので，十分な加湿が必要な患者に適している．酸素流量は最低5 L/分以上で使用し，10 L/分以上で十分な効果が得られる．

ネーザルハイフロー（図3）

鼻カニュラの形をしており（図4），患者の最大吸気流速を設定することで高い酸素濃度を供給することができる．高流量により解剖学的死腔を洗い流し，軽度の気道内陽圧をかけられるため，酸素化の改善や呼吸仕事量の軽減が期待できる．

人工呼吸器などに使用する加温加湿器を併用しており，鼻腔や気管粘膜の加湿・保護につながる．酸素配管，空気配管を必要とし，流量は6～60 L，酸素濃度は21～100 %で調整できる（図5）．

リザーバーシステム

連続流量されている酸素を呼気時にリザーバー部に蓄え，吸気時にリザーバー部にたまった濃度の高い酸素を，吸気時に吸入することができる．CO_2ナルコーシスなどに注意が必要である．

リザーバーつき酸素マスク（図6）

マスク下についているリザーバーバッグに酸素を蓄え，バッグ内の高濃度酸素を吸入することができる．マスクに一方弁がついており，呼気時にはその弁からマスクの外に呼気を排出し，吸気時にはその弁が塞がれ，リザーバーバッグ内の酸素を吸入できるようになっている．患者の1回換気量が多い場合や酸素流量が少ない場合には，リザーバーバッグがしぼんでしまい，酸素吸入ができなくなるうえに呼気ガスを再吸入してしまうため，酸素は6 L/分以上で使用する．酸素濃度を安定させるために，マスクが顔に密着するように注意する．

リザーバーつき鼻カニュラ（オキシマイザー®，表3）

鼻カニュラの酸素吸入口または胸のあたりにペンダント型としてリザーバーがついているものであり（図7），酸素節約を目的として使用される．リザーバー部

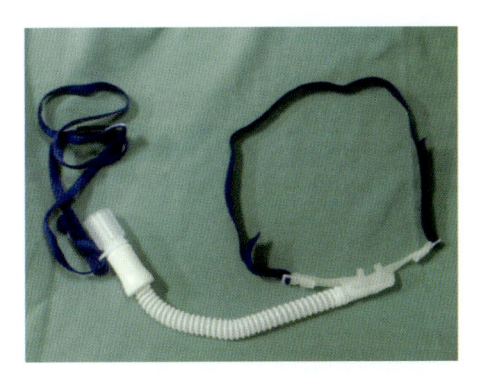

図4 ネーザルハイフロー専用鼻カニュラ

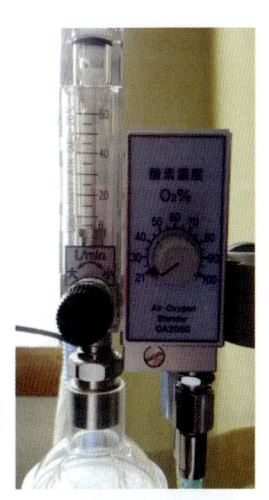

図5 酸素ブレンダー

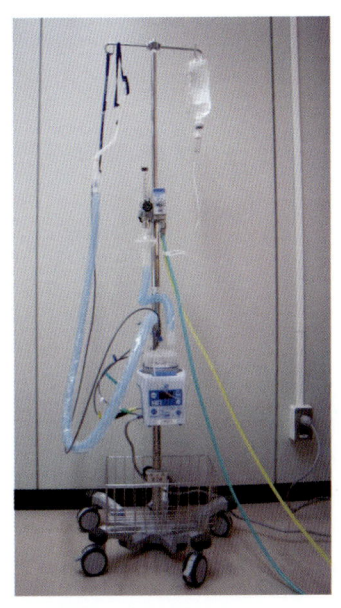

図3 ネーザルハイフロー

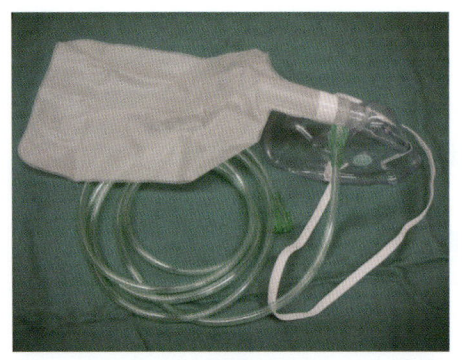

図6 リザーバーつき酸素マスク

表3 オキシマイザー®の設定流量と通常カニュラの酸素流量

オキシマイザー®の設定流量（L/分）	通常カニュラの酸素流量（L/分）
0.5	2.0
1.0	3.0
2.0	4.0
3.0	5.5
4.0	6.5
5.0	7.5
6.0	8.5
7.0	9.5

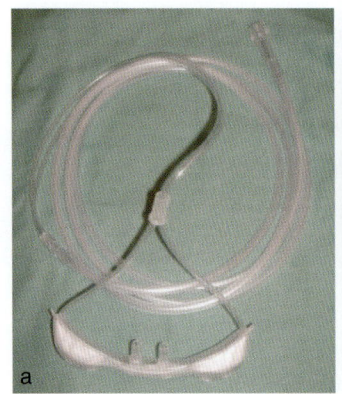

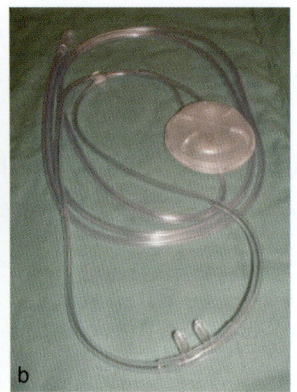

図7 オキシマイザー®
a：リザーバーが鼻カニュラの酸素吸入口にあるタイプ，b：胸のあたりにペンダント型としてリザーバーがついているタイプ．

に負担をかけるおそれがあるため，酸素流量は7L/分以下で使用する．リザーバー部は水滴により破損するため，加湿水の使用は避ける．入浴時においても，浴槽に浸けてしまわないよう注意が必要であるが，シャワーやシャンプーで水がかかるくらいならほぼ問題はない．

　携帯酸素使用時には，必ず連続流量で使用する．

在宅酸素療法

　病院内では酸素配管に酸素流量計を取りつけ，酸素吸入を行うが，自宅では酸素濃縮装置や液体酸素を使用し，在宅における日常生活のなかでも酸素を供給することができる．使用に際し，在宅酸素処方箋が必要である．

● 酸素濃縮装置（表4）

　フィルターを通して空気を取り入れ，濃度約90％以上の酸素を供給する．コンセントに差し込み，電源を入れるだけで使用でき，最大2〜7L/分の酸素供給が可能な機種がある．

表4 酸素濃縮装置のメリットとデメリット

メリット	デメリット
・操作が簡単である ・電源があれば連続使用ができる ・酸素ボンベは長期保存ができる	・電気代がかかる ・停電時には酸素ボンベへの切り替えが必要である ・高流量の酸素が必要な患者には使用困難である

表5 液体酸素のメリットとデメリット

メリット	デメリット
・電気代が不要のため,経済的である ・停電時でも使用可能である ・高濃度・高流量(10 L/分)で使用できる ・子器が軽量であり,携帯に便利である	・子器への充填作業がやや困難である ・親器も子器も自然蒸発してしまうため,使用していなくても残量が減ってしまう ・定期的に親器の交換が必要である ・住宅環境によって使用できないこともある

　外出・停電時には携帯用として酸素ボンベを使用する．酸素ボンベにはサイズがあり，性質上重量感があるが，残量はわかりやすい．呼吸同調装置を併用することで酸素ボンベの使用時間が約3倍となるが，電池交換やアラーム時の対応なども習得する必要がある．携帯ボンベはキャリーカートとして使用する以外にもショルダータイプとしての使用も可能であり，4輪カートタイプやリュックタイプにも変更することができるため，患者の状態やニーズに合わせて選択する．

● 液体酸素（表5）

　液体酸素が充填された容器を設置し，気化した酸素を吸入することができ，携帯時には子器に充填して使用する．子器に呼吸同調装置が内蔵されている場合には，専用のカニュラが必要である．子器を携帯する際には，リュックスタイル，ショルダーバッグスタイル，ウエストポーチスタイルとして使用することができる．使用時の手続きとして，都道府県知事に高圧ガス製造事業届書の提出が必要である．

酸素療法を受ける患者の看護

導入前

慢性閉塞性肺疾患（COPD）や間質性肺炎などの基礎疾患の進行により，徐々に酸素分圧が低下している状態であれば，日常的に低酸素状態に慣れており，呼吸困難を感じにくい患者もいる．また，酸素療法への抵抗が強く，受け入れられない患者も少なくない．しかし，低酸素状態が続けば，心臓への負荷が大きくなり，心不全症状をきたすことや，身体組織や脳への酸素供給ができず，低酸素血症になる危険性もある．酸素療法導入前から疾患や酸素療法の必要性などの知識を提供し，患者の呼吸状態，循環動態などの客観的情報に加え，呼吸困難などの主観的情報も合わせて評価していくことが必要である．

▼観察項目

- 呼吸困難感，息切れ感などの自覚症状
- 体温，脈拍，チアノーゼ，呼吸数
- 咳嗽，排痰
- 安静時，労作時などそれぞれの状態のSpO_2値や脈拍，呼吸数などの呼吸状態
- 排便状況
- 食事摂取状況
- 禁煙状況
- 日常生活における動作，活動範囲

▼ケア項目

ADL	● 4つの息切れを増強させる動作（上肢挙上動作，息を止める動作，腹部を圧迫する動作，反復動作）を避ける[1] ● 連続した動作を避け，次の動作との間に休憩をとる ● 動作の無駄を省く ● 呼吸を整え，負荷の大きい動作は呼気時に行う
呼吸困難・SpO_2低下時	● 楽な姿勢をとる ● 安静を保ち，呼吸を整える ● 閉塞性疾患患者では口すぼめ呼吸を行う ● 感染を併発している場合には喀痰量が増加していることが多く，しっかり排痰できるようにする．また，発熱時にはSpO_2が低下する場合もあり，注意する
排便コントロール	● 怒責時に呼吸困難感が増強することもあるため，水分摂取や下剤使用で便が軟らかめになるよう調整する
食事	● 呼吸に多くのエネルギーを必要とするため，食事量の減少に注意する ● ゆっくり食事が摂れるような姿勢をとり，時間にゆとりをもつ ● 少量ですぐ満腹感を感じるようであれば，分割食にする
服薬管理	● 気管支拡張薬やステロイド薬などの内服，吸入が正しく行われているか確認する

[1] 「慢性閉塞性肺疾患（COPD）」の図4：p.66参照．

▼患者指導項目

疾患に関する知識	●今後の療養生活に向けて，疾患に関する知識を提供する
日常生活動作	●動作要領を指導する ●休憩の目安を指導する ●呼吸法，パニックコントロールの方法を指導する
禁煙指導	●喫煙は呼吸機能の低下をまねく．必要であれば禁煙外来や禁煙教室を利用するなど，禁煙に向けて支援する[2]
内服・吸入管理	●内服・吸入療法の効果を説明し，吸入手技などを含め，正しく服薬管理が行われるよう指導する

[2] 治療 TOPICS「禁煙支援」の項：p. 299 参照．

導入後

　酸素療法を必要とする患者は，COPD や間質性肺炎などの基礎疾患の進行のためだけでなく，肺炎の併発により呼吸機能の低下がみられたり，心負荷が過大となったりと，さまざまな状態で導入に至る．患者の基礎疾患，動脈血液ガス分析結果などに加え，呼吸状態，循環動態などを合わせて，必要な酸素量を評価していくことが必要である．

　また，患者にとって酸素療法を行いながらの生活は，いままでの生活スタイルを大きく変化させるものであり，抵抗を感じる場合がほとんどであるため，精神的サポートも必要となる．

▼観察項目

- 酸素吸入の使用状況
- 呼吸困難感，息切れ感などの自覚症状
- 安静時，労作時などそれぞれの状態の SpO_2 値や脈拍，呼吸数などの呼吸状態とそのときの酸素吸入量
- 排便状況
- 食事摂取状況
- 日常生活における動作，活動範囲，休憩のとり入れ方

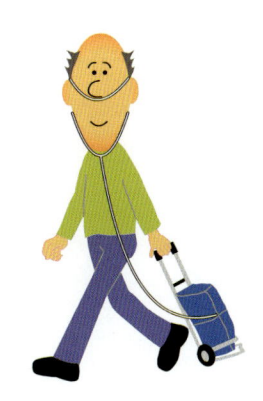

▼ケア項目

在宅酸素療法導入への準備	●パンフレットやDVDを用いて，在宅酸素療法（HOT）についての情報を提供する ●日常生活動作要領の見直しを行う ●パンフレットや実物をみてもらい，患者の状態や活動状況に合わせて，酸素濃縮装置と液体酸素のどちらかを選択してもらう ●患者だけでなく，キーパーソンを含む家族にも機器の取り扱いや注意事項などの説明会に参加してもらう ●機器取り扱い（酸素濃縮装置の使用方法，フィルター掃除，携帯ボンベの使用方法，ボンベ交換，セーバーの電池交換，液体酸素の重点方法，残量チェックの方法など）についてチェックリスト（図8）などを用いて説明し，実施してもらう．

～患者～	説明	実施
＊ハイサンソ®が使用できる	日付・サイン	日付・サイン
安静時・労作時の酸素流量の変更方法	／	／
お手入れ方法	／	／
＊ウルトレッサ®が使用できる		
アラームの対処方法	／	／
電源ON・OFFの方法	／	／
ボンベ交換手順	／	／
ボンベ残量の見方	／	／
電池交換の方法	／	／
＊酸素吸入にあたっての注意事項が言える		
火気厳禁，禁煙の継続	／	／
指示の酸素吸入量が言える	／	／

～看護師～	日付・サイン	
在宅環境が把握できている（間取り図の作成）	／	
介護者（支援者）の有無　主たる介護者→（　　　）	／	
家族へ使用方法・注意事項を説明している	／	
身体障害者手帳の申請状況が把握できている	／	有（　　級）・無
社会資源の活用状況が把握できている		
介護保険の有無・介護度の確認	／	有（　　）・無
外出の有無と頻度が把握できている	／	
パンフレットを渡している	／ ／	□　見てリハ □　動作要領
外来受診方法を把握できている（　）	／	
HOT説明会	日程調整　／	実施　／

図8　HOT導入時のチェックリスト（大阪府立呼吸器・アレルギー医療センター）

在宅酸素療法導入への準備（つづき）	● 自宅の間取り図を書いてもらい，生活スペース，動線などを検討しながら，酸素機器設置場所を患者・家族と一緒に検討し，自宅での酸素療法のイメージをもってもらう ● 趣味や仕事などでの日常における外出状況を確認し，外出時間，活動状況などからボンベのサイズ，インターフェイスを検討する ● 見た目を気にする患者であればメガネカニュラの紹介，歩行が不安定な患者であれば4輪カートタイプの使用など，患者の生活に沿った支援を行う
酸素流量の見きわめ	● 安静時，歩行・入浴時，睡眠時など，活動状況により必要な酸素流量は異なる．そのときのSpO₂，脈拍，呼吸困難感，呼吸数などを含めた呼吸状態から，医師や理学療法士と協同しながら，それぞれに必要な酸素流量を見きわめ，医師から酸素指示を受ける ● 特に入浴時の負荷は大きく，酸素飽和度が低下しやすいため，入浴前後だけでなく，洗髪後，洗体後，浴槽から出た後など細かくチェックする（図9）． | 月　　日	SpO₂（%）	脈拍（回/分）	酸素流量（L/分）
---	---	---	---
浴室に着いたとき			
服を脱いだ後			
顔を洗った後			
体を洗った後			
湯船から上がった後			
服を着た後				 **図9　入浴時酸素チェック表** ● 呼吸困難を感じにくい患者もいるため，休憩や呼吸調整の声かけを行ったり，セルフケアができるところと介助を要するところの検討をしたりする
精神的サポート	● 在宅酸素療法導入の準備段階において，患者が習得しなければならない項目は多く，手技の問題や今後の生活に対して不安を抱える患者は多い．自己効力が高いほど，行動が遂行されやすいといわれており，患者に合わせて成功体験，代理的経験，言語的説得，生理的・情動的状態など4つの方法を用いて，自己効力感向上への支援を行う ● 在宅酸素療法導入後の生活は患者にとって，いままでの生活とさまざまな面において変化を余儀なくされる．酸素を吸入することで息切れが軽減した，動けるようになったなど，効果を実感している患者だけでなく，低酸素の自覚が乏しく，酸素吸入の必要性を受け入れられない患者や，酸素を使うことで人の目が気になることやできなくなったことに対する喪失感を感じている患者も多い．また，これは導入時に限らず，疾患進行に伴い酸素量を増量するときにも同様である ● 今後の生活に対する不安や酸素を使用して生きていかなければならないという思いは自尊心の低下につながり，患者の療養生活へ影響を与えてしまう．患者が，望む役割を遂行し，趣味を楽しみ，大切な時間を過ごすためにも，安定した療養生活を送るための資源の一つとして酸素療法をとらえられるように，患者の思いに耳を傾け，アドヒアランス向上・維持に努めていく必要がある

社会資源の活用	●入院時から退院後の生活をイメージすることで問題点が明らかとなる．介護保険や身体障害者手帳など，社会資源を有効活用できるように患者に情報提供するとともに，訪問看護や訪問介護，宅配サービスなど，必要なサポートを検討する ●ケアマネジャーや訪問看護師などと入院中の状況，退院後に予測される問題点などを共有できるように，カンファレンスを行うことが望ましい

▼患者指導項目

栄養指導	●少量で高エネルギー，高蛋白の食事を摂る ●少量で満腹感を感じるようであれば，一回量を少なくし，分食にする ●食事時には労作時の酸素量を使用し，楽な姿勢をとる ●適宜，栄養補助食品を利用する
薬物指導	●内服・吸入療法について適宜確認を行い，正しく管理できるよう指導する
感染予防	●感染を契機として原疾患が悪化することがあり，ステロイド薬内服により易感染状態にある患者も多い．日ごろから，含嗽，手洗いなど，患者だけでなく，同居している家族にも感染予防について指導する
禁煙継続	●喫煙による疾患進行だけでなく，酸素療法使用患者の喫煙は火災の危険性も高いため，患者が禁煙を実行，継続できるよう指導する[3]

[3] 治療 TOPICS「禁煙支援」の項：p. 299 参照．

（渡部妙子）

7 非侵襲的陽圧換気療法（NPPV）

non-invasive possitive pressure ventilation

目的

非侵襲的陽圧換気療法（NPPV）は，気管挿管や気管切開を行わず，鼻・フェイスマスクを介して気道内に陽圧をかけて換気を行う方法であり，換気の改善，呼吸仕事量および呼吸筋疲労の軽減，酸素化の改善などを目的とする．

適応

NPPV 導入の基本は，エビデンスレベルや推奨度が高い疾患で一般的な適応を満たし，禁忌ではない症例といえる．ただし，エビデンスレベルや推奨度が低い疾患が禁忌とは限らない．NPPV のエビデンスレベルについては，**表1**，**2** に示す．

表1 急性期 NPPV のエビデンスレベルと推奨度

	エビデンスレベル	推奨度
心原性肺水腫	I	A
COPD 急性増悪	I	A
気管支喘息	II	C（経験があれば B）
肺結核後遺症急性増悪	IV	A
間質性肺炎	V	C
人工呼吸からの離脱支援	II	B（COPD 以外は C）
胸郭損傷	III	B（習熟していない施設は C）
免疫不全	II（成人） V（小児）	A C
ARDS/ALI	IV	B
重症肺炎	II	B（COPD あり） C（COPD なし）

（石原英樹：EBM からみた NPPV．呼吸と循環 2010；58（6）：618 より）
COPD：慢性閉塞性肺疾患，ARDS：急性呼吸窮迫症候群，ALI：急性肺損傷．

表2 慢性期 NPPV のエビデンスレベルと推奨度

	エビデンスレベル	推奨度
拘束性換気障害	IV	C
COPD（慢性期）	II	C
慢性心不全におけるチェーン・ストークス呼吸	II（CPAP） IV（NPPV）	B（CPAP） D（NPPV）
肥満低換気症候群	I（CPAP） IV（NPPV）	A（CPAP） C（NPPV）
神経筋疾患	II	B
小児	III～IV	B～C

（石原英樹：EBM からみた NPPV．呼吸と循環 2010；58（6）：618 より）
CPAP：持続的気道内陽圧．

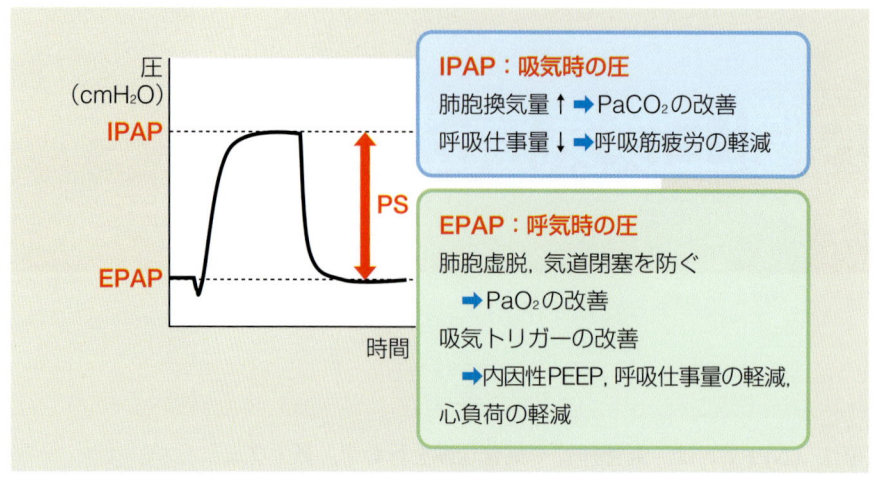

図1 bilevel PAP（bilevel positive airway pressure）

方法

NPPVは従量式と従圧式に大別され，日本では従圧式のbilevel positive airway pressure（bilevel PAP）型人工呼吸器が主流となっている．bilevel PAPとは，吸気圧（IPAP）と呼気圧（EPAP）の2つの圧差を利用して行う換気療法である（図1）．

NPPVは，侵襲的陽圧換気（IPPV）と異なり，患者が自分でマスクを除去できるため，NPPVの実施には患者の理解と協力が不可欠である．またマスクフィッティングが，NPPV成功のカギを握る．

bilevel PAP型人工呼吸器における換気モードおよび設定における重要な用語について表3に示す．

表3 換気モードにおける用語

モード	説明
S（spontaneous）モード	・自発呼吸のみを補助する
T（timed）モード	・設定した呼吸数，吸気時間で作動する調節換気
S/T（spontaneous/timed）モード	・自発呼吸を補助するが，一定時間自発呼吸をトリガーできない場合にはバックアップ呼吸が始まる
CPAP（continuous positive airway pressure）モード	・吸気，呼気ともに一定の圧をかける
iVAPS（intelligent Volume Assured Pressure Support）[1]モード	・S/Tモードで，目標肺胞換気量を維持するために患者の呼吸に合わせて，指示圧の範囲でPS（pressure support）が変動する ・バックアップ呼吸回数（iBR）の2/3以下となった場合，iBRまで徐々に換気補助し，設定回数を保障する
AVAPS（Average Volume Assured Pressure Support）モード	・S/Tモードで，目標1回換気量を維持するために，患者の呼吸に合わせて，指示圧の範囲でPSが変動する ・一定時間自発呼吸をトリガーできない場合にはバックアップ呼吸が始まる

非侵襲的陽圧換気療法を受ける患者の看護

本稿では，慢性呼吸不全患者における看護について述べる．

慢性呼吸不全患者が，NPPVをスムーズに導入し在宅で継続するためには，アドヒアランスおよびセルフマネジメント能力の向上が不可欠である．そのため看護師は，NPPVとともに生きていくことを余儀なくされた患者の複雑な思いに理解を示しながら寄り添い，患者・家族のペースに合わせて自己効力感の向上を図りながらNPPVを生活のなかに取り入れることができるように支援していく．

NPPV導入時

▼導入時のポイント

- NPPVの必要性と期待される効果（表4）を十分説明し，理解を得る
- ネガティブなイメージを抱かないようにマスク固定は段階を追って行う
- 苦痛に対して共感しながら迅速に対応する
- 自己効力感の向上へのアプローチを積極的に行う
  - 成功体験：ステップバイステップ法を取り入れ，目標達成感を多く体験し成功体験として認知を高める
  - 代理的経験：NPPVを導入し，QOLが向上している他患者の情報を提供する
  - 言語的説得：必ず慣れることを説明し，力強く励ましたり，がんばりを承認・称賛する
  - 生理的・情緒的状態：NPPVを実施し，息が楽であることを自覚する
- 患者の思いやNPPVの教育内容の理解度を把握しながら患者のペースに合わせて教育する
- 患者のNPPVや病いに対する思いを聞き，パートナーシップの関係を築く

マスクフィッティング

マスクフィッティングの基本を図2に示す．

● マスクおよびサイズの選択

- 不適切なサイズであると，リークが増え同調性を妨げたり，皮膚トラブルを起こしたりする危険がある．サイズで迷ったときには，小さいサイズを選択する．
- ネーザル（鼻）マスクの場合，クッションの膜が鼻腔を覆わないことを確認する．フルフェイスマスクの場合，軽く開口して唇がはみださないことを確認する．

表4 NPPVに期待される効果

効果	根拠
呼吸筋疲労の改善，呼吸仕事量の軽減	・IPAPによる吸気時の圧補助をすることで，換気補助により疲労した呼吸筋の負担や呼吸仕事量が軽減できる ・呼吸に要するエネルギー量が，健康成人で36〜76 kcal/日であるのに対してCOPD患者は430〜720 kcal/日であり，呼吸仕事量を減らし酸素消費量を減量することは，息切れの軽減につながる
換気改善	・睡眠中の特にREM期に低換気が生じる．換気補助で低換気や高二酸化炭素血症を是正できる
ADL拡大	・NPPVによる換気補助効果とPEEP効果による高二酸化炭素血症や低酸素血症の是正により，換気応答の改善や呼吸仕事量の軽減につながり，日中の息切れが軽減され，ADLを拡大できる

3章 治療別の看護

> **ここが重要！** ▶患者に合ったマスクの選定がNPPVの継続および効果を左右する．マスクおよびサイズの種類を理解しておく．

●手順

● 初回装着時は，マスクの圧迫感を軽減するために，ヘッドギアを固定しないで，医療者がマスクを手で患者に当て，マスクの装着感と陽圧換気に慣れてもらう．その後，患者の呼吸と機器との同調性を確認し，ヘッドギアを固定する．

①安楽な姿勢でマスクを装着する．鼻マスクのときは，鼻クッションが顔の上で座りのよい位置に当てる．フルフェイスマスクのときは，下顎から当てる．

②マスクの額部を額に当て，ヘッドギアのベルトを左右対称に締める．

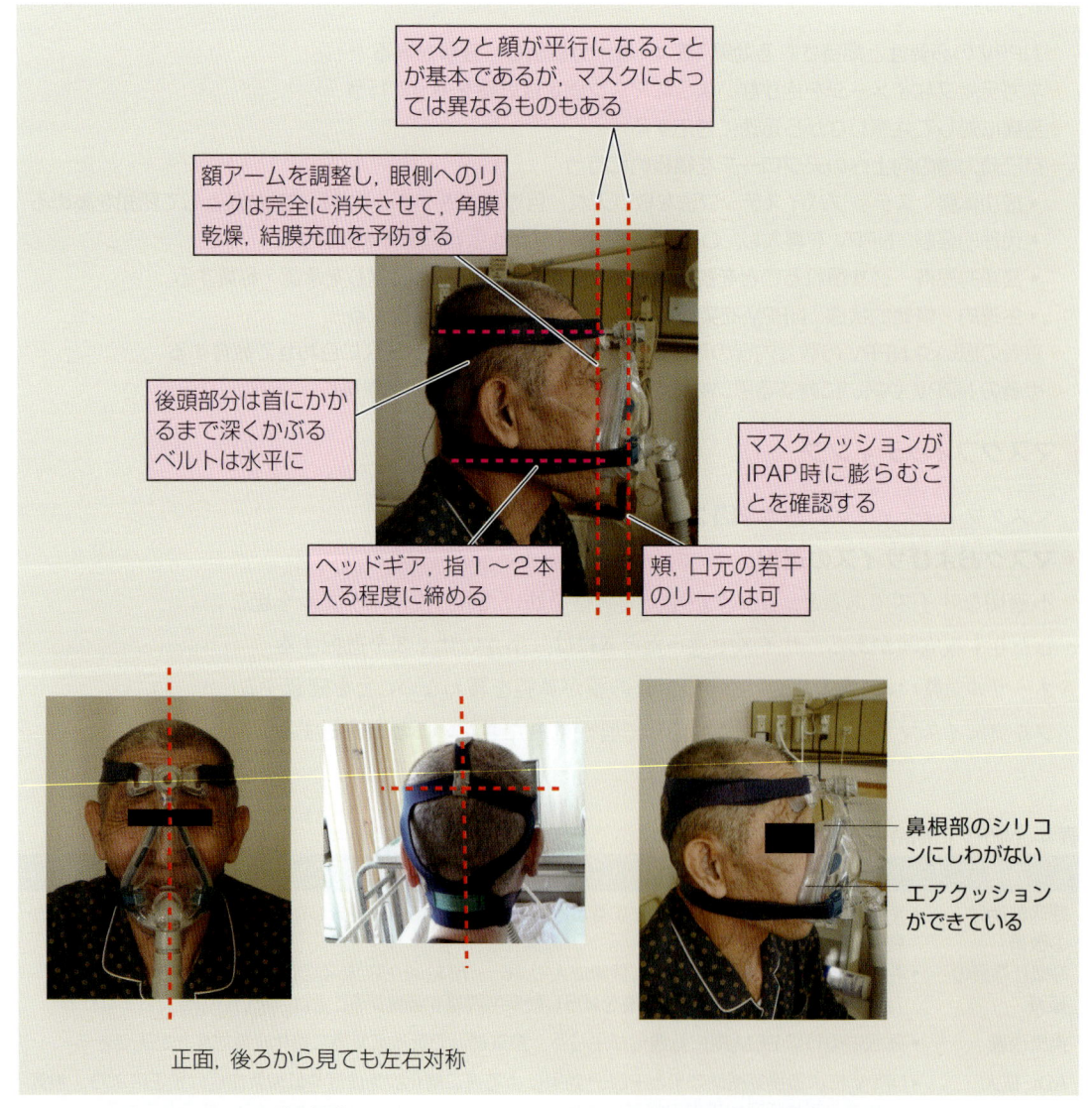

- マスクと顔が平行になることが基本であるが，マスクによっては異なるものもある
- 額アームを調整し，眼側へのリークは完全に消失させて，角膜乾燥，結膜充血を予防する
- 後頭部分は首にかかるまで深くかぶるベルトは水平に
- マスククッションがIPAP時に膨らむことを確認する
- ヘッドギア，指1〜2本入る程度に締める
- 頬，口元の若干のリークは可
- 鼻根部のシリコンにしわがない
- エアクッションができている

正面，後ろから見ても左右対称

図2 マスクフィッティングの基本

③額アーム角度の調整
- フレーム上部にある額パッドは，軽く額に当たる程度でよい．
- 額アームは一番広げた状態から締めていき眼側のリークがないようにする．

④ヘッドギアのベルトの調整：ヘッドギアのベルトは，指が1～2本入る程度の緩さにする．ベルトは左右対称に締める．

⑤正面および後ろから見て左右対称に固定されているか確認する．

⑥機器を起動させ，エアクッション（NPPVの送気によりマスクが軽く浮き上がる機能）があるかを確認して最終調整をする．

> **ここが重要！**
> ▶ベルトをきつく締めすぎるとエアクッションが消失し，かえってリークが増える．エアクッションができる程度の緩めのフィッティングが最適である．
> ▶機器を作動させる前に鼻根部のシリコンにしわが寄っていないことが大切（図2）．

NPPV装着中

▼観察項目

慢性呼吸不全患者は，一般的に夜間にNPPVを実施する．睡眠時は，開口リークや呼吸減弱によるトリガーエラーや換気不良を認めることがあるため，特に看護師による睡眠時の観察が重要である．

呼吸状態	●バイタルサイン，SpO_2，呼吸回数，呼吸パターン，呼吸音，呼吸困難度，胸郭の動き，呼吸補助筋の緊張状態，気道確保状態，喀痰喀出状況 ●主観的情報 〈呼吸状態についての患者の主観的情報とその原因・対策〉

主観的情報	原因	対策[*1]
呼吸が合わない	・リークが原因のトリガーエラー	・マスクフィッティングの確認 ・チンストラップによる開口防止 ・フルフェイスマスクに変更
	・設定が原因のトリガーエラー	・EPAP（呼気圧）を上げる ・トリガー感度の調整
息が吸い足りない	・換気量が少ない	・IPAP（吸気圧）を上げる（IPAP－EPAPを上げる）
	・吸気途中でEPAPに切り替わる	・IPAPmaxを長くする
入ってくる空気の勢いが強すぎる	・IPAPが高い	・IPAPを低くする
	・ライズタイムが短い	・ライズタイムを長くする

吸気時間
IPAP
EPAP
0.1秒 ← ライズタイム

呼吸状態（つづき）	空気がスーッと入ってこない	・ライズタイムが長い	・ライズタイムを短くする
		・内因性PEEP	・EPAPを上げる
	息をするのが忙しい	・設定呼吸回数が多く，強制換気（Tモード）になっている	・呼吸回数の変更
		・蛇腹の水，機器不良によるトリガーエラー	・蛇腹の水の破棄，機器の交換
	息を吐きにくい	・EPAPが高い	・EPAPを下げる（ただし，呼気再呼吸防止のためにEPAP 4 cmは必要）
		・気管支閉塞	・EPAPを上げる

*1 対策は，主観的情報のみでなく，客観的情報と病態を照らし合わせて検討.

- NPPV中に患者が「しんどい」と言うとき，呼吸が機器と合っているか，吸い足りているか，空気の勢いはどうかなど，どのような状況であるのかを具体的に確認し，客観的情報とともにアセスメントして医師に情報提供を行う．この情報は，医師が適切な設定に変更するために重要である

看護のPOINT
◎ 主観的情報は至適設定に重要な患者のみが体感する貴重な情報であることを伝えることにより，患者は治療参画の実感を認知でき，NPPVに依存するのではなく自分が主体的に使うという認識が生まれ，積極的に取り組むことができる．
◎ 機器との同調性は，胸郭の動き，トリガーエラーの有無，グラフィックモニター波形の確認だけでなく，患者の主観的情報も重要．

NPPVモニタリング
- 1回換気量（VT），分時換気量（MV），リーク量，呼吸回数，IPAP，EPAP，肺胞換気量（iVAPSモードのとき）
- トリガー状態：IPAP，EPAPがそれぞれトリガーされているか，強制換気か（表5）
- グラフィックモニター波形

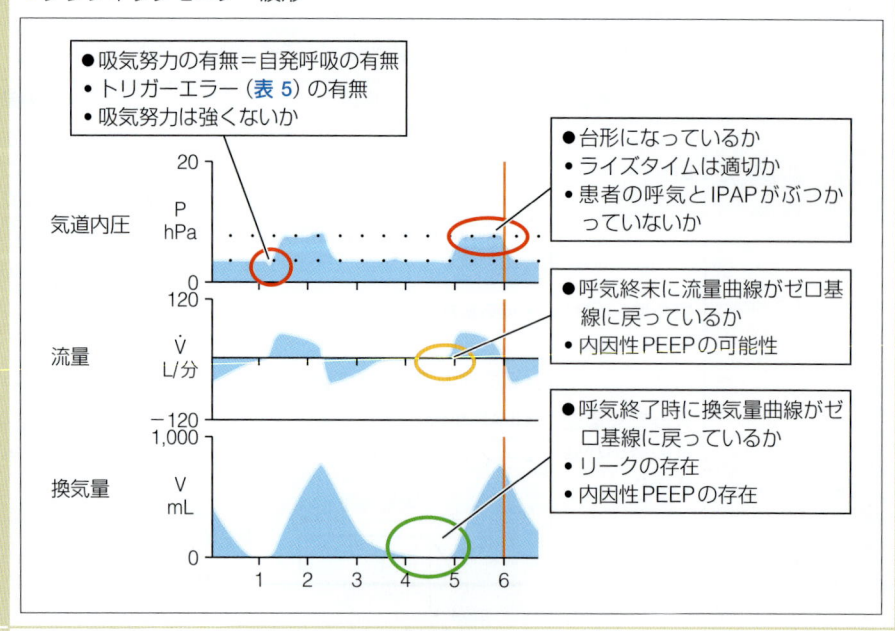

気道内圧 P hPa
- 吸気努力の有無＝自発呼吸の有無
- トリガーエラー（表5）の有無
- 吸気努力は強くないか
- 台形になっているか
- ライズタイムは適切か
- 患者の呼気とIPAPがぶつかっていないか

流量 V̇ L/分
- 呼気終末に流量曲線がゼロ基線に戻っているか
- 内因性PEEPの可能性

換気量 V mL
- 呼気終了時に換気量曲線がゼロ基線に戻っているか
- リークの存在
- 内因性PEEPの存在

マスク装着
- マスクフィッティングの状態，リークの有無
- マスクの不快感，皮膚の発赤，びらんなど皮膚トラブル状態，眼の刺激感や充血の有無

循環動態	●血圧，脈拍，浮腫，心電図，など
意識・精神状態	●意識レベル，ストレス，NPPV に対する思い
消化器症状	●呑気，腹部膨満，排便・排ガス状況
検査	●血液ガス分析所見，胸部 X 線所見
その他	●栄養状態，睡眠状況

表5 トリガーエラー

	吸気トリガーエラー	呼気トリガーエラー
原因および状態	・COPD の急性増悪などで自発呼吸が弱い ・内因性 PEEP ↓ 患者は吸気をしているのに吸気トリガーがかからない	・COPD などで吸気終末に吸気流速が減弱しにくい ・大量のリーク ↓ 患者の呼吸が呼気になっているのに，IPAP が供給され続ける
対応	吸気トリガー感度↑ EPAP↑の検討	IPAPmax↓ 呼気トリガー感度↑の検討
	auto triggering	auto cycling
原因および状態	・自発呼吸がないのに unintentional leak を患者の吸気と判断し，IPAP を開始	・結核後遺症，間質性肺炎など，急速に吸気流速が減弱する ↓ 患者は吸気を続けているのに IPAP が EPAP に切り替わる
対応	リークの減少	IPAPmax↑ 呼気トリガー感度↓の検討

▼ケア項目

適切なマスクフィッティング	●マスクフィッティングの基本（図2），マスクフィッティングの工夫（図3，4）を参照
同調性への支援	●主観的情報と客観的情報から非同調性の原因をアセスメント ●マスクフィッティングや機器の設定など原因への対処
不快感の軽減	●陽圧，皮膚障害，口喝などへの対処（表6）
精神的サポート	●治療に参画している意識を高める ●NPPV を資源としてとらえるよう支援する ●NPPV の効果を自覚できるようにする ●"できる"という自覚を支持し，ともに喜ぶ ●がんばりに理解を示す ●工夫している点をほかの患者へ伝達する ●ピアサポート
在宅生活に向けての支援	●訪問看護・介護体制などの社会資源を活用し環境を整える ●看護専門外来へつなぐ

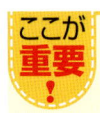

> **ここが重要！** ▶これらはアドヒアランス向上につながり，患者は積極的に NPPV と向き合うことが可能になる．

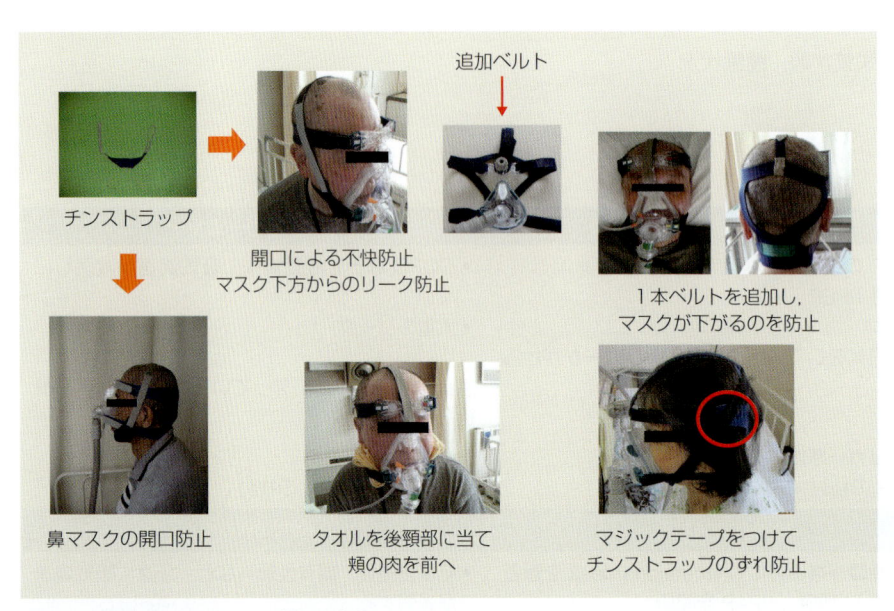

図3 マスクフィッティングの工夫①

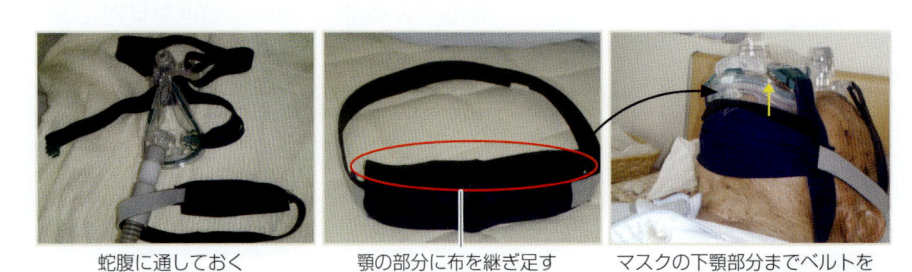

- チンストラップ
- 開口による不快防止　マスク下方からのリーク防止
- 追加ベルト
- 1本ベルトを追加し，マスクが下がるのを防止
- 鼻マスクの開口防止
- タオルを後頸部に当て頰の肉を前へ
- マジックテープをつけてチンストラップのずれ防止

図4 マスクフィッティングの工夫②

- 蛇腹に通しておく
- 顎の部分に布を継ぎ足す
- マスクの下顎部分までベルトを当てる

表6 NPPVに伴う不快感とその原因および対処

不快感	原因	対処
皮膚トラブル	・マスクによる皮膚の圧迫 ・マスクの大きさが不適切 ・マスクの汚染	・適切なマスクフィッティングと適切なマスクの選択 ・皮膚およびマスクの清潔 ・ガーゼや皮膚保護材の使用
鼻閉，鼻腔痛，耳痛	・陽圧 ・空気の乾燥 ・鼻腔炎・中耳炎	・加湿器の使用と適切な温度調整 ・吸引 ・医師に報告（点鼻薬の使用やIPAPを下げる必要があるため）
目の乾燥	・リークによる 　・マスクフィッティングの不備 　・マスクの大きさの不備 　・硬いマスククッション	・適切なマスクフィッティング ・適切なマスクの選択 ・定期的なマスクの交換
口渇	・不十分な加湿 ・低すぎる室温 ・開口によるリーク	・加湿器の使用と適切な温度調整 ・適切な室温調整 ・チンストラップの使用 ・含嗽・飲水，口内保湿ジェルの使用
腹部膨満	・呑気	・腹部マッサージや温罨法 ・医師に報告（IPAPを下げたり，消化管内ガス排除剤の使用が必要なため）
不眠	・NPPVに慣れないことによる苦痛 ・リーク	・日々慣れてくることを説明し励ます ・適切なマスクフィッティング ・医師に報告
圧の不快感	・陽圧によるもの ・マスクによる圧迫	・NPPVのメカニズムと必要性を説明し理解を得る ・時間の経過とともに慣れることを説明し理解を得る ・普通に呼吸をすればよいことを説明する ・適切なマスクフィッティング ・ディレイタイマー[*1]の使用 ・医師に報告

[*1] 供給圧力が開始圧力から徐々に設定圧力まで上がるために要する時間．

▼患者指導項目

NPPVの期待される効果が理解できるように説明する．患者だけでなく，家族にも指導することが重要である．

NPPVの自己管理	・マスクフィッティングのコツ（図2），エアクッション，マスクの着脱，機器の作動，機器の手入れと組み立て，カニュラとNPPVの切り替え時の酸素接続変更
NPPVの必要性	・患者の病態に応じた必要性を説明する
自然に呼吸を行う（S/Tモードの場合）	・「あなたが息を吸ったときに，機械が酸素を送ってくれるので機械を気にしないで自然に息をしましょう」
エアクッションの必要性	・マスククッションを見せながら，「マスクの内側にある二重のビニールの間が空気で膨らむようにします．きつく締めすぎると空気の膨らみがなくなり，痛いだけでなく皮膚とマスクに隙間が生じやすくなり機械から送られる空気の漏れがかえって多くなります」
リーク関連	・「口元や頬の空気の漏れが少々あっても，機械が必要な圧を送ってくれるので気にしなくてよいです．眼側の空気の漏れは，眼が乾燥するので防ぎましょう」

（竹川幸恵）

侵襲的陽圧換気（IPPV）
IPPV：invasive positive pressure ventilation

目的

侵襲的陽圧換気（IPPV）は，気管挿管や気管切開を行って人工気道を留置し，人工呼吸回路と接続して換気を行う方法であり，酸素化の維持・改善，換気の維持，呼吸仕事量の軽減を目的とする．

適応

人工呼吸器装着の一般的な適応を表1に示す．

方法

人工呼吸器を装着するための気道確保には，経口挿管，経鼻挿管，気管切開の3つの方法がある．第一選択は経口挿管であり，経鼻挿管は開口障害や下顎骨骨折，頸椎損傷などの場合に限られる．気管切開は，長期にわたり気道確保が必要な場合に選択される．

人工呼吸器を使う際におさえておくべき項目

- 換気様式
    - 量規定換気（VCV）：設定した1回換気量を送り込む方法．
    - 圧規定換気（PCV）：設定した圧を送り込む方法．
- 換気モード（表2）
- 換気条件の設定時にでてくる用語（モードによって設定項目は異なる）
    - 1回換気量（VT）：1回に送り込む空気（換気）の量．

表1　人工呼吸器装着の適応

- 生命維持が危機的状況にある場合
  心肺停止や気道閉塞，全身麻酔などで自発呼吸が保てない場合や自発呼吸が減弱している場合
- 酸素化が保てない場合
- 換気が保てない（高二酸化炭素血症がみられる）場合
- 呼吸仕事量が増加している場合
- 全身管理の一環として行われる場合
  例）開心術後，食道がんの術後など
- 誤嚥の可能性や気道分泌物の除去困難がある場合

一般的に，非侵襲的な方法（酸素療法や非侵襲的陽圧換気療法）を試し，それらが無効の場合に侵襲的陽圧換気が選択されることが多い．

表2　人工呼吸器の主な換気モード

A/C（assist/control；補助/強制換気）	・強制換気を行うモード
SIMV（synchronized intermittent mandatory ventilation；同期式間欠的強制換気）	・強制換気と自発換気を組み合わせたモード
CPAP（continious positive airway pressure；持続的気道内陽圧）	・自発呼吸がある場合のみに使用可能で，気道を一定の陽圧に保つ
PSV（pressure support ventilation；圧支持換気）	・自発呼吸を感知して設定した（PS）圧で補助する方法 ・適応は自発呼吸があることが前提 ・PSVでは，患者は吸いたいだけ吸えて，吐きたいときに吐ける．よって，吸気時間は患者の呼吸により変化する ・PSVはSIMVやCPAPと組み合わせて使われることも多い．その場合はSIMV＋PS，CPAP＋PSと表現される
APRV（airway pressure release ventilation；気道圧開放換気）	・CPAPモード（高いPEEP）をベースに，時間サイクルで回路内圧を定期的に短時間開放し，二酸化炭素の排出を促す
PAV（proportional assist ventilation；比例補助換気）	・肺（気道）の抵抗と弾性力を計算し，患者の呼吸仕事量に合わせて設定されたサポート率の換気を送るモード ・自発呼吸が不安定な場合は使用できない

- 吸気圧：吸気時間中保ちたい圧．
- 呼吸回数：1分間に換気を送る回数．
- 吸気時間：吸気にかける時間．
- 吸気/呼気時間（I/E比）：吸気時間と呼気時間の比．
- 吸気流速：単位時間あたりのガスを送り込むスピード．
- 流速波形（フローパターン）：VCV時の吸気の入れ方（矩形波，漸減波）．
- プラトー（EIP〈吸気ポーズ〉）：吸気終末休止．
- 吸入気酸素濃度（FIO2）
- 吸気トリガー感度：患者の吸気開始を感知する仕組み．気道内圧低下を感知する「圧トリガー」と，呼吸器回路のガスの流量低下を感知する「フロートリガー」がある．
- 呼気感度（ESENS，フローサイクル%）：PSV時の吸気から呼気へ切り替えるタイミング．最高吸気流速を100%としその何%の時点で吸気が呼気に変わるかのサイクルを決める．
- PEEP（呼気終末陽圧）：肺胞の虚脱を防ぐ目的で呼気の終末にかける圧．PEEPをかけると，機能的残気量が増え，酸素化が改善する．
- 立ち上がり流量：立ち上がりの速さ．

侵襲的陽圧換気を受ける患者の看護

経口気管挿管～人工呼吸器装着まで

①患者・家族が納得できるよう十分に説明する
②必要物品，人工呼吸器の準備をする
〈必要物品の準備〉
- 気管チューブのサイズは，女性：7～8 Fr，男性：8～9 Fr を準備
- カフの破損はないかを注射器で空気を入れて確認後，空気を抜く
- 気管チューブを弯曲させ，スタイレットを挿入し，気管チューブ先端とカフ周囲に潤滑剤を塗布する

看護のPOINT ◎スタイレットは気管チューブの先端からはみ出さないよう注意する．

バッグバルブマスクもしくはジャクソンリース
吸引用具
カフ圧計
聴診器
EDDもしくは呼気終末CO₂検知器
スタイレット　潤滑剤　注射器　固定具
気管チューブ　喉頭鏡　　　　　バイトブロック

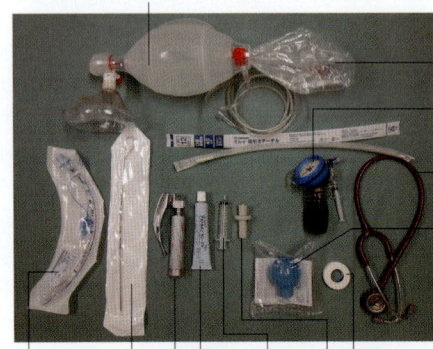

〈人工呼吸器の準備〉
- 使用前点検が済んでいる人工呼吸器を準備し，非常用コンセントに電源を差し込む
- 中央配管の酸素・圧縮空気のアウトレットに，人工呼吸器のインレットホースを接続する
- 加温加湿器に加湿水を注水し，加温加湿器の電源スイッチを入れる（人工鼻の場合は不要）
- 医師が，おおよその設定の入力を行う（時間的余裕がある場合）

③末梢静脈ラインを確保し，モニタリングの準備をする
④頭部側のスペースをあけ，ベッド柵をはずす
⑤頭部を枕やタオルなどで挙上し頭部を後屈させる（スニッフィングポジション）
⑥酸素化を図る
⑦口腔内を吸引し，義歯があればはずす
⑧気管挿管を行う
⑨人工呼吸器を装着し，モニタリングを行う

人工呼吸器装着後

　侵襲的陽圧換気は，人工気道が留置され，非生理的な陽圧換気を行うため，人工呼吸器関連肺炎（VAP）や人工呼吸器関連肺損傷（VALI）などのさまざまな合併症のリスクが増す．そこで，人工呼吸器装着時から離脱を視野に入れたケアと合併症予防を行っていくことが重要となる．

▼観察項目

全身状態と治療過程	● 人工呼吸器が必要となった原因は改善してきているか 　・感染の沈静化，循環動態の安定（水分出納），酸素化の改善・酸塩基平衡の是正，栄養状態の改善 ● 人工呼吸器の補助がなくても自力での呼吸が可能か ● 人工気道がなくても気道保護を自力でできるか：意識状態，咳嗽・痰の状態，など
意識状態と鎮静・疼痛	● 意識・鎮静レベル：鎮静薬を使用している場合の鎮静スケールとして，Richmond Agitation-Sedation Scale（表3）を用いる

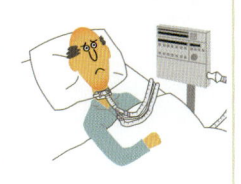

表3 Richmond Agitation-Sedation Scale（RASS；ラス）

スコア	用語	説明	
+4	好戦的な	明らかに好戦的な，暴力的な，スタッフに対する差し迫った危険	
+3	非常に興奮した	チューブ類またはカテーテル類を自己抜去；攻撃的な	
+2	興奮した	頻繁な非意図的な運動，人工呼吸器ファイティング	
+1	落ち着きのない	不安で絶えずそわそわしている，しかし動きは攻撃的でも活発でもない	
0	意識清明な落ち着いている		
−1	傾眠状態	完全に清明ではないが，呼びかけに10秒以上の開眼及びアイコンタクトで応答する	呼びかけ刺激
−2	軽い鎮静状態	呼びかけに10秒未満のアイコンタクトで応答	呼びかけ刺激
−3	中等度鎮静	状態呼びかけに動きまたは開眼で応答するがアイコンタクトなし	呼びかけ刺激
−4	深い鎮静状態	呼びかけに無反応，しかし，身体刺激で動きまたは開眼	身体刺激
−5	昏睡	呼びかけにも身体刺激にも無反応	身体刺激

〈RASSとその利用法〉
ステップ1：30秒間，患者を観察する．これ（視診のみ）によりスコア0〜+4を判定する．
ステップ2：
① 大声で名前を呼ぶか，開眼するように言う．
② 10秒以上アイコンタクトができなければ繰り返す．以上2項目（呼びかけ刺激）によりスコア−1〜−3を判定する．
③ 動きがみられなければ，肩を揺するか，胸骨を摩擦する．これ（身体刺激）によりスコア−4，−5を判定する．
（日本呼吸療法医学会 人工呼吸中の鎮静ガイドライン作成委員会：人工呼吸中の鎮静のためのガイドライン．http://square.umin.ac.jp/jrcm/contents/guide/page03.html より）

意識状態と鎮静・疼痛（つづき）	● 鎮痛状況：患者の訴えや表情，精神状態，バイタルサインの変動 **看護のPOINT** ◎ 深すぎる鎮静は，VAPや無気肺などの合併症のリスクを増大させるとともに人工呼吸器からの離脱を困難にする． ◎ 人工呼吸器装着中の患者はドレーン，チューブなどの留置に伴う痛みのため快適性が得られないことが多く，鎮静と同時に鎮痛を図ることが，過剰鎮静のリスク減少，苦痛軽減につながる． ◎ 人工呼吸器装着中は，せん妄の出現も多いため，せん妄の有無も確認していくことが重要である．
人工呼吸器・人工気道の観察・点検	①中央配管のアウトレットに，酸素と圧縮空気のインレットホースが接続されているか ②コンセントが非常用電源に接続されているか ③設定は指示どおりで，アラームは異常を発見できる設定か ④回路内やウォータートラップに水滴・水がたまっていないか ⑤回路は正しく接続され，リークや屈曲・閉塞はないか ⑥気管チューブの固定状況 ⑦皮膚トラブルの有無 ⑧カフ圧は適切か ⑨加温・加湿が適切か 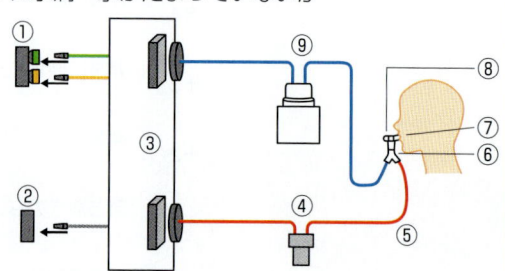
モニタリング値	● 血圧の変動（高血圧，低血圧）：20 Torr以上の血圧変動に注意する **看護のPOINT** ◎ 人工呼吸器装着中は胸腔内が陽圧になるために，心臓が圧迫されて静脈還流が減り，心拍出量の低下，血圧の低下をきたす． ◎ PEEPが高いほど血圧は下がるため，血圧の細やかな観察が重要となる． ● 脈拍：頻脈や徐脈，不整脈の出現に注意する ● SpO_2：急激な低下に注意する．SpO_2は100％ではなく，PaO_2を予測でき，酸素化の悪化にすぐ気づけるよう90％台で管理する（吸入気酸素濃度〈FIO_2〉を調整する）
呼吸状態	● 呼吸音：正常音，副雑音，減弱の有無，左右差，など ● 努力呼吸の有無：呼吸筋が疲労してきていないかの観察 ・呼吸補助筋の緊張（胸鎖乳突筋，斜角筋など）は強まっていないか ・頸部を視診する際は，同時に表情や発汗の有無も観察する ・フーバー徴候：吸気時に，下部胸郭（肋間腔）が陥没する現象 ・奇異呼吸：吸気時に腹部が下がり，呼気時に腹部が上がる呼吸パターンで，正常の呼吸と逆のパターンを示す．横隔膜に疲労がある場合や，上気道狭窄などでみられる ・努力性の呼気（腹筋群の収縮）が起こっていないか 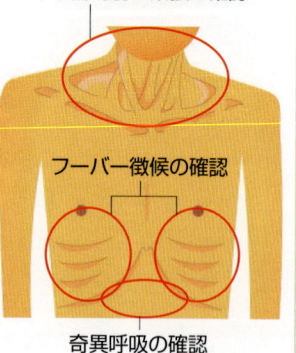

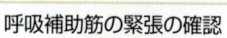

呼吸状態 （つづき）	・患者の吸気努力に合わせて人工呼吸器からの送気が行われているか（トリガーされない呼吸がないか） ● 呼吸回数，呼吸の深さ（1 回換気量） **看護のPOINT** ◎人工呼吸器と患者の呼吸との同調性がとれていないと，患者の呼吸仕事量は増加する．よって，患者の快適さと同調性を図るためのモニタリングと速やかな対処が重要となる．
人工呼吸器モニターおよび患者・人工呼吸器の非同調の有無	● 1 回換気量：6～8 mL/kg 程度の 1 回換気量が維持できているか ● 最高気道内圧（図1）：気道内圧の上昇，低下の有無 **看護のPOINT** ◎量規定換気（VCV）であれば 1 回換気量は規定分供給されるため，肺のコンプライアンスや気道抵抗によって変動するのは最高気道内圧であり，最高気道内圧の観察が重要となる．一方で，圧規定換気（PCV）であれば圧は補償されるため，1 回換気量の観察が重要となる． 図1　最高気道内圧とプラトー圧 ● プラトー圧（図1）：陽圧換気による肺損傷を防ぐためにプラトー圧は 30 cmH$_2$O 以下に抑えることができているか ● 呼吸回数：頻呼吸，徐呼吸，無呼吸はないか ● 分時換気量：1 分間の呼吸回数×1 回換気量 ● 平均気道内圧：高いほうが酸素化はよくなるが，循環への影響は大きくなる ● I/E 比：1 呼吸サイクルの吸気時間と呼気時間の比率 ● 静的コンプライアンス：1 回換気量÷（プラトー圧－PEEP） ● 気道抵抗：（最高気道内圧－プラトー圧）÷気流速度（1 秒間の流量） **看護のPOINT** ◎グラフィック波形（表4，5）観察を行うことで同調性の確保や病態の把握，薬剤効果の判定，陽圧換気に起因する合併症予防，異常の早期発見などにつなげることができる．

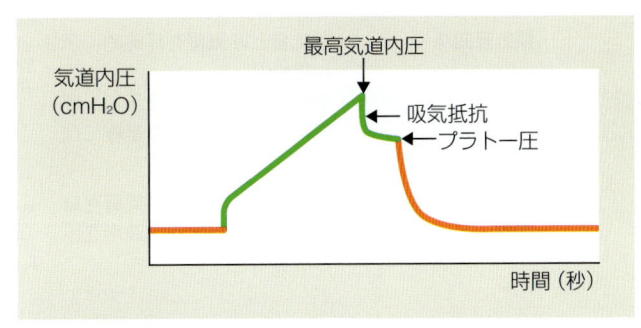

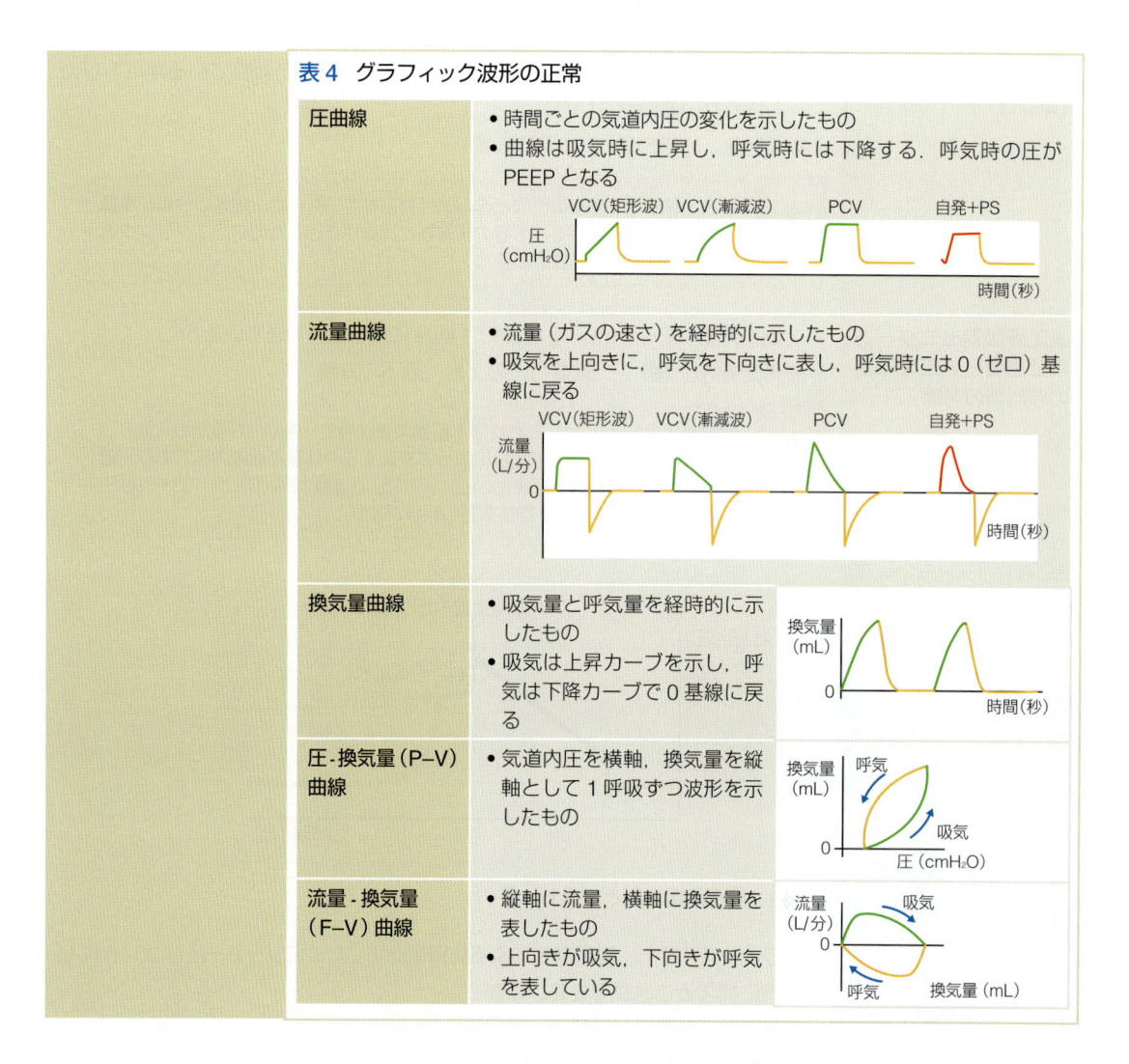

表4 グラフィック波形の正常

圧曲線	・時間ごとの気道内圧の変化を示したもの ・曲線は吸気時に上昇し，呼気時には下降する．呼気時の圧がPEEPとなる	
流量曲線	・流量（ガスの速さ）を経時的に示したもの ・吸気を上向きに，呼気を下向きに表し，呼気時には0（ゼロ）基線に戻る	
換気量曲線	・吸気量と呼気量を経時的に示したもの ・吸気は上昇カーブを示し，呼気は下降カーブで0基線に戻る	
圧-換気量（P–V）曲線	・気道内圧を横軸，換気量を縦軸として1呼吸ずつ波形を示したもの	
流量-換気量（F–V）曲線	・縦軸に流量，横軸に換気量を表したもの ・上向きが吸気，下向きが呼気を表している	

表5 グラフィック波形の異常

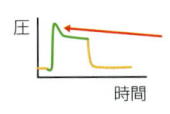

	・圧曲線の吸気の始まりがオーバーシュートし、尖った波形がみられる場合		・圧曲線の吸気終末に圧の急激な上昇（スパイク）がみられる場合
状況	・吸気圧の立ち上がりが急激である	状況	・吸気時間が長すぎるために患者が努力性に呼気を起こしているか、もしくは、1回換気量が大きすぎることが考えられる
対応	・吸気圧の立ち上がりの設定を遅くする		
	・吸気時に回路内圧がスムーズに上昇せず、波形が凹んでいる（陰圧に引き込まれている）場合		・患者の呼吸と関係なく換気が行われている場合（オートトリガー）
状況	・自発呼吸に対して、設定された吸気流量や1回換気量が不足している（吸い足りない）可能性がある	状況	・回路内の水滴やリークなどを患者の呼吸と人工呼吸器が感知して、勝手に吸気を開始している
	・流量曲線の吸気終末が0基線に戻る手前で呼気に切りかわっている場合		・吸気が終了し、0基線に戻ってもすぐに呼気に転じない場合
状況	・患者はまだ吸っていたいのに、強制的に呼気に移行させられている状態	状況	・吸気が終わっているのに、呼気に移行できず、吸気と呼気の間で空気の流れがない状態 ・吸気時間が長すぎると起こることがある
	・流量曲線（フロー波形）の呼気曲線が0基線に戻らない場合		・流量曲線の呼気波形がギザギザに揺れている場合
状況	・auto-PEEPが発生し、十分に吐き切れていない状態 ・呼気時間を十分にとれていない場合やCOPD・気管支喘息などで呼出障害がある場合にみられる	状況	・回路内の余分な結露や痰の貯留により、呼気がスムーズに行われていない
		対応	・水滴や痰の除去
	・換気量曲線の呼気曲線が0基線に戻らない場合		・くちばし状の波形（ビーキング）が生じた場合
状況	・呼気量が少ないことを意味し、リークや気管チューブのカフ漏れなどが考えられる	状況	・肺の過膨張が起きていることを示す. ・1回換気量が多すぎる場合に生じる

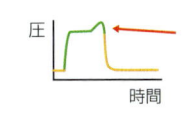

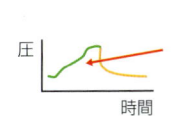

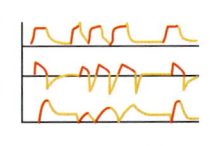

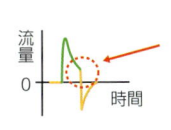

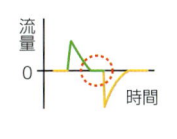

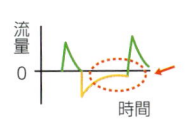

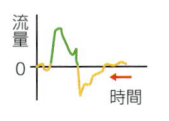

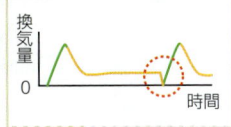

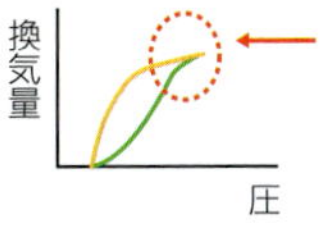

▼ケア項目

VAPの予防	● 処置の際には手指衛生を確実に実施する ● 適切な鎮静・鎮痛を図り、特に過鎮静を避ける 　• RASSのスコアが−3〜0となるように鎮静薬の投与量を調節し、日中の中断・減量を検討する ● 人工呼吸器からの離脱ができるかどうかを毎日チームで評価する ● 患者を仰臥位で管理しない：ヘッドアップ30°以上を徹底する 　• 理由：仰臥位は胃内容物の口腔・咽頭への逆流のリスクがあるため ● 人工呼吸器回路を頻回に交換しない（7日未満での交換は推奨されない） 　• 目に見える汚れや破損がある場合は交換する ● 口腔の衛生を保つ（マウスケアの徹底）
適切な気道ケア	**気管吸引** ● 侵襲を与える手技であるため、主気管支レベルで分泌物を示唆する所見があるかを必ず確認し、必要最小限（10秒以内）の挿入で行う ● 吸引カテーテルは開放式吸引だとPEEPを解除してしまうことになるため、換気を継続できる閉鎖式吸引が推奨される ● 吸引カテーテルのサイズ 　• カテーテルの外径が人工気道の内径の1/2以下のものを使用する 　• 成人では10〜12 Fr程度 ● 吸引カテーテルの太さ（Fr）＝気管チューブの太さ（mm）×3÷2 　• 急性期の人工呼吸器装着中の患者には、吸引前に純酸素（100％）を吸引30秒以上前から流し、酸素化を図ったうえで、気管吸引を行う ● 吸引圧：最大で20 kPa（150 Torr）とする ● 挿入の深さ：深く挿入し、気管分岐部に当たると、徐脈や心停止、出血、潰瘍、粘膜損傷をきたすおそれがあるため、吸引カテーテル先端が気管分岐部に当たらない位置までの挿入とする **適切なカフ管理** **看護のPOINT** ◎カフ圧が高すぎると、気管粘膜組織の障害が起こり、カフ圧が低すぎると換気量の低下や人工呼吸器関連肺炎の原因となる。そのため、カフ圧計を用いた合併症予防を念頭においたカフ管理が重要となる。 〈方法〉 ● 聴診を行い、吸気終末でカフリークのない最も低い圧に設定する。カフ圧が30 cmH$_2$O以上にならないように（20〜25 cmH$_2$O を目安）調整する ● 排気口部分のボタンもしくはネジを調整する方法と、シリンジを取りつけ、空気の注入・脱気を行い、カフ圧調整を行う方法とがある

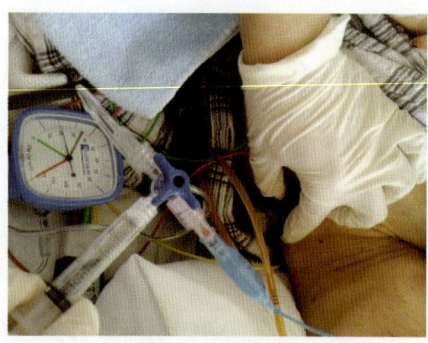

カフ圧の調整方法

適切な気道ケア（つづき）	**加温・加湿** ●適切に加温・加湿されているかを観察・評価する ・吸気回路末端付近や気管チューブ内の結露を認めること ・痰が軟らかい状態であること ・吸引カテーテルが気管チューブにスムーズに挿入できること ・熱線がある加温加湿器の場合は吸気側の口元温度は40℃程度が目安 **看護のPOINT** ◎加温・加湿以外に、体内水分管理、体位管理も重要となる．
呼吸リハビリテーション	●全身状態、および循環動態が安定したら、可及的速やかにモビライゼーション（身体を動かすこと全般）を開始する ●無気肺の予防・改善や排痰を目的とした体位変換（ポジショニング）の実施 **看護のPOINT** ◎褥瘡予防の20°程度の体位変換では肺合併症の予防効果は期待できず、最低でも40〜60°以上の体位変換を行う．
患者・家族への精神的サポート	●人工呼吸器装着中の患者は、気管チューブ挿管による身体的苦痛や自身の思いが十分に伝わらないジレンマ、医療機器に取り囲まれた環境などにより、不安や恐怖、孤立感を感じることが多い．医療者がそばにいていつでも対応できること、家族にもいつでも連絡がとれること、現状と今後の方針などを適宜伝え、患者に現実認知を促し、安心感を与える援助が重要となる ●家族も同様に危機的状況にさらされているため、患者と同時にケアを行う必要がある

（鬼塚真紀子）

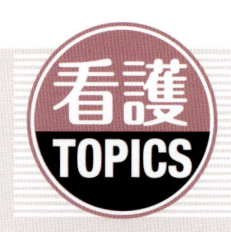

看護TOPICS TPPV（気管切開下陽圧換気）

TPPV：tracheostomy positive pressure ventilation

気管切開の適応

人工呼吸管理中の気管切開術は，長期間の人工呼吸管理または長期の気道確保が必要な場合，気管内分泌物が多く気管吸引が必要な場合，などが適応となる．

気管切開の方法

第2〜4気管軟骨を切開し，気管切開チューブを留置する．

TPPVを受ける患者の看護

気管切開部の管理

気管切開は，手術操作や術後の管理により，事故抜去・出血・感染・気管狭窄・肉芽形成などのさまざまな合併症発生の危険性があるため，観察と適切な管理が必要となる．

◎気管切開チューブの固定
- 固定がきつすぎると，皮膚トラブルを引き起こし，緩すぎると事故抜去を起こす可能性があるため，必ず各勤務帯で締め具合を確認し，トラブルを予防する．固定具の締め具合は，固定紐もしくはバンドの脇から指1〜2本が入る程度がよいといわれている．
- 気管切開チューブは頸部の正中に真っ直ぐ固定するようにする．左右どちらかに偏っていると，チューブが気管壁を刺激することにより肉芽が形成され，その肉芽は気道狭窄の原因ともなる．また，肉芽には血管が豊富に存在しており，損傷すれば出血の原因ともなるため注意が必要である．

◎気管切開部の消毒
気管切開部にY字の切れ込みが入ったガーゼや専用のシートを当てることがあるが，出血や滲出液がなければ必ずしも必要ではない．消

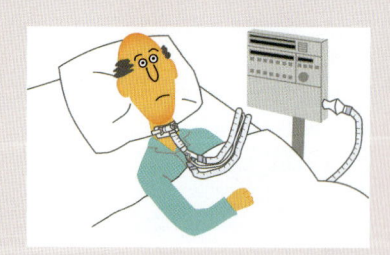

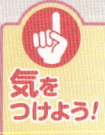

気をつけよう！

◎気管切開後は，約1週間程度で瘻孔（気管切開孔）が完成するが，1週間以内に気管切開チューブが抜けてしまうと気管切開部の皮膚が収縮してチューブが入らなくなってしまうことがある．この際，無理にチューブを押し込むと，気管に入らずに皮下組織に迷入する可能性があるため，抜けてしまったからといってあわてて再挿入してはいけない．

◎気管切開チューブが抜けてしまったら，まず患者の意識レベル・自発呼吸の有無を確認し，医師が到着するまで気道を確保し，バッグバルブマスクやジャクソンリースで換気を行う．そして，医師が到着したら，ただちに再挿入できるよう，新しい気管切開チューブを準備する．

◎準備の際には，再挿入が困難な場合を想定して，元の気管切開チューブより細いサイズのチューブと経口挿管用の気管チューブも準備しておく．

毒が必要な際には，綿球を使用せず，綿棒を使用する（綿球が誤って気管切開孔に落ち込むことを防ぐため）．

人工呼吸管理

侵襲的陽圧換気（IPPV）に準ずる[1]．

[1]「侵襲的陽圧換気（IPPV）」の項：p.232 参照．

全人的ケア

TPPV 中の患者は，気管切開部の痛みや呼吸困難，話せない苦痛，人工呼吸器につながれた拘束感，筋力の低下による労作時の疼痛など，さまざまな身体的苦痛を体験している．同時に，不安や恐怖，情けなさ，悲しみ，うっとうしさ，苛立ち，焦りなどの心理的苦痛や家族・周囲への重荷意識，社会からの孤立感などの社会的苦痛をも伴う．さらに，身体機能の低下による ADL の他者依存や，生活感のなさ，気管切開がもたらすボディイメージの変化などにより自律した人間としての感覚が損なわれ，存在価値への苦悩さえ感じる患者もいる．病態が重篤なほど，人工呼吸器装着期間が長引けば長引くほど，この苦悩は強くなる傾向にある．

よって，人工呼吸管理にのみとらわれるのではなく，患者を全人的に苦悩しつつある存在としてとらえたケアが重要といえる．また，家族も患者とともに揺れ，苦悩する存在であることを忘れてはならない．

発声への援助

TPPV では，陽圧呼吸の際に空気が漏れないようにカフを膨らませる必要がある．そのことにより，呼気が完全に人工呼吸器に戻ってしまい，声帯を通らないために発声が困難となる．この"話せない"ことは患者の多大なストレスとなる．

よって，声帯や舌・口唇の機能が保たれていれば，カフ圧を減量し口腔へリークさせ発声を促す方法や気管切開チューブの側管から酸素やエアを流す方法，スピーキングカニューレを用いて人工呼吸器からの送気を声帯から口腔に意図的に漏らして発声する方法などを試みる．

◎注意点

- カフの脱気や側管から酸素を流す際には必ず，口腔，気管切開チューブ側管（痰があれば気管）から吸引する．
- リークにより低換気になることが考えられるため，SpO_2 を測定しながら実施する．
- 強制はせず，また，呼吸困難が出現したり，呼吸状態や循環動態の悪化がみられたりするときは無理せず，発声への取り組みは中止する．

摂食・嚥下への援助

気管切開チューブの挿入は，喉頭挙上運動の阻害，咳嗽反射の低下，声門下圧の低下に伴う声門閉鎖力の低下，カフによる食道の圧迫，気管切開チューブの長期設置による嚥下に必要な筋の廃用萎縮など，嚥下機能にさまざまな悪影響を及ぼす．一方で，気管切開時であっても，「食べる」ことは患者の QOL の維持，栄養状態の改善，唾液による口腔内清浄などの面で重要であるともいわれている．

適切な時期に嚥下機能の評価を行い，嚥下訓練を開始することは，"生きている" という実感をもってもらうことにつながるため，必要なケアの一つである．

退院に向けた支援

退院に向けた指導としては，疾患の知識，人工呼吸器装着中の観察と取り扱い，吸引，トラブル時の対応（バッグバルブマスクの手技を含む），気管切開チューブの管理，日常生活への援助方法，緊急時・災害時の対応，社会資源の活用などの項目が必要となる．

指導時は，家族の理解力や介護力，経済的負担に配慮しながら，シンプルな方法をともに考え，安全に介護が行えるように配慮する．また，在宅ケアチームとの連携を図り，切れ目のないケアが在宅においても継続されるようコーディネートすることも看護師の重要な役割である．

（鬼塚真紀子）

9 胸腔ドレナージ

目的

疾患や手術操作により，胸腔（臓側胸膜と壁側胸膜で密閉された本来陰圧の体腔）内に空気や液体が貯留すると，肺の膨張が妨げられ，十分な換気ができなくなる．このようなときに，空気や液体などを排出させ，胸腔内の生理的陰圧を回復し，虚脱した肺の再膨張を図る目的で行われるのが，胸腔ドレナージである．

適応

気胸，大量の胸水，開胸術後の排液・排気，血胸，膿胸，乳び胸，など．

方法

排液の場合と排気の場合とでは，ドレーンの挿入部位や使用する太さが異なる（表1，図1）．

表1 排液と排気で用いられるドレーンの違い

ドレーン挿入目的	挿入部位（図1）	ドレーンの太さ
排液	体液が胸腔内の最下部に貯留するため，中腋窩線上の第5肋間か第6肋間から挿入する	血液では凝固してドレーンが閉塞する可能性があるので，サイズの大きいドレーン（20～24 Fr）が選択される
排気	空気が胸腔内の上部に貯留するため，中腋窩線上の第2肋間か第3肋間から挿入される	サイズの小さいドレーン（12～18 Fr）が選択される

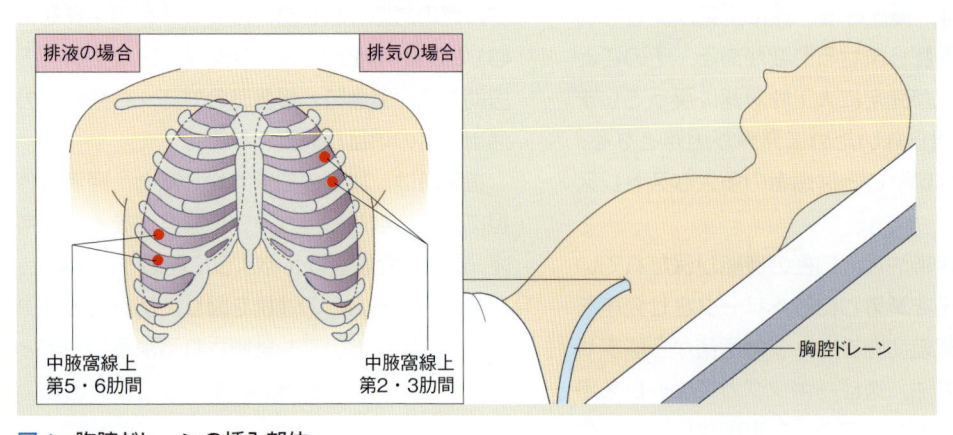

図1 胸腔ドレーンの挿入部位
（山田 巧：吸引．竹尾惠子監：看護技術プラクティス 第2版．学研；2009．p.346 より）

使用するカテーテル

　胸腔ドレナージに使用するカテーテルには，トロッカーカテーテル（12～24 Fr）とアスピレーションキット（8・12 Fr）がある．
　トロッカーカテーテルを用いた術式については，表2に示す．
　アスピレーションキットは，穿刺の要領で挿入する．皮下，筋層の剥離が不要なため，挿入しやすい．排気のみや漏出性胸水を排液する症例ではアスピレーションキットが便利である．

ドレナージの方法

- 水封式：大気圧を利用するため，急激な胸腔内の陰圧化は起こらない．
- 低圧持続吸引：機械による吸引圧により排液や排気を図る．

表2　トロッカーカテーテルを用いた術式の手順

体位	・胸水を抜くときは，坐位 ・空気を抜くときは，頭部をやや挙げた仰臥位～半側臥位
麻酔 試験穿刺	・皮膚，筋層，壁側胸膜に十分な浸潤麻酔（1％キシロカイン 10 mL） ・試験穿刺で胸腔まで到達させ，空気や液体の排出を確認する
皮膚切開 筋層剥離 挿入	・メス刀で切開し，ペアン鉗子で鈍的に筋層剥離を行い，胸壁トンネルを広げておく ・胸膜をペアン鉗子で鈍的に破り，胸腔内に貫通させる ・広げた胸壁トンネルにドレーンを挿入する
挿入後	・トロッカーカテーテルを胸腔ドレーンバッグに接続し，水封室の液面に呼吸性の変動があるかをみる ・変動があればドレーンが胸腔内にある目安となるため，確認できればドレーンを皮膚に固定する ・X線でドレーンの位置，肺の状態を確認する ・再膨張性肺水腫予防のため，胸水は一気に抜かず1回に500～1,000 mL ほどで一時クランプし，その後も徐々に排液を行う（1日に 1,500 mL 程度までとする）

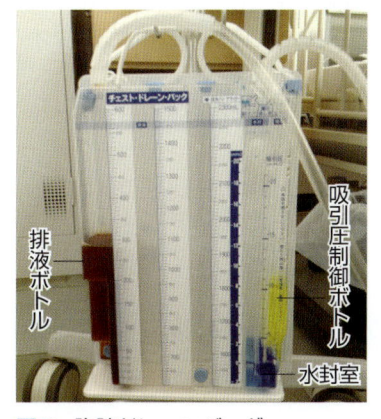

図2　胸腔ドレーンバッグ

このシステムは図3を参照．エアリーク（水封室の気泡）や呼吸性移動（呼吸運動に伴い水封室の液面が上下する）をみる．

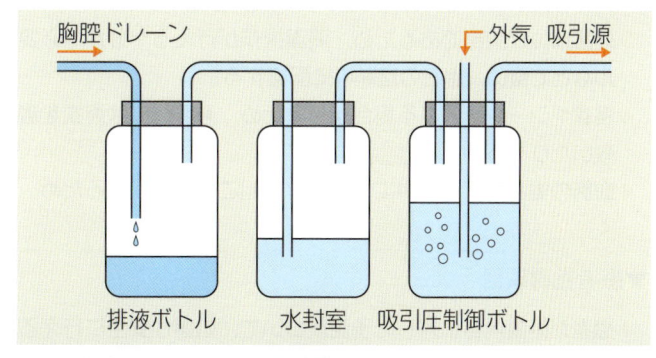

図3　胸腔ドレナージの三連結式システム

（山田 巧：吸引．竹尾惠子監：看護技術プラクティス 第2版．学研；2009. p.346 より）

胸腔ドレナージのシステム

主に三連結式（排液ボトル，水封室，吸引圧制御ボトル）での吸引システムが使われている（図2，3）．

ドレーン抜管のタイミング

エアリークが消失し，排液量が50〜100 mL/日以下になると，ドレーン抜去となる．鉗子でチューブを数時間クランプし，胸部X線で問題がないことが確認された後に抜去する．

胸腔ドレナージを受ける患者の看護

ドレーン挿入前

▼観察項目

- 胸部X線写真
- バイタルサイン
- 呼吸状態，SpO_2
- 抗凝固薬を内服中，またはほかの疾患による出血傾向の有無
- 局所麻酔薬（リドカイン塩酸塩〈アネトカイン®〉）アレルギーの有無
- ドレーン挿入の必要性と目的，起こりうる合併症についての医師からの説明内容に対する患者・家族の理解と同意

▼ケア項目

- 胸腔ドレーンバッグを準備する
- 医師の指示による体位（坐位や側臥位）をとってもらい，挿入側上肢を頭側へ挙上し，肋間を広げる
- 処置部位が胸部であるため，清潔操作が行える十分かつ必要最低限の露出とし，ほかの部分はバスタオルなどで覆い，患者の羞恥心に配慮する
- 寝衣やシーツが汚れる場合があるため，必要時には術衣を着用したり，シーツの上に防水シーツなどを敷いたりする
- 血胸の場合は，処置中にショックを起こすことがあるため，心電図モニターと救急カートを用意しておく

▼患者指導項目

- 患者が処置内容に対して予測がついて，処置が安全に行えるよう，かつ体動の制限などに対して，患者の協力が得られるように説明を行う
- 事前に排尿を済ませてもらう

ドレーン挿入時

▼観察項目

- 患者の顔色，意識レベル，呼吸状態，SpO₂，脈拍，血圧

> **看護のPOINT** ◎処置により，急激な呼吸困難や血圧低下を起こすことがあるので，注意する．

▼ケア項目

- 医師の指示に従い，必要物品を無菌操作にて準備し，処置が安全かつスムーズに行えるように介助する
- 患者に声をかけ，十分な安心感を与える

▼患者指導項目

- 痛みや呼吸困難，気分不良があれば，知らせるように説明する

ドレーン挿入後

▼観察項目

呼吸状態	●呼吸音，呼吸回数，呼吸パターン，呼吸困難の有無・程度，SpO₂，胸部X線による胸腔内のエア・貯留液の量
循環動態	●脈拍，血圧，意識レベル
疼痛	●ドレーン挿入部の痛みの有無・程度
排液の色・性状・量	●100 mL/時を超える出血がある場合は，外科的止血が考慮されるため，医師へ報告する
エアリークの有無と程度	●胸腔内に貯留していた空気が脱気されること ●胸腔ドレーンバッグ（図2）内の水封室に「ボコボコ」と空気が流入することで確認できる
水封室の呼吸性移動	●呼吸運動に伴い，水封室の液面が数cm上下すること ●呼吸性移動がない場合は，ドレーンの位置異常か閉塞，あるいは肺が完全に拡張した状態を意味する
吸引圧	●正しい吸引圧になっているか，アウトレット部の接続の有無，ドレーンの捻転・屈曲・閉塞の有無
ドレーンの固定	●ドレーンの位置と接続，ガーゼ汚染の有無
皮下気腫の有無と程度	●皮下気腫は，胸腔内の空気が皮下に侵入することで，ドレーン挿入部周囲に起こる ●ドレーン挿入部周囲の皮膚を指先で触ると，握雪感（雪をつかんだときのような感触）により皮下気腫の存在を確認できる ●皮下気腫があれば，その範囲をマーキングし，継続的に観察する
感染徴候の有無	●ドレーン挿入部の発赤・腫脹・排膿の有無，排液の性状，発熱，採血データ（白血球数〈WBC〉，C反応性蛋白〈CRP〉）

▼ケア項目

吸引圧の管理	● 吸引圧制御ボトルの水位が下がっている場合は，水を補充し，指示どおりの吸引圧を維持する
ドレーンの屈曲・閉塞の予防	● 粘稠度の高い排液や組織片などの混入がある場合は，ドレーンが閉塞しやすいので，ドレーン内を観察し，必要時はミルキングを行う ● しかし，ドレーンに陽圧をかけることにより，気胸を起こす場合やドレーン挿入部の損傷をまねく場合があるため，ミルキングは必要以上に行わない ● チューブの折れ曲がりや捻転があると有効な陰圧がかからないので，胸腔ドレーンバッグの位置や絆創膏によるドレーンの固定方法に注意する
ドレーンの脱落や進入の予防	● ドレーンが引っ張られたり，逆に体腔内に押し込まれたりすると，ドレーンの先端の位置が変化し，目的の吸引が達成されないことが考えられるので，テープでしっかり固定する ● ドレーンの固定部位にマジックでマークし，その位置がずれていないかどうかを日々確認する ● 胸腔ドレーンバッグは，ベッド柵もしくは支柱台に固定し，倒れないよう工夫する ドレーンが抜去されてしまった場合 ● ただちにドレーン抜去部をガーゼで圧迫し，医師に報告する ● 看護師は患者のもとを離れず，呼吸状態や顔色の変化に注意する
感染・皮膚トラブルの予防	● ドレーン挿入部の消毒を無菌操作で行う ● 胸腔ドレーンバッグを挿入部より低い位置に置き，排液を逆流させない ● 胸腔ドレーンバッグを倒さない．倒すと，排液ボトルから排液が逆流したり，水封部の隙間から不潔な空気が逆流したりする ● 水封室よりも手前で接続がはずれると空気が逆流するため，接続をしっかり行う ● ドレーンを固定する絆創膏による皮膚損傷が感染の原因となるので，固定の位置を変えたり，皮膚への直接的な接触を和らげたりするためにガーゼや絆創膏をドレーンに巻くなどして，皮膚を保護する
疼痛コントロール	● ドレーンが胸膜や肋間神経を刺激し，疼痛を伴うことが多い．患者が痛みを訴えた場合は，医師の指示による鎮痛薬を投与する
ADLへの支援	● ドレーン挿入によるADLの縮小を最小限に抑える．必要に応じて，水封での歩行やポータブル低圧持続吸引器使用での歩行が可能か医師に相談する

▼患者指導項目

● 身体に何らかの異常を感じた場合や，痛みがある場合は，すぐに知らせるように伝える
● ドレーンの取り扱い上の注意点（ドレーン挿入部に触れない，ドレーンを引っ張らない，身体でドレーンを圧迫しない，胸腔ドレーンバッグを倒さない，挿入部よりも胸腔ドレーンバックを上に持ち上げない，など）を説明する

（山川幸枝）

10 呼吸リハビリテーション

　呼吸リハビリテーションとは，呼吸器の病気によって生じた障害をもつ患者に対して，可能な限り機能を回復，あるいは維持させ，これにより患者自身が自立できるように継続的に支援していくための医療である．
　①患者教育（疾患に関する指導，禁煙指導および環境因子の改善），②薬物療法，③酸素療法，④栄養療法，⑤運動療法，⑥呼吸理学療法などが含まれており，原則として医師や看護師，理学療法士，作業療法士，栄養士，ソーシャルワーカー，薬剤師，保健師などの医療チームで患者の支援にかかわる．特に，運動療法や呼吸理学療法は中核となる構成要素として扱われている．

目的

呼吸困難の軽減，運動耐容能の改善，健康関連QOLとADLの向上．

プロセス

　呼吸リハビリテーションは初期評価に基づき介入となる．個別的にプログラムを作成して実践し，再度評価を行いながら継続できるように進める（図1）．進めるうえで，運動療法を実践するための身体的な評価はもちろんであるが，患者自身の理解力や記憶力，自己管理能力，病識やモチベーションなどの評価，さらに生活状況や労働状況など患者のおかれる環境などの評価も合わせて行うべきである．

プログラム構成

プログラムは患者の疾患や状態によって異なる．一般的な内容を表1に示す．

方法

運動療法

●目的

　直接的に呼吸機能やガス交換能を改善するのではなく，呼吸器障害に由来した運動耐容能の低下（骨格筋機能の低下），呼吸困難の増強，健康関連QOL（生活の質）の低下，精神面における不安や抑うつなどの改善や軽減を期待しうるものである．
　労作時，低酸素血症を呈する患者には酸素吸入を併用しながら運動療法を行う

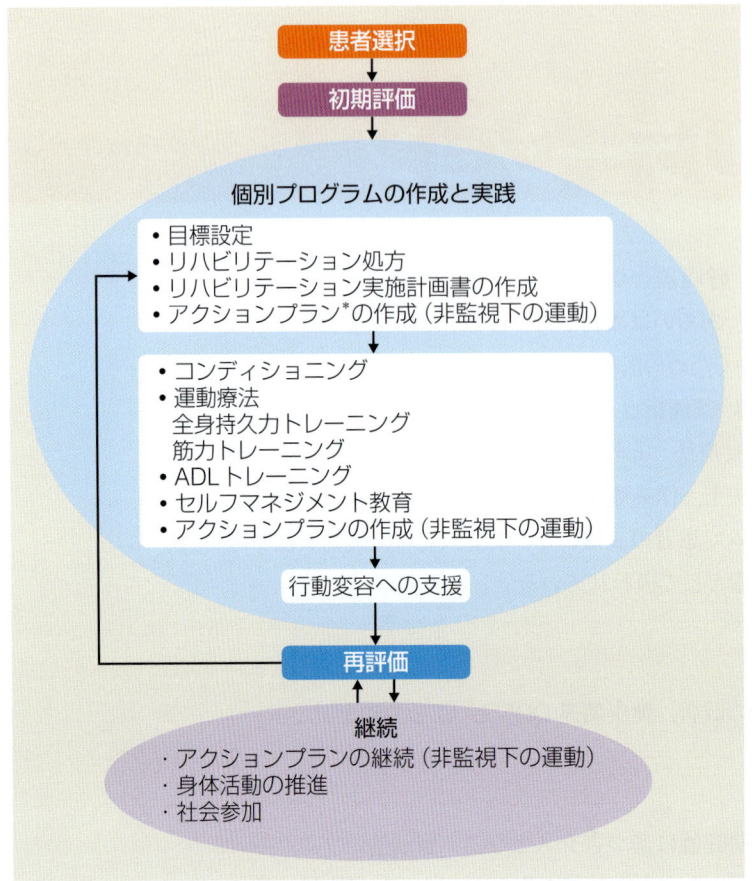

図1 呼吸リハビリテーションのプロセス

```
患者選択
　↓
初期評価
　↓
個別プログラムの作成と実践
・目標設定
・リハビリテーション処方
・リハビリテーション実施計画書の作成
・アクションプラン*の作成（非監視下の運動）

・コンディショニング
・運動療法
　全身持久力トレーニング
　筋力トレーニング
・ADLトレーニング
・セルフマネジメント教育
・アクションプランの作成（非監視下の運動）
　↓
行動変容への支援
　↓
再評価
　↓
継続
・アクションプランの継続（非監視下の運動）
・身体活動の推進
・社会参加
```

*アクションプラン：行動計画．
（日本呼吸ケア・リハビリテーション学会，日本呼吸器学会，日本リハビリテーション医学会，日本理学療法士協会編：呼吸リハビリテーションマニュアル—運動療法—第2版．照林社；2012．p.1 より）

表1 病期ごとの一般的なプログラム構成

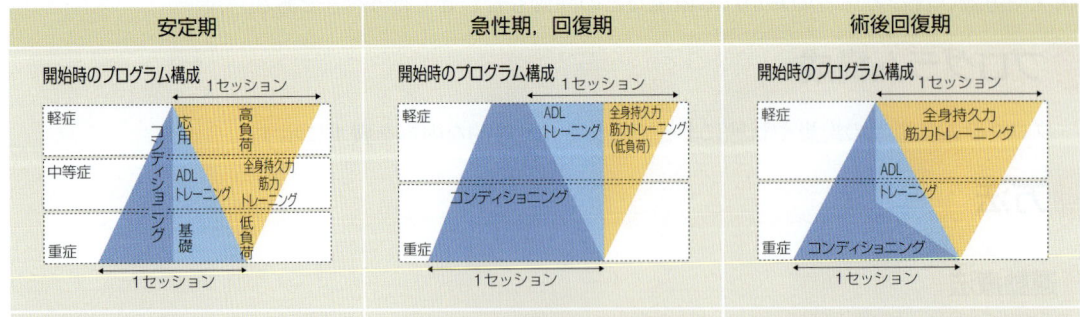

安定期	急性期，回復期	術後回復期
開始時のプログラム構成（軽症／中等症／重症：コンディショニング，ADLトレーニング，応用，基礎，全身持久力・筋力トレーニング 低負荷／高負荷）	開始時のプログラム構成（軽症／重症：コンディショニング，ADLトレーニング，全身持久力・筋力トレーニング 低負荷）	開始時のプログラム構成（軽症／重症：コンディショニング，ADLトレーニング，全身持久力・筋力トレーニング）
・軽症例では状況に合わせ高負荷の全身持久力・筋力トレーニングを中心に実施する ・重症例では呼吸パターンの修正などのコンディショニング，基本的なADLトレーニングを中心に低負荷の全身持久力，筋力トレーニングを実施する	・重症例（人工呼吸器での管理を含む）では，排痰支援や呼吸練習，ベッド上の四肢他動・自動運動などのコンディショニングから実施する ・状態に合わせ早期離床ができるように起居，移乗動作などの練習も行う	・咽喉頭部，胸部，腹部の術後患者が対象となる ・重症例では深呼吸の練習や排痰などのコンディショニングからかかわり，体位制限や疼痛の状況に合わせ，プログラムを構成する ・軽症例では積極的に離床を進める

（日本呼吸ケア・リハビリテーション学会，日本呼吸器学会，日本リハビリテーション医学会，日本理学療法士協会編：呼吸リハビリテーションマニュアル—運動療法 第2版．照林社；2012．p.4-5 より）

表2 運動療法の患者選択基準と禁忌

患者選択基準	禁忌
・症状のある慢性呼吸器疾患 ・標準的治療により症状が安定している ・呼吸器疾患による機能的制限がある ・呼吸リハビリテーションの施行を妨げる因子や不安定な合併症がない ・患者自身に積極的な意志があることを確認する（インフォームドコンセントによる） ・年齢制限や肺機能の数値のみによる基準は定めない ＊運動中の危険性が増大するような合併症や併存症などリハビリテーションを行ううえで妨げになるものがあれば適応にならない	・不安定狭心症，発症からまもない心筋梗塞，非代償性うっ血性心不全，急性肺性心，コントロール不良の不整脈，重篤な大動脈弁狭窄症，活動性の心筋炎・心膜炎などの心疾患の合併 ・コントロール不良の高血圧症 ・急性全身性疾患または発熱 ・最近の肺塞栓症，急性肺性心，重度の肺高血圧症の合併 ・重篤な肝・腎機能障害の合併 ・運動を妨げる重篤な整形外科的疾患の合併 ・高度の認知障害，重度の精神疾患の合併 ・ほかの代謝異常（急性甲状腺炎など）

表3 運動療法を実施するための評価項目

必須の評価	行うことが望ましい評価	可能であれば行う評価
・フィジカルアセスメント ・スパイロメトリー ・胸部単純X線写真 ・心電図 ・呼吸困難（安静時，労作時） ・経皮的動脈血酸素飽和度（SpO_2） ・フィールド歩行試験（6分間歩行試験，シャトルウオーキング試験） ・握力	・ADL ・上肢筋力，下肢筋力 ・健康関連QOL（一般的，疾患特異的） ・ADLにおけるSpO_2モニタリング ・栄養評価（BMIなど）	・心肺運動負荷試験 ・呼吸筋力 ・動脈血液ガス分析 ・心理社会的評価 ・身体活動量 ・心エコー検査

ことが望ましい．また，換気能力が著しく低下した重症の呼吸不全患者では非侵襲的陽圧換気療法（NPPV）を施行しながら行うなどの方法もある．

●患者選択基準，禁忌

患者選択基準や禁忌に関しては表2のとおりである．運動療法は，ほとんどの呼吸器疾患患者で適応となるが，介入上で妨げになる場合や運動中に危険が伴う場合は例外となる．

●実施時の評価項目

運動療法を実施するための評価項目としては表3や修正MRC息切れスケール[1]が推奨されている．

●運動処方

日常生活上のニーズを把握し，個別性を重視した運動処方を考慮する必要がある．基本的にはF（Frequency；頻度），I（Intensity；強度），T（Time；持続時間），T（Type；種類）：FITTの原則に従って作成する．

運動強度の決定においては，表4に示すような指標や，ボルグ（Borg）スケール（表5）のような主観的運動強度を用いる方法など，さまざまなものがあげられている（詳細は成書を参照）．また，安全に運動を実施するためには，運動の中止基準（表6）も十分に把握するようにしなければならない．

表4　運動負荷の決定に用いる指標

呼吸困難	・ボルグ CR-10 スケール　3〜4（SpO_2 評価必要）
6分間歩行試験	・歩行距離から求めた歩行速度×40〜80％
漸増シャトルウォーキング試験（ISWT）	・VO_2peak (mL/kg/分) = 4.19 + 0.025 × ISWT での歩行距離 (m) 上記で求めた VO_2peak ×40〜80％
心拍数	・HRmax（最大心拍数）法 年齢別最大心拍数（220 − 年齢）× 60〜80％ ・HRR（予備心拍数）法（Karvonen〈カルボネン〉法） （年齢別最大心拍数〈220 − 年齢〉− 安静時脈拍）× 40〜80％＋安静時脈拍

表5　ボルグ CR-10 スケール

0	感じない	nothing at all
0.5	非常に弱い	very very weak
1	やや弱い	very weak
2	弱い	weak
3		
4	多少強い	somewhat strong
5	強い	strong
6		
7	とても強い	very strong
8		
9		
10	非常に強い	very very strong

表6　運動の中止基準

呼吸困難	・ボルグ CR-10 スケール　7〜9
その他の自覚症状	・胸痛，動悸，疲労，めまい，ふらつき，チアノーゼ，など
心拍数	・年齢別最大心拍数（220 − 年齢）の 85 ％に達したとき ・肺性心を伴う COPD では 65〜70 ％ ・不変ないし減少したとき
呼吸数	・毎分 30 回以上
血圧	・高度の収縮期血圧の下降，あるいは拡張期血圧が上昇したとき
酸素飽和度	・90 ％未満になったとき

　注意すべきことは，疾患の重症度や運動習慣，運動耐容能，心理的側面などに配慮した時間や頻度の調整である（運動強度に関しては**表7**を参照）．運動の継続が重要であり，重症例や高齢者では低強度の負荷から開始し，徐々に負荷量を上げても問題はない．

全身持久力トレーニング

　運動療法における全身持久力トレーニングでは，在宅でも継続可能な歩行を中心としたプログラムを選択することが多く，運動の持続時間は1回20分以上，週3〜5回，6〜8週間以上の継続が推奨されている．

筋力トレーニング（図2）

　①筋力，筋持久力が低下し，日常生活機能が低下している者，②上肢を用いた動作で呼吸困難が強い者，③職業上，比較的強い筋力，筋持久力を必要とする者，が適応となる．運動は一般的にゴムバンドや重錘などを用いて，最低1セット10〜15回を2〜3回/週実施する（運動内容は成書を参照）．

▶1　「呼吸器の症状とフィジカルアセスメント」の表1：p.32 参照．

表7 高強度負荷と低強度負荷

	高強度負荷（High Intensity）	低強度負荷（Low Intensity）
定義	・患者個々の $\dot{V}O_2peak$ に対して 60〜80％の負荷	・患者個々の $\dot{V}O_2peak$ に対して 40〜60％の負荷
利点	・同一運動刺激に対して高い運動能力の改善がみられ，生理学的効果は高い	・在宅で継続しやすい ・抑うつや不安感の改善効果は大きい ・リスクが少ない ・アドヒアランスが維持されやすい
欠点	・全ての患者に施行は困難（特に重症例） ・リスクが高いため，付き添い，監視が必要 ・患者のアドヒアランスが低下しやすい	・運動能力の改善が少ない ・運動効果の発現に長期間を要す
適応	・モチベーションが高い症例 ・肺性心，重症不整脈，器質性心疾患などがないこと ・運動時に SpO_2 が 90％以上であること	・高度な呼吸困難症例 ・肺性心合併例 ・後期高齢者

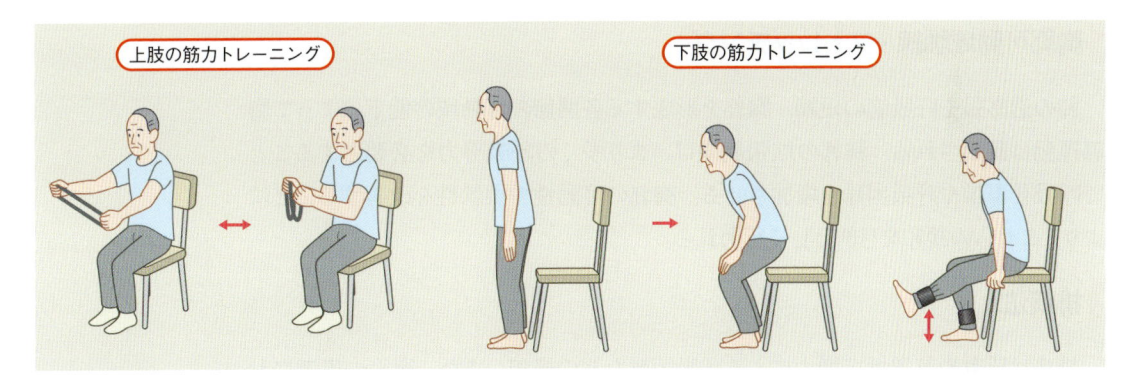

図2 筋力トレーニング

呼吸理学療法

●目的

　急性期においては，気道内分泌物の除去や酸素化の改善，肺合併症の予防，人工呼吸器からの早期離脱や早期離床，などを目的として介入する．

　安定期においては，運動療法を行ううえでの換気効率の改善や呼吸困難を緩和，気道内分泌物の喀出による感染の予防，などを目的として行う．

●種類

　コンディショニングとしての呼吸練習（口すぼめ呼吸，横隔膜呼吸）やリラクセーション，胸郭可動域訓練，ストレッチング，その他に排痰法，呼吸筋トレーニング，ADLトレーニングなどがあげられる．コンディショニングは，運動療法を効率的に行うための導入として位置づけられている．

呼吸練習

●口すぼめ呼吸 [2]

　口をすぼめて息を吐くことで気道内圧を上昇させ，気道の虚脱を起こしにくく

する呼吸法といわれている．特に閉塞性換気障害の患者に有用とされており，吸気と呼気の比率を1：2～5として長く息を吐くことで，呼吸数の減少，1回換気量の増加，呼吸仕事量の減少などの効果が期待できる．

▶2 「慢性閉塞性肺疾患（COPD）」の項：p.57 参照．

● 横隔膜（腹式）呼吸

　この呼吸法は横隔膜を用いた呼吸を行うことで1回換気量を増加させ，換気効率の改善や呼吸補助筋の活動の抑制に有用とされており，横隔膜の可動性のある患者に適応される．

　横隔膜が平低化しているCOPD患者や呼吸筋疲労を認めるような患者への適応に関しては，呼吸効率を悪化させるという逆効果をもたらす可能性もあるため注意が必要である．そのような患者には口すぼめ呼吸を中心として，横隔膜を意識せずに無理なくゆっくりとした大きな呼吸を行うよう指導する．

胸郭可動域訓練・ストレッチング

　肺の過膨張や呼吸筋の短縮，胸郭を形成する各関節の可動域の低下によって胸郭運動は制限される．胸郭の拡張制限は，より多くの呼吸努力を必要とすることで呼吸仕事量や呼吸困難を増加させる．胸郭の可動性や柔軟性を改善することにより，これらの緩和を目的として行われる．

排痰法

　排痰は咳嗽や気道抵抗増大による呼吸困難などの緩和，また，術後の患者における肺炎や無気肺などの合併症の予防を目的として用いられる．

　排痰手技にはさまざまな方法があるが，触診・聴診所見などの評価をもとに気道内分泌物の貯留部位を確認しながら，気道内分泌物の移動に関与する因子（表8）を考慮して方法を選択する．

　安定期の患者や術前・術後の肺合併症予防目的の患者においては，自己喀痰を目標として指導を行い，排痰体位，咳嗽や強制呼出手技（ハフィング），ACBT[*1]や，インセンティブスパイロメトリーなどの排痰援助器具を使用して指導する．また，術後患者においては疼痛をコントロールすることで喀痰が十分に行え，無気肺や肺炎の予防につながりやすい．

　人工呼吸器装着患者など急性期においては自己喀痰が困難な場合が多く，排痰体位，バッグによる加圧換気，スクイージング，気管吸引が行われることが多い．

[*1] ACBT：active cycle of breathing techniques（アクティブサイクル呼吸法）．気道内分泌物の移動や除去を目的としてリラックスした呼吸，深呼吸，ハフィングや咳嗽などの強制吸気のサイクルから構成されている気道クリアランス法．

ADLトレーニング

　日常生活における呼吸困難の軽減と動作遂行能力の向上，最終的には生活関連QOLの向上を目標とする．

表8　気道内分泌物の移動に関与する因子・方法

- 重力：排痰体位
- エアエントリー：スプリンギング*2，ポストリフツ*3，バッグによる加圧換気
- 呼気流速：スクイージング，咳，強制呼出手技（ハフィング）
- 分泌物遊離：パーカッション，バイブレーション，シェイキング
- 痰の性状：加湿，吸入療法
- 気管吸引

*2 スプリンギング：呼吸介助法の一つで，無気肺や換気の低下がみられる部位の吸気改善のため，胸郭の弾性を利用しながら徒手的に胸郭の圧迫・解除などを行う．

*3 ポストリフツ：背部の換気改善，吸気増加を目的として，仰臥位の患者の背部に手を入れて，吸気時に持ち上げる方法．

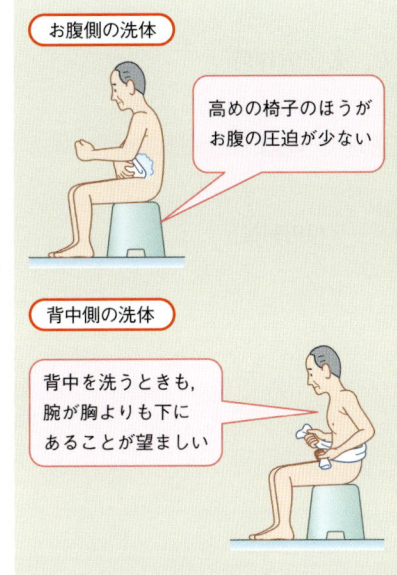

お腹側の洗体
高めの椅子のほうがお腹の圧迫が少ない

背中側の洗体
背中を洗うときも，腕が胸よりも下にあることが望ましい

入浴は負荷の高い日常の動作ですので…．

① 移動や更衣の後にも休憩を入れましょう．

② 身体を洗う動作は息切れを誘発しやすい動作です．洗うときは，頭，顔，片腕ずつ，お腹，背中，片足ずつなど部分ごとに分けて洗い，こまめに休憩をとるようにしましょう．

③ 動作は呼吸が余裕をもって行える速さで，ゆとりをもちながら行いましょう．

④ 前屈みの動作は胸を圧迫するため，呼吸困難感や呼吸の圧迫をまねきやすい動作です（頭を洗う，足を洗うなど）．

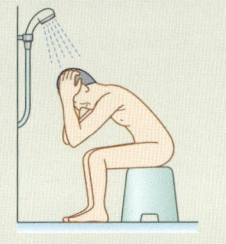

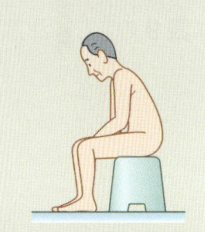

このような動作を行う場合には息切れに配慮し，動作の途中でも休憩をこまめに入れるように心がけましょう．

⑤ 体を拭くときや服を着たときにも急ぎがちになりますが，積極的に休憩をとるように心がけてください．

図3　入浴の指導ポイント

　動作をコンディショニングで習得した呼吸法と同調させるように指導を行う．歩行や運動負荷の高い階段昇降や入浴はもちろん，洗面など姿勢による影響を受ける動作においても指導を実施する（図3）．

　呼吸困難が強い場合やSpO$_2$低下がみられる場合には，動作の途中でも必ず休憩をとりながら呼吸や姿勢を整えて行うように指導する．また，必要に応じて環境調整を行い対応する．

呼吸困難への対応

　呼吸器疾患患者にとって呼吸困難は活動性を制限する重要な症状の一つであり，可能な限りこの症状を緩和するようにかかわる必要がある．呼吸困難の原因は低酸素血症や気道抵抗の増大，呼吸筋の努力性の増加，肺のコンプライアンスの低下などが直接的な原因とされている．しかし，呼吸困難は主観的感覚である

表9 呼吸困難に関する患者指導項目

- 息苦しくなる動作を理解する
- 息切れに慣れる
- 自ら呼吸を整えることを覚える
- 負担のかからない動作の方法や要領を工夫する
- ゆっくりと動作を行う
- 休憩のとり方を工夫する
- 計画性をもった余裕のある生活リズムを確立する
- 低酸素血症が強い場合には適切な酸素吸入を行う
- 居住環境の整備，道具の利用

ため，個体差が生じることも多く，必ずしも呼吸器疾患の重症度や低酸素血症と相関するわけではない．

"呼吸困難がない＝低酸素血症ではない"ということではないので，必ず労作時の評価を行う必要がある．

呼吸器疾患患者の活動性を維持するためにも，呼吸困難を自己管理できるように表9のことに注意して指導を行う．

（相田利雄）

11 気道ステント留置術

目的

気道ステント留置術は，気管や気管支などの中枢気道閉塞によって起こる呼吸困難を訴える患者の症状を改善し，QOLを向上させる有用な治療手段である．しかし，がんそのものを治す治療ではなく，症状を緩和する姑息的治療である．

適応

適応疾患

● 気道狭窄

気道狭窄の様式は大きく3種類に分けられる．①内腔腫瘍進展性狭窄（腫瘍が気管・気管支内腔で成長，増大し気道が狭くなること），②気道壁外圧排性狭窄（腫瘍が気管や気管支の壁を外から圧迫することで気道が狭くなること），およびそれらが混在した③混合性狭窄である．

悪性疾患では主に肺がん，食道がん，そして種々のがんの縦隔リンパ節転移，転移性気管内腫瘍などにより起こる．

良性疾患では気管挿管後，気管切開後，気管・気管支結核，気管・気管支軟化症などにより起こる．

● 気管食道瘻

気管食道瘻とは，食道がんなどの悪性腫瘍が気管・気管支に浸潤し，食道と気管・気管支との間に瘻孔（あな）が形成されることである．気管食道瘻は食道がんの約5～15％に合併すると報告され，食物や唾液が気道に流れ込み誤嚥性肺炎を引き起こすことが問題となり，時に致死的となる．

気道ステント留置実施の適応（図1）

① 腫瘍の進行性局所増大により気道の確保が難しく，その他の治療法が適応でない場合．
② 不安定な気道状態を呈するもの．
③ 狭窄度50％以上で呼吸困難などの呼吸器症状を有するもの．
④ 推定生存期間が4週間以上見込まれるもの．
⑤ ステント留置により明らかに気流制限改善などの肺の機能的な改善が予測できるもの．

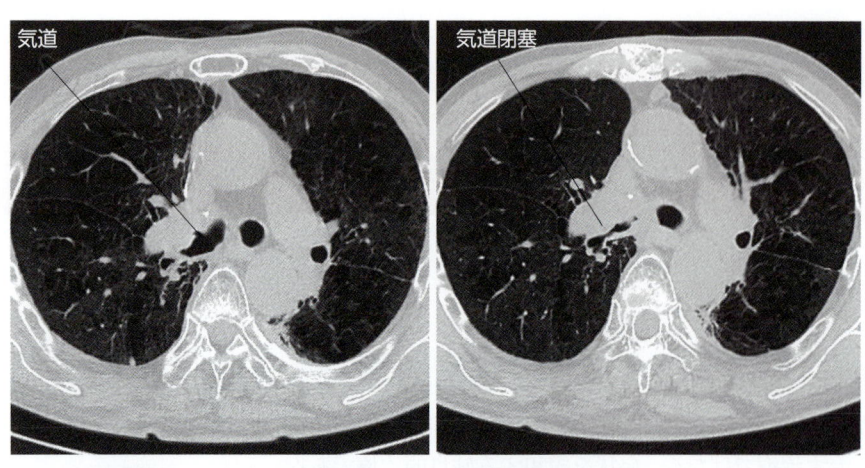

図1　気道閉塞前CT（左）と気道閉塞・ステント適応時CT（右）

ただし，狭窄以遠にも狭窄が疑われる場合や全身状態が非常に悪い場合には適応にならないことがある．

気道ステント留置の実際（図2, 3）

気道ステントは自己拡張性金属ステントとシリコンステントとに大別され，留置術は局所麻酔下もしくは全身麻酔下で行う．

気道ステントの種類

● **金属ステント**

形状記憶合金をメッシュ状の形状に編み込んでつくられている．柔軟性に富んでおり狭窄の形状にかかわらず挿入が可能であるが，いったん留置すると基本的に抜去できない．

ポリウレタン膜で覆われた膜つき（covered type）と膜なし（non-covered type）がある．膜つきステントは腫瘍の露出を防ぐ効果がある．留置には軟性気管支鏡を用い，通常の気管支鏡と同様に内視鏡室での処置が可能である．

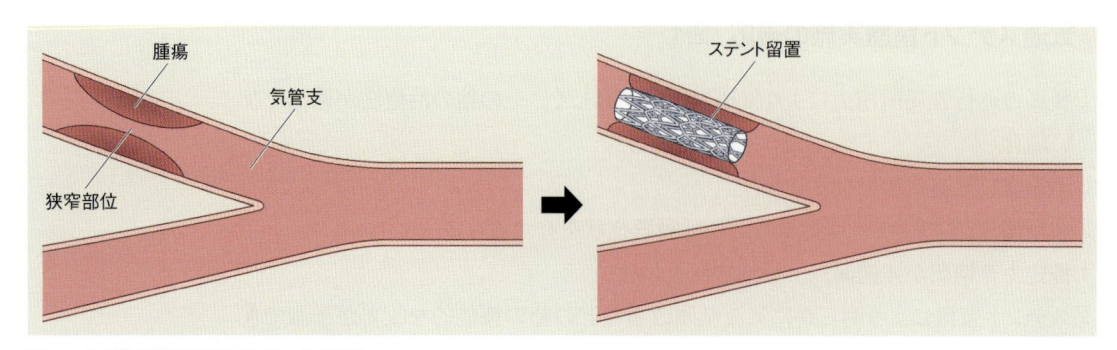

図2　気管支鏡下でのステント留置

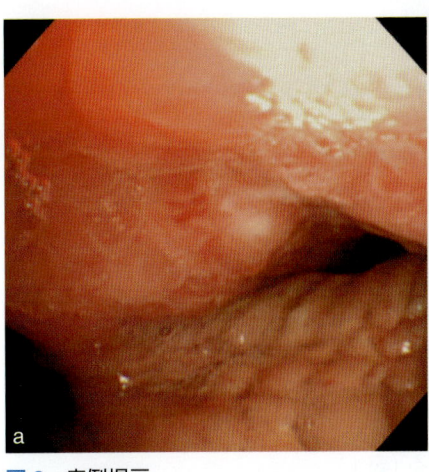

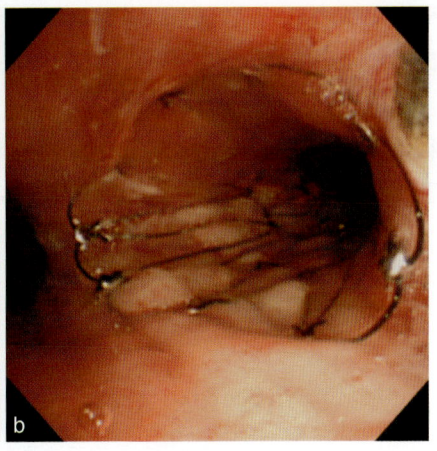

図3 症例提示
男性，原発性肺がん，主訴：呼吸困難．
右主気管支狭窄に対する金属ステント留置術を施行した．
a：腫瘍による右主気管支の狭窄がみられる．
b：ステント留置後気道の開大が得られた．

● シリコンステント

咳嗽による移動・逸脱や粘膜の壊死を起こさせないようにつくられている．留置後も抜去できることが利点である．

留置する際には全身麻酔下に硬性気管支鏡を用いて行う．

局所麻酔下ステント留置術の手順

①通常の気管支鏡と同様に前投薬投与，喉頭麻酔．
②静脈麻酔（ミダゾラムやプロポフォールを使用）．
③気管チューブによる挿管（カフなしスライディングチューブでも可能）．
④軟性気管支鏡にて内腔観察．
⑤必要に応じてバルーン拡張や腫瘍焼灼．
⑥X線透視下に金属ステント留置．
⑦胸部X線写真撮影，終了．

全身麻酔下ステント留置術の手順

①麻酔科医による全身麻酔．
②硬性気管支鏡による挿管．
③内腔観察．
④必要に応じてバルーン拡張や腫瘍焼灼．
⑤X線透視下に金属もしくはシリコンステント留置．
⑥胸部X線写真撮影，終了．

気道ステント留置術を受ける患者の看護

　気道ステント留置術は，侵襲的な処置であり，出血・穿孔・低酸素血症の危険を常に伴う．さらに患者の状況は千差万別であり，多くの場合は緊急・準緊急的な処置となる．

術前

▼観察項目

- 問診
- 抗凝固薬内服の有無：薬剤により中止期間が異なるので注意する（**表1**）
- SpO_2
- 呼吸回数，呼吸音
- 咳嗽の有無や程度，痰の性状や量，血痰の有無
- 呼吸困難の有無や程度
- 胸部X線やCT
- 血液ガス分析データ
- 止血機能：PT，APTTなどの血液凝固系の検索，血小板数

▼ケア項目

- 酸素管理
- 輸液管理
- 精神的サポート：呼吸困難による死への恐怖や不安が強い場合が多く，不安が強い場合には，そばに付き添い，その軽減に努める
- 呼吸困難の軽減：呼吸困難の程度に応じて，医師に相談しステロイド薬やモルヒネなどによる症状緩和に努める

表1　代表的な抗血小板薬と抗凝固薬の手術時における中止期間の目安

一般名	代表的商品名	術前中止期間
ワルファリンカリウム	ワーファリン®	3～7日
アスピリン	バイアスピリン®	7～10日
チクロピジン塩酸塩	パナルジン®	7～14日
クロピドグレル硫酸塩	プラビックス®	7～14日
シロスタゾール	プレタール®	3～4日
イコサペント酸エチル	エパデール®	7～10日
ベラプロストナトリウム	プロサイリン®，ドルナー®	1～3日
サルポグレラート塩酸塩	アンプラーグ®	1～3日
ジピリダモール	ペルサンチン®	1日
トラピジル	ロコルナール®	1日
ジラゼプ塩酸塩水和物	コメリアン®	1日

術後

▼観察項目

- 麻酔方法，鎮静薬使用の有無や使用量
- 鎮静からの覚醒状態，意識レベル
- 咽頭痛，咽頭不快の有無
- 使用したステントの種類や留置部位
- 体温，SpO_2，脈拍，血圧
- 咳嗽の有無や種類（湿性咳嗽か乾性咳嗽か），程度
- 痰の性状や量，去痰困難の有無
- 血痰の有無や量，喀血の有無（あれば色や量）
- 酸素投与量
- 呼吸困難の有無や程度
- 呼吸音（ラ音の有無，左右差）
- 喘鳴の有無
- 胸部不快や胸痛の有無
- 感染徴候の有無

▼観察ポイントおよび対処法

喉頭浮腫	● 特に硬性気管支鏡を使用した場合は，喉頭および声帯の浮腫の発生により呼吸困難，呼吸不全をきたすことがある ● 多くは処置直後の喘鳴で発症するが，徐々に出現することもあり，術後12時間は注意が必要である ● 症状が増悪すると気管挿管や気管切開を要することがある ● 喉頭浮腫を軽減する目的で数日ステロイド薬投与を行う ● 一般的に浮腫は3日間程で改善する **看護のPOINT** ● 早期発見のためには肺野の呼吸音の聴取だけではなく，喉頭部の聴診を行い，喘鳴の有無を確認する． ● 患者が呼吸困難を訴えた際は，SpO_2の数値で判断するのではなく，自覚症状の経時的な変化や身体所見を詳細に観察する．
気道出血	● ステント留置時に気道表面を傷つけるため，少量の喀血や血痰を含めれば，ほぼ全例に認められる ● 多くの場合は止血薬の投与などにより対処可能で，数日で消失する ● しかしまれに，ステントの機械的刺激によって気道周辺の血管が損傷し，大量に出血（大喀血）し，致死的となる場合がある
ステントの移動・逸脱	● ステント留置後1週間はステントの移動や逸脱を起こしやすいため，胸部X線でのステント位置の確認が必要である ● 特にシリコンステントや膜つき金属ステントが移動・逸脱しやすく，緊急処置が必要になることがある ● 術後いったん改善した呼吸困難が再度出現・増強したり，血痰が増悪したりして発見されることがある

去痰困難	● ステント留置後数日間は，ステント自体の機械的刺激や術中腫瘍焼灼などの影響で喀痰や分泌物が増加することが多い ● ステントを留置することで，正常気道粘膜が覆われるために気道分泌物の排出障害が起こる ● もともと痰が多い場合や，反回神経麻痺で強い咳ができない場合には，ステント内腔に痰が付着して閉塞する場合がある．特に，シリコンステントを留置した場合に起こりやすい ● 呼吸音の聴診で狭窄音が聴取される場合は，喀痰や分泌物の貯留によるステント内腔の狭窄が考えられ，気管支鏡による喀痰吸引を要することがある
再閉塞	● ステント内への腫瘍の増殖または肉芽の増生によって再閉塞することがある ● 肉芽形成は，ステントが気道粘膜に慢性的な刺激を加えることで起こり，呼吸困難の原因となる ● シリコンステントではステントの両端辺縁部に，金属ステントではメッシュの隙間から内腔へ肉芽が増殖する ● 気管支鏡で定期的に観察し，閉塞が起こる場合にはレーザーなどを用いて肉芽を除去したり，再度ステントを追加したりする場合がある
ステントの破損	● 長期的にわたってステントを留置すると，ステントの破損により縦隔への穿孔などが生じる場合がある ● 咳嗽を慢性的に繰り返すと，金属疲労で破損につながることがある
細菌感染	● 気管支鏡が口腔～上気道を通過するため，気管支鏡に常在菌が付着する．気管支鏡はそのまま下気道に挿入されるため，下気道感染症を起こすことがある ● 下気道感染を起こすと，発熱，膿性痰，咳嗽などの症状がみられる

▼ケア項目

　ステントを留置する場合には，前投薬・局所麻酔および静脈麻酔を使用するため，術直後は意識状態・バイタルサイン，特に呼吸状態・血圧に注意して観察を行うことが重要である．完全に覚醒するまでの30分～1時間は安静が必要である．

転倒・転落の予防	● 静脈麻酔使用後はふらつきを認めることがあり，転倒・転落の危険性が高まるため，その予防に努める ● 初回排尿時は，ナースコールをするよう指導することやベッド柵の確認を行うことも予防対策の一つである
誤飲・誤嚥の予防	● 咽頭麻酔による誤飲を予防するために，術後2時間は絶飲食となる ● 術後2時間後に完全覚醒を確認したうえで，少量の水を飲水してもらい誤飲がないか確認する．誤飲するようであれば，再度30分後に飲水テストを行い，嚥下状態の確認をする

> **看護のPOINT**
> ◎特にステント留置前から反回神経麻痺がある場合には，誤嚥のリスクが高まるため注意が必要である．

窒息の予防	● 咳嗽による痰の喀出が十分に行えなければ気道は狭くなり，ステント内に痰が貯留し，痰の量や粘稠度によって窒息の危険が生じる ● 去痰薬の投与や超音波ネブライザーなどの効果的な使用や体位ドレナージ，タッピング，ハフィング，スクイージングを行い，必要に応じて吸引を行う ● 特にシリコンステントを留置している場合には去痰困難が起こりやすいため，必要時にはブロムヘキシン塩酸塩（ビソルボン®）やアセチルシステイン（ムコフィリン®）の吸入をしてもよい ● 咳嗽は排痰のための生体防御機能であるので，湿性咳嗽の場合にはむやみに止めないほうがよい．しかし，乾性咳嗽の場合にはエネルギーの消耗につながり，夜間不眠の原因ともなるため，医師に相談し，鎮咳薬を用いる場合もある
精神的サポート	● 不安の緩和：気道の閉塞感や呼吸困難は直接死を連想させる症状である．死への恐怖感を抱いたり，強度の不安から不穏状態となったりすることもある．看護師は患者のそばに寄り添い，不安の軽減に努めることが必要である ● 不安への援助 　• 患者の呼吸困難を理解し，患者の不安に共感するとともに，頻回な訪室を心がけ，必要に応じて家族の協力を得る 　• 患者に安心感と信頼感を与えるケアを提供する ● 不安は呼吸困難を助長するため，呼吸困難への対応も必要となる 　• 坐位やファウラー位などの安楽な体位を保持することや，腹式呼吸や口すぼめ呼吸など効率的に酸素を取り入れるための呼吸を整える方法を指導する

▼患者指導項目

- 排痰の必要性について説明する
- 体位の工夫や水分摂取，有効な排痰方法（催咳法）の指導を行う
- 室温・湿度を調整する
- 以下の症状があれば，すぐに看護師に伝えるよう指導する
  - 去痰困難
  - 胸部不快，胸内苦悶
  - 呼吸困難の出現・増強時
  - 血痰の出現

（樋野仁美）

12 緩和ケア

目的

緩和ケアの目的は，身体的，精神的，社会的，スピリチュアルな問題を早期から正確にアセスメントし解決することにより，苦痛の予防と軽減を図り，生活の質（QOL）を向上させることである．

適応

生命を脅かす疾患に伴う問題に直面する患者と家族．

方法

全人的苦痛としてとらえて一つひとつの問題に丁寧に対応する．

全人的苦痛とは

シシリー・ソンダースがターミナル期患者のケアを実践した経験のなかから生まれた言葉で，患者が経験している複雑な苦痛を「全人的苦痛（total pain）」という概念で提唱している．

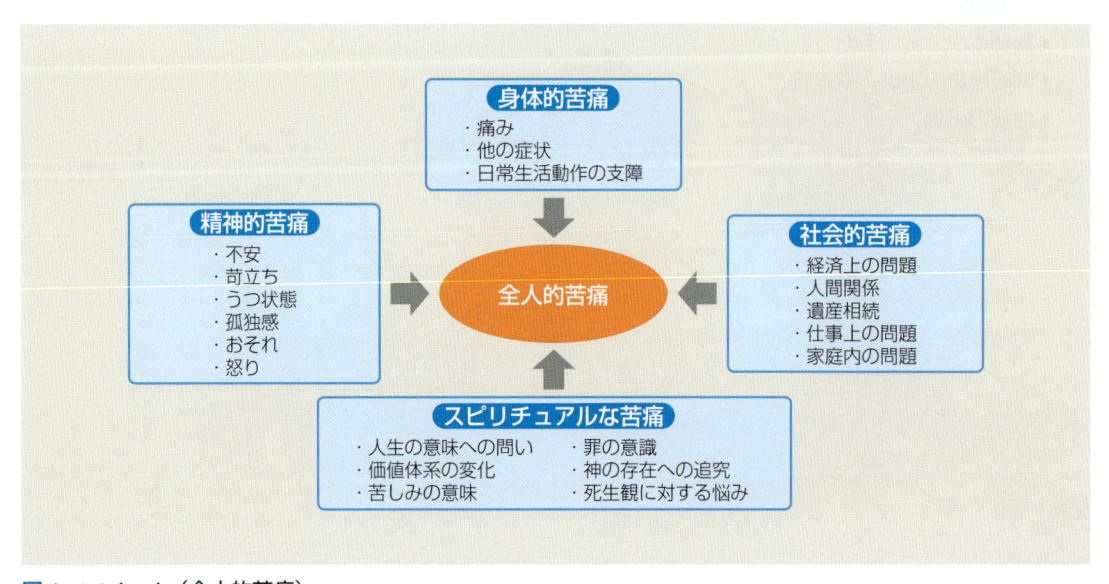

図1　total pain（全人的苦痛）
（恒藤　暁：最新緩和医療学．最新医学社；1999．p.6 より）

● **全人的苦痛の4側面**（図1）

緩和ケアでは，患者の苦痛を全人的にとらえるために4つの視点からアプローチしていくことが重要である．

身体的苦痛では，疼痛や呼吸困難などの苦痛症状とそれによって起こる日常生活の障害がある．苦痛が軽減されずに続くと，日常生活の自律性が奪われることで希望を失い，不安や抑うつなどの精神的苦痛や，家族や職場・社会に対しての役割の喪失，遺産や相続などの経済的課題などの社会的苦痛をもたらす．また末期では特に，生きていることへの意味や価値を見いだせないといった霊的（スピリチュアルな）苦痛も多く体験する．

肺がんで緩和ケアを受ける患者の看護

呼吸困難

▼観察項目

- 問診：発症時期・随伴症状
- 視診：全身状態，体位，呼吸数・深さ・呼吸パターン
- 聴診：呼吸音，心音
- 触診：浮腫，リンパ節腫脹
- 検査：一般血液検査，血液ガス検査，胸部X線検査，肺機能検査，エコー検査

上記に加え，患者の訴えなどを確認し治療法（図2）を検討していく．

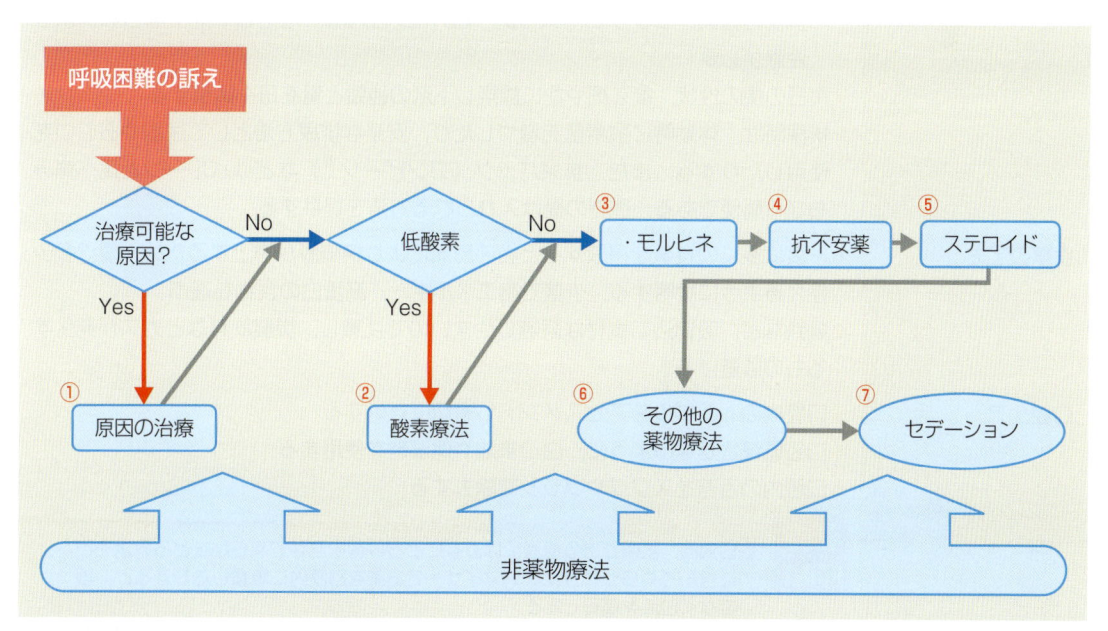

図2 呼吸困難マネジメントのアルゴリズム
（田中桂子：呼吸困難マネジメントを進めるポイント．田中桂子監：がん患者の呼吸困難マネジメント．照林社；2004．p.21 より）

▼ケア項目

環境の整備	●ナースコールや部屋の電気のスイッチ，日常生活でよく使う物（酸素療法中は口腔が乾燥しやすいので水分など）は身の周りに置き，酸素のチューブの長さは動きやすいように配慮し，自己効力感を支える ●呼吸困難時に使用する薬剤（レスキュー薬，吸入薬）があれば，自己管理を考慮することで安心感につながる ●室温は低めに設定する（ただし，身体は保温する） ●顔面に空気の流れを感じられるように窓を開放したり，団扇や扇風機を使用したりする ●布団を軽いものにすることで圧迫感を感じさせないようにする
楽な体位の工夫	●臥位に比べて坐位は，横隔膜が下降しやすく呼吸が安楽になりやすい．安楽な体位・行動をとれるように理学療法士にも介入してもらう ●枕やクッションを下に入れたり，椅子に座る場合は，机の上に両肘を乗せるなど両肘を挙上することによって，呼吸が楽になることがある
衣服の工夫	●胸郭の動きを妨げないようにするため，ゆったりとした着脱しやすい服を選ぶ
コミュニケーション	●息苦しいため，患者に負担がない方法を提供する ●短く簡単な言葉でわかりやすい1つの文で1つのメッセージを伝える ●声は気持ちやわらかめにゆっくりと（声で安心を運ぶ気持ちで） ●「そばにいること」も非言語コミュニケーションである．息苦しさによって死を意識することもあり，一人になると不安や恐怖感が増し，余計息苦しくなるため，呼吸が落ち着くまでそばにいることは，何よりも安心感をもたらす
排泄コントロール	●排尿・排便時は呼吸困難を増強させる ●薬剤性の便秘：モルヒネを使用する場合は，必ず便秘対策を講じる ●便の性状のコントロール：便は軟らかめになるようコントロールする 　・排便困難時，ラクツロース30〜60 mL/日内服．ただし下痢にならないよう注意が必要 ●毎日の便の性状，量を細やかに観察し下剤の種類と量を日々調整する ●排尿時は，体動時に酸素量を増やしたり，安楽な排尿方法として尿器やおむつを使用したりする．また，排尿バッグ（コンビーン®）などはバルーンと比べ痛みもなく簡便である．患者の受け入れられる方法を提供する
食事の工夫	●一度に多くの食事を摂取すると腹部膨満により横隔膜が挙上するため，量は多少控えるように説明する．少量で高エネルギー，高蛋白の食物を選ぶ ●麺類など，吸い込む食材は誤嚥しやすいので注意し，炭酸飲料などガスが発生するものは避ける
口腔ケア	●口腔内のトラブルをアセスメントし適切に対処する ●口腔乾燥させないように，白ごま油や保湿剤を使用する ●口腔内の舌苔をスワブやブラシで除去する

看護のPOINT
◎口渇時，誤嚥がある患者にはお茶にとろみ剤を混ぜて凍らせたとろみ氷を口に含んでもらったり，アトマイザーでお茶を口腔内に噴霧したりすると，誤嚥なく口渇を緩和できる．
◎酸素マスクは患者によっては圧迫感もあるため，状況に応じてオキシマイザー®（リザーバーつき鼻カニュラ）の使用を考慮する．

疼痛

▼観察項目

- 患者の訴えをよく聴き，痛みの程度，経過，心理状況を把握する
  - どのくらい痛むのか，動かなくても痛いのか，眠れないほど痛いのか
  - いつから痛むのか
  - 痛みの性質はどのようなものか：「刺すような」「焼けるような」「鈍い痛み」「痛みが走る」，など

▼ケア項目

- 非オピオイド（NSAIDs，アセトアミノフェン）の使用後は評価し，効果が得られない場合は強オピオイド，鎮痛補助薬（抗うつ薬，抗痙攣薬，ステロイド薬）を状態に合わせて使用する
- 体動時痛に対しては体動前に鎮痛薬を使用し評価する
- 強オピオイド使用時は特に排便状態の観察を行い，2〜3日排便がなければ処置を行う
- 夜間の睡眠を確保する
- 食事時や保清時の疼痛の程度を把握し鎮痛薬を使用する
- マッサージすることにより安心感を与え，コミュニケーションをとることで気持ちの安寧を図る
- 疼痛が強く内服困難な場合は，持続皮下注射（CSI）を使用し疼痛緩和を早急に図る
- 重篤な副作用（悪心，便秘，眠気）が起こった場合はオピオイドの変更を行う（表1）

表1　経口・注射・坐剤オピオイド⇔オピオイド貼付製剤の切替タイミング

経口・注射・坐剤オピオイド→貼付製剤への切替		
モルヒネ硫酸塩水和物徐放剤（1日1回）	服薬 →12時間→ 貼付	
モルヒネ硫酸塩水和物徐放剤（1日2回）	貼付 ＋ 服薬　貼付と同時に1回量投与	
モルヒネ硫酸塩水和物注射剤	貼付 ＋ 注射 →6時間→　貼付開始から6時間後まで持続点滴	
モルヒネ塩酸塩水和物水・錠・末	貼付 ＋ 服薬 4〜6時間 服薬　貼付開始，同時および4〜6時間後に1回量投与	
モルヒネ硫酸塩水和物坐剤	貼付 ＋ 坐剤　貼付と同時に1回量投与	
経皮吸収剤	剥離 →→ 貼付　剥離と同時に貼付	

貼付剤からほかのオピオイドへ		
MSコンチン®　オキシコンチン®へ	剥離12時間後から投与開始
モルヒネ塩酸塩水和物注射剤へ	剥離12時間後から1/3量を投与開始
モルヒネ塩酸塩水和物水・錠・末へ	剥離16時間後から投与開始
モルヒネ塩酸塩水和物坐剤へ	剥離16時間後から投与開始

その他		
オピオイド徐放剤から持続注射へ	徐放剤服用せず直ちに切替
持続注射からオピオイド徐放剤へ	内服し2時間で注射を減らしていく

鎮静（セデーション）

▼観察項目

- 全身倦怠感，食欲不振，疼痛など患者の耐えがたい苦痛が及ぼす日常生活への影響を確認する
- 治療抵抗性かをチームで検討し，可能な場合は，患者と十分に話し合う
- 家族とのコミュニケーションを十分にとり，家族の考え方，望んでいることを把握する

▼ケア項目

- 患者にセデーションの方法についての説明を行う
- 「間欠的なセデーション」の場合は，夜間の睡眠を確保することで患者と家族の心理的苦痛を和らげ，覚醒している時間は患者と家族のために有効に使う
- 「持続的なセデーション」を行っている場合は，意識のあるときと同様，患者に対して丁寧にケアを行う
- 喀痰が多いときは吸引が苦痛につながるため，輸液を考慮する．家族には輸液をすることでの患者の負担（痰が多くなる，体のむくみ，など）について説明し，家族の心配なことや思いを傾聴し，精神的サポートを行う
- 家族への慰労，悲嘆へのケアを続け，そばにいることが患者にとって安心感につながることを話したり，そばにいる，さするなど家族ができることを助言したりすることで，家族の無力感や自責感を和らげる

看護のPOINT
- 家族の考え方や希望を確認しながら，OPTIM[*1]の看取りのパンフレット（これからの過ごし方について）を活用し，患者が今後どのような経過をたどっていくのか，家族に説明することで不安の軽減につながる．
- 家族と看護師の情報交換メモは，面会の少ない家族や意識が低下している患者の場合，患者の状況やケアの提供がわかり安心感につながる．

[*1] OPTIM：Outreach Palliative Care Trial of Integrated regional Model の略．

臨終前後

▼観察項目

- バイタルサインはどうか
- 呼吸状態（死前喘鳴）
- 四肢末梢の冷感
- チアノーゼの有無と苦痛な表情がないか

▼ケア項目

- 家族の労をねぎらい，患者には苦痛がなく症状が緩和できていることを説明し，家族の大切な人を失うつらさや先行きの不安などについて聴き，患者の思い出や家族の価値観を大事にしながら，家族とともに看取る

エンゼルケア

▼ケア項目

- 患者の状態をできる範囲で「その人らしく穏やかな状態」に整える
- 家族が死と向き合い，受容していくための環境を整える
- これまでのつながりで感じたことを思い出しながら，その人にできる「最期の看護」が表現できる場面として患者の死を受容し，一つのつながりに区切りをつけるプロセスに寄り添う
- メイク後に，家族が患者に触れてみたいと思うかどうか考えながら行う
- 乾燥を防ぎ，保湿することが基本であり，その人らしく清潔感をもたせたメイクを行う

家族ケア

▼ケア項目

- 日ごろから患者・家族の希望や要望を取り入れた看護を実践するように心がける
- 亡くなる数日前に，亡くなっていく過程を説明し，看取り時，そばにいたい家族を確認し，着る衣服の準備，家族の心の準備を促し気持ちを聴く
- エンゼルケアをするときは家族に一緒に行うか声をかける
- 洗髪やマウスケアは丁寧に行う
- エンゼルケアのときは，患者には生前と同じように話しかけ，家族には思い出を聴いたり，家族がとてもよくされていたことを話して，ねぎらう

グリーフケア

▼ケア項目

- 家族が亡くなった後，挨拶に来たら時間をとって話を聴く
- いつでも来棟して構わないことを伝える
- 亡くなってから3か月後に家族にお便りを出す（施設により回数に違いあり）
- 家族会を年1回計画する

（岡田由佳理）

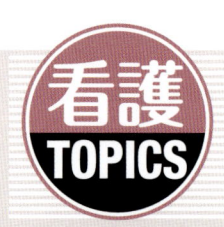

看護TOPICS 非がん性呼吸器疾患の終末期ケア

　非がん性の慢性呼吸器疾患は緩徐に進行していくため、予後の予測は困難とされている。望ましい終末期ケアとは、苦痛を軽減し、患者の望む医療が受けられ、QOLが維持・向上することである。

症状緩和

息苦しさ

　呼吸不全はⅠ型呼吸不全とⅡ型呼吸不全に大別される。

　Ⅰ型呼吸不全は低酸素血症が、Ⅱ型呼吸不全は高二酸化炭素血症が深刻な状態となる。医師とともにインターフェイスの選択や酸素投与量を決定し、息苦しさの改善に努める。

　またⅡ型呼吸不全には、状態に応じた細やかな酸素の調整と、口すぼめ呼吸などの呼吸練習や動作要領の指導も有効である。咳嗽・排痰に対するケア、体位の工夫も大切なケア内容となる。

　苦痛の緩和目的で使用される薬剤については、呼吸抑制が懸念され、投与のタイミングも難しいとされている。十分な説明を行い、患者や家族の理解を得てから使用する。

　最近では、非がんの呼吸不全患者にも麻薬が投与されることが少しずつ増えてきている。

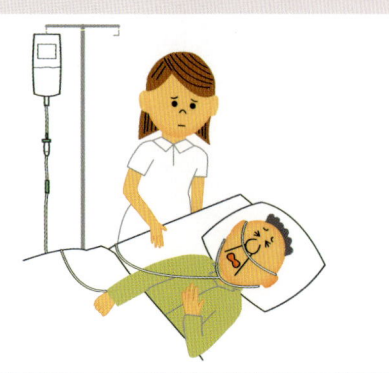

スピリチュアルケア

　私たちはこの世に生を受け、人として生きがいを感じながら生きている。終末期を予感すれば、自己の存在の消滅に対する大きな苦痛（スピリチュアルペイン）を伴う。その苦痛に対するケアが必要であり、そのためには患者のそばに寄り添い、患者の存在を認め、患者の思いを支えることが大切である。療養生活において食事や排泄・清潔援助などは、単にそれを行うだけではなく、人としてどう行うのか、患者の望む方法としてどう行われるべきものなのかが配慮され、援助しなければ、終末期ケアとはいえない。

終末期医療における意思決定

　進行性の疾患でありながら、「死に向かう病期である」という認識をもっている患者・家族はきわめて低いといわれている。

　緩徐に進行し、終末期と医師から告げられても、死に至るまで年単位で経過することもあれば、状態の安定していた患者が急性増悪を引き起こし、突然終末期医療を考えざるをえない状況となることもある。

　冒頭で述べたように、非がん性の慢性呼吸器疾患の予後を予測することは非常に困難である。クリティカルな状況であればあるほど、冷静な判断は難しい。ゆえに、患者がどのような終末期医療を望むのかを考え、家族と話し合う時期や、医療者がアプローチするタイミングも難しい。

　最近では、蘇生処置拒否（DNR）という言葉も広まりつつある。可能であるなら、病状が安定している時期に、人工呼吸や気管挿管、非侵襲的陽圧換気療法（NPPV）について、その方

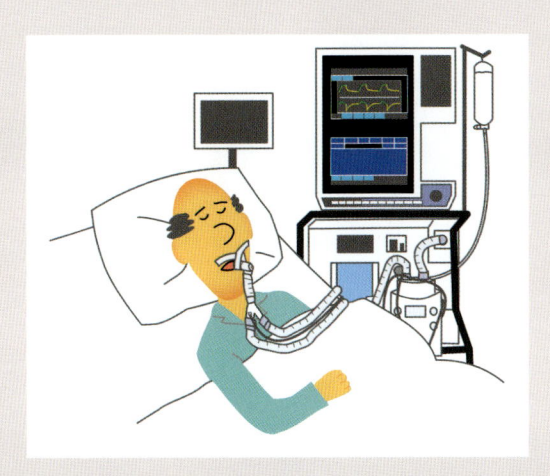

法を説明し，どう感じるか，導入をどう思うかなど，家族とともに終末期医療について考えられるようかかわることが望ましい．

精神的サポート

そもそも慢性疾患を患うということは，抑うつ状態と隣り合わせにいるといっても過言でない．看護師は，患者が思いを語れるような信頼関係を構築し，感情が表出できる環境を整えることが望ましい．看護師が患者に対し真剣に向き合うことは，患者にとって大きな支えとなる．また，家族や大切に思っている人の言葉かけや一緒に過ごす時間が患者の心の支えになることを伝え，調整することも大切である．

グリーフケア

当然のことながら，身近にいて患者のことをいつも大切に思い，その命が終わるときが来たら，深い悲しみ，喪失感に襲われるのは，家族や親しくしていた人々である．私たち医療者は一緒に患者を支える同士であり，つらい気持ち

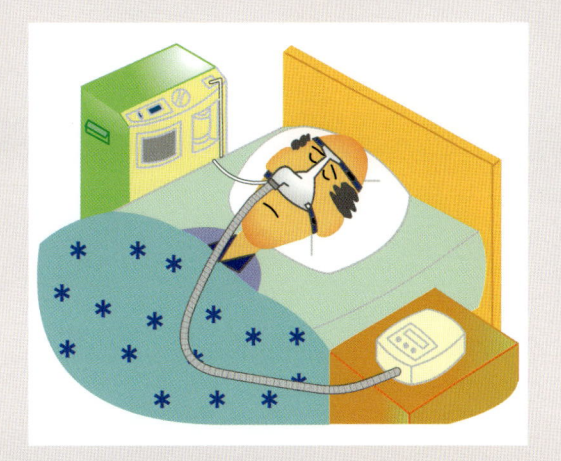

表1 WHO（世界保健機関）の緩和ケアの定義（2002年）

緩和ケアとは，生命を脅かす疾患による問題に直面している患者とその家族に対して，痛みやその他の身体的問題，心理社会的問題，スピリチュアルな問題を早期に発見し，的確なアセスメントと対処（治療・処置）を行うことによって，苦しみを予防し，和らげることで，クオリティ・オブ・ライフを改善するアプローチである

（日本ホスピス緩和ケア協会ホームページ：http://www.hpcj.org/what/definition.html より）

を打ち明けてもらい，共感しつつ，思いを聴き，精一杯支援することが，患者の大切な家族を支えることとなる．

緩和ケア（表1）

緩和ケアの対象となる疾患は，がんに特定されるのではなく，進行性の疾患全般である．しかし，非がん性の慢性呼吸器疾患における緩和ケアの歩みは，遅々としている．患者の身体的状態を見きわめながら，患者の希望を叶え，QOLを高めるためにその療養環境を整えていくことが望まれる．

> **ここが重要**
> ▶「思い」は変化するものであり，一度，選択した終末期治療であっても変更可能であることを説明し，理解を得ること．

（荻野洋子）

4章

退院後の患者を支える看護

地域や社会資源との連携・調整

退院支援と退院調整

　退院支援とは，退院後も医療管理や看護，介護が必要な状況にある患者に対して，入院時から退院後の生活をイメージしながら治療や看護，介護が継続できるには何が必要かを判断し，患者が望む生活の場に戻るまでを支援することである．在院日数の短縮化が図られている現在では，入院時からではなく外来の時点からかかわるほうがよい[1]．

　退院調整とは，退院後，患者・家族が療養・介護生活をするうえで困ることが最小限になるように，患者が利用できる社会保障制度や社会資源につなぎ調整していくことである[2]．

　慢性期呼吸器疾患患者は，慢性閉塞性肺疾患（COPD）や結核後遺症，間質性肺炎など，治癒することがなく，生涯，病状に折り合いをつけて付き合っていかなくてはならない疾患を抱えている．こうした患者には高齢者が多く，しかも老老介護であったり，独居であったりする場合が少なくない．そのため退院支援は，患者にとって不可欠であり，看護師にとっては"腕の見せどころ"でもある．予後が不確かな慢性呼吸器疾患患者が退院できるのは，その患者にとって一番よい状況のときである．退院のタイミングを逃してしまうと，入院期間が長くなり，患者の退院に対するモチベーションも低下しかねない．そこで看護師は，入院時から（できれば外来の時点から）患者の情報収集を行い，病状を把握しながら，その状況を見きわめて適切な時期に退院できるよう調整し，退院後に患者が安心して，その人らしい在宅生活を送れるように支援する必要がある．

　慢性呼吸器疾患患者が退院して在宅生活へ戻る際には，在宅酸素療法（HOT）や人工呼吸器（非侵襲的陽圧換気療法〈NPPV〉）の導入が必要となる．また，急性増悪で再入院となる危険もある．患者個々の必要に合わせて福祉サービスにつなげ，地域との連携を図る細かな退院調整も，看護師の役割として重要である．この退院調整をスムーズに行うことを目的として，2009年から地域医療連携室に退院調整看護師，医療ソーシャルワーカー（MSW）が配置されている．

　大阪府立呼吸器・アレルギー医療センター（以下，当センター）では以下のような流れに沿って退院支援を実施している．

退院支援の流れ（図1）

患者が入院したら情報収集（スクリーニング）

入院7日以内に退院支援の必要があるかないかを判断するため，スクリーニングする（図2）．

- **病態におけるもの**
  - 再入院のおそれがある，または繰り返している：慢性呼吸不全，COPD，結核後遺症，など．
  - 退院後も継続的な管理や医療処置の必要がある：在宅酸素療法（HOT），在宅人工呼吸療法（HMV），など．
  - 進行する病状を抱えている：特発性間質性肺炎，がん，筋神経疾患，など．
  - 入院時のADL状況はどうだったか．
- **生活背景におけるもの**
  - 独居か否か，介護状況．
  - 入院前の生活の場（自宅，施設）．
  - 居住環境．
  - 入院前に比べてADL，IADL（手段的日常生活動作）が低下し，自立した生活ができないのかどうか．

アセスメント

入院1週間で，スクリーニングをもとに退院調整アセスメントシート（図3），退院に向けての情報シート（図4）のどちらかを用いて，退院支援で何が必要かをアセスメントし，退院支援計画書作成に着手する．
- 退院後の生活をイメージする．
- 退院調整が必要な場合，退院調整部門である地域医療連携室の後方連携に連絡する．
- 退院カンファレンスを行う．困難事例には退院調整看護師やMSWも介入し，カンファレンスに参加する．
- 必要時，他職種とも連携をとりカンファレンスをする．

退院調整

病状の方向性がみえ，退院の目処がついたら行う．
- 退院支援計画書の修正を行い，完成版を提出する．
- 退院調整の実施．
  - 訪問看護ステーション，ケアマネジャー，ヘルパーとの連携．
  - 退院前カンファレンス（その患者にかかわる院内外の全ての職種が参加，退院時共同カンファレンス）．

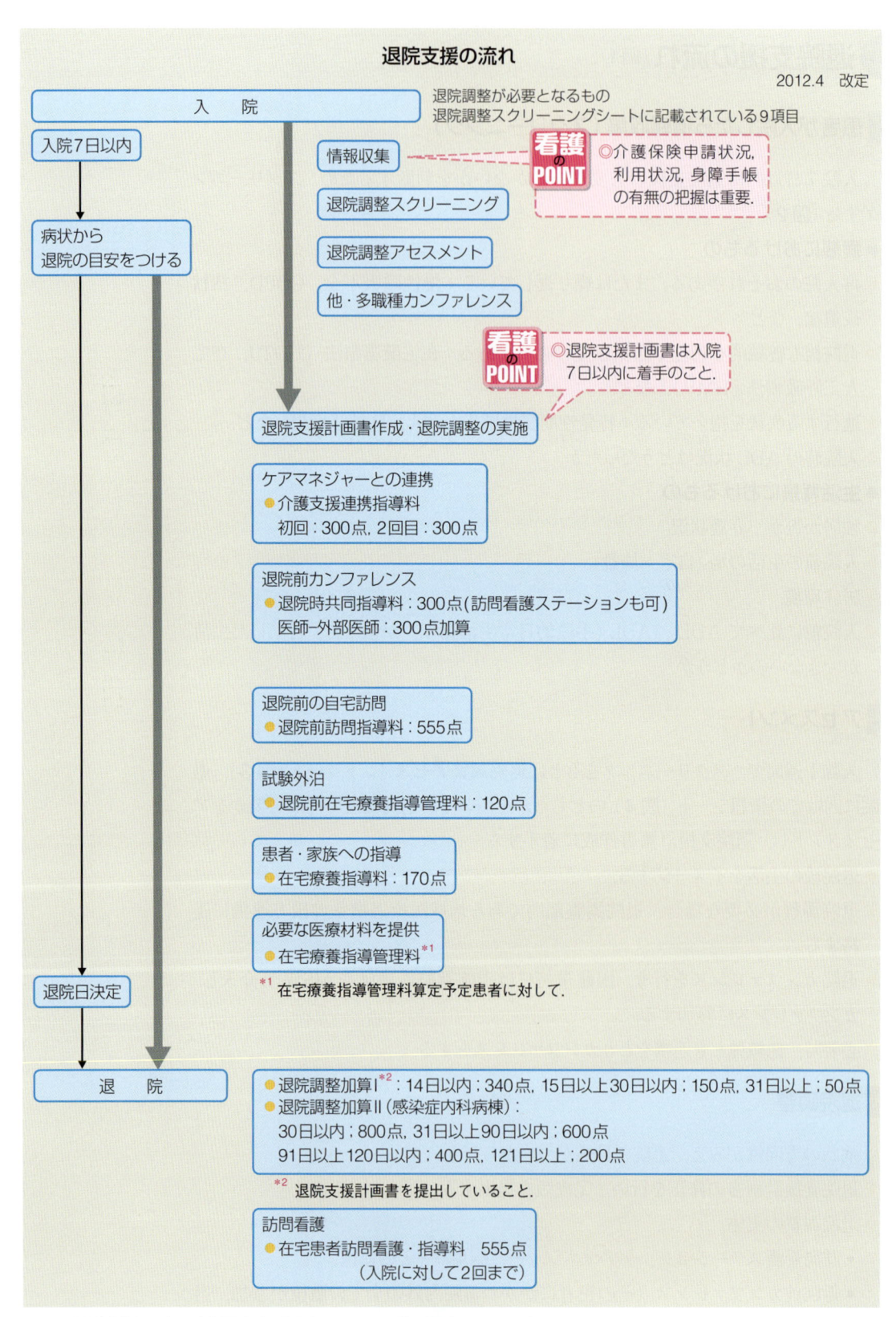

図1 退院支援の流れ（大阪府立呼吸器・アレルギー医療センター）

退院調整スクリーニングシート

患者ID ＿＿＿＿＿＿＿＿＿＿　　患者氏名 ＿＿＿＿＿＿＿＿＿＿（　　歳　　ケ月）
入院日 ＿＿＿＿＿＿＿＿＿＿　　記載日 ＿＿＿＿＿＿＿＿＿＿
主治医 ＿＿＿＿＿＿＿＿＿＿　　記載者 ＿＿＿＿＿＿＿＿＿＿
病棟病室 ＿＿＿＿＿＿＿＿＿＿

		✔
1	悪性腫瘍、認知症または誤嚥性肺炎等の急性呼吸器感染症のいずれかである	☐
2	緊急入院である	☐
3	介護保険が未申請（介護保険施行令（平成10年法律第412号）第2条各号に規定する特定疾病を有する40歳以上65歳未満の者及び65歳以上の者に限る）	☐
4	入院前に比べADLが低下し、退院後の生活様式の再編が必要であること（必要と推測されること）	☐
5	排泄に介助を要すること	☐
6	同居者の有無にかかわらず、必要な介護を十分に提供できる状況にないこと	☐
7	退院後も医療処置（胃瘻等の経管栄養法を含む）が必要なこと	☐
8	入退院を繰り返していること	☐
9	その他患者の状況から判断して1～8までに準ずると認められる場合	☐

✔があれば、退院困難な要因があると判断してください
入院後1週間以内に実施し、✔がつく患者は退院支援計画書を地域医療連携室に提出し
退院支援を始めてください

一般病棟	14日以内の退院は	340点
	15日以上30日以内の退院は	150点
	31日以上の退院は	50点
結核病棟	30日以内の退院は	800点
	31日以上90日以内の退院は	600点
	91日以上120日以内の退院は	400点
	121日以上の退院は	200点

診療報酬の点数

[特定疾患とは]
① がん（がん末期：医師が一般に認められている医学知見に基づき回復の見込みがない状態に至ったと判断したものに限る）　②関節リウマチ　③筋萎縮性側索硬化　④後縦靱帯骨化症　⑤骨折を伴う骨粗鬆症　⑥初老期における認知症　⑦進行性核上性麻痺、大脳皮質基底核変性症及びパーキンソン病　⑧脊髄小脳変性症　⑨脊柱管狭窄症　⑩早老症　⑪多系統委縮症　⑫糖尿病性神経障害、糖尿病性腎症および糖尿病性網膜症　⑬脳血管疾患　⑭閉塞性動脈硬化症　⑮慢性閉塞性肺疾患　⑯両側の膝関節または股関節に著しい変形を伴う変形性関節症

大阪府立呼吸器・アレルギー医療センター

図2　退院調整スクリーニングシート（大阪府立呼吸器・アレルギー医療センター）

退院調整アセスメントシート

評価日 20　年　月　日（　）　　退院予定日 20　年　月　日（　）
病棟名　　　　　　　ID
主治医：　　　　　　　　　受持ちNs：　　　　　　　　　記録者：

氏　名		性別	男・女	生年月日	明・大・昭・平	年齢	（　）歳
入院日	年　月　日	介護保険	1. 介護保険認定済み→要支援（1　2）　要介護（1　2　3　4　5） →介護度変更申請の必要性：有　・　無 2. 申請中　3. 必要あるが未申請　4. 不要または非該当				
訪問看護	無・有　（ST名　　　　）						
特定疾患	無・有（　　　　　）	身障手帳	無 ・ 有（　　　　　　　級　）　　　　種類： 種				
保険種別	1 健保（政府・組合・日雇）2 国保　3 共済（国・地・私学）4 生保　5 労災　6 自費 7 公費						
入院前場所	1自宅 2 他病院　3 老健　4 特養 5 有料老人ホーム・グループホーム 6 その他（　　　　　　）						
かかりつけの医師はいますか？	1．いる（往診　可／不可） 2．いない	ケアマネジャーは決まっていますか？	1．はい 2．いいえ				

■入院後1週～2週間程度で記入　*IADL：Instrumental Activities of Daily Living　手段的日常生活動作

区　分	項目（当てはまるものすべてに○）	記入日：　／
主疾患	1悪性新生物　2 慢性呼吸器疾患　3 肺結核　4 心疾患　5 脳血管障害　6 難治性神経疾患 7 糖尿病　8 うつ病　9 認知症　10 その他	
入院目的	1 ケモ　2 放射線治療　3 終末期　4 疼痛またはその他の苦痛症状緩和　5 HOT 導6 NPPV 導入 7 心不全治療　8 肺炎（誤嚥性肺炎含む）9 呼吸不全急性増悪　10 結核治療　11 その他（　　）	
医療処置 （退院後予測される）	1 気管カニューレ　2 人工呼吸器（NPPV含む）3 吸引　4 HOT　5 注射・点滴　6 中心静脈栄養 7 経管栄養 9 尿道カテーテル　10 褥瘡処置　11疼痛（麻薬）管理・症状のコントロール 12 リハビリテーション　13 その他（　　　　　　　　　　　　　）　14 特になし	
入院形態	1．予定入院　　2．緊急入院　　3．その他（　　　　）	
IADL 支援の必要性	1 なし 2 あり（　調理・掃除・買物・金銭管理その他）	
家庭・環境	キーパーソン：　　　　　1．独居・介護者不在 2 高齢者世帯　3 日中独居4．その他（　　　） 家屋構造：1 一軒家（階段の昇降　あり　なし）2集合住宅　階（エレベーター　あり　なし） 3その他（　　　　　　　） 居住空間：洋式　和式　　ベッドの使用（あり　なし）　　トイレ：洋式　和式　ポータブル 浴槽：半埋め込み式　据え置き　　周辺環境：特記なし　坂道　段差・階段　悪路 交通手段：公共交通機関　自家用車　その他（　　　　　　　　　　　）	
希望する退院先	本人　1 自宅　2 他病院　3 老健　4 特養　5 有料老人ホーム・グループホーム　6 その他（　）7．未確認 家族　1 自宅　2 他病院　3 老健　4 特養　5 有料老人ホーム・グループホーム　6 その他（　）7．未確認	
経済的問題	1．あり　　　2．なし　　介護の受容度　1．積極的受容　2．努力して受容　　3．不満や批判	
退院後の生活についての ―ご希望、不安なこと―		
特記事項		

■退院調整の必要性について：

支援の必要性 ※○はひとつ	1．地域医療連携室が中心となり対応　　　　2．病棟看護師が中心となり対応
支援が必要な理由 ※○はいくつでも可	1．再入院を繰り返している患者　2．褥瘡処置など退院後も高度で熟練的医療が必要な患者 3．入院前に比べADLが低下し、退院後の生活様式の再編が必要な患者　4．HOT・NPPV 療法中の患者　5．独居あるいは家族と同居であっても必要な介護を十分に提供できる状況にない患者 6．終末期の患者7．現行制度を利用しての在宅への移行が困難あるいは制度の対象外の患者 8．その他（　　　　）
備考	

大阪府立呼吸器・アレルギー医療センター

図3　退院調整アセスメントシート（大阪府立呼吸器・アレルギー医療センター）

退院に向けての情報　　病棟　　ID　　患者氏名

主治医	症状改善の見込み・退院と今後の方針
患者	退院に対する考え
	在宅生活への希望(望む過ごし方)
	在宅生活への不安や予測される困難なこと
	福祉サービス利用・介護施設入所の希望
	その他
家族	退院に対する考え
	在宅生活への希望(どのように過ごさせてあげたいか)
	在宅生活への不安や予測される困難なこと
	支援体制・介護者の状況(独居。配偶者老々介護・家族同居)
	福祉サービス利用・介護施設入所の希望
	その他
環境	社会保障サービス ・身障手帳　種類(　　　)1級・2級・3級・4級・申請中　無 ・特定疾患　有・無 ・介護保険　未申請・申請中・要支援（1・2）、要介護（1・2・3・4・5） ケアマネジャー　有(担当者:　　　)・無 ・入院前のサービス利用内容:　　　、無 住宅環境(必要時に間取り図を書いてもらう) ・段差の有無(玄関・階段、バリアフリー等) ・住宅改修の必要性 ・主に過ごす場所:1F　・2F その他

記載日:20　年　月　日　記載者
大阪府立呼吸器・アレルギー医療センター

記載日：20　年　月　日　記載者
大阪府立呼吸器・アレルギー医療センター

退院支援の方向性　　病棟：　　ID：　　患者氏名

退院支援における問題（例：患者と家族の思いが異なる、介護力不足など）
退院調整の方向性（例：倫理調整、サービスの導入など）

問題と解決策の情報整理

問題の整理	医療上の問題	対策
	生活・介護上の問題	対策
在宅医療従事者への希望（支援内容）	訪問看護師	
	ヘルパー	
その他		

記載日：20　年　月　日　記載者
大阪府立呼吸器・アレルギー医療センター

図4　退院に向けての情報シート（大阪府立呼吸器・アレルギー医療センター）

- 退院前自宅訪問（HOT・HMV機器の設置場所や生活動作の確認，指導）．
- 試験外泊．

退院日決定，退院準備

- 必要な医療材料（在宅療養指導管理料算定患者のみ）．
- HOT・HMV機器の手配．
- 訪問看護ステーション，ケアマネジャーへ退院日の連絡と初回訪問日の確認．

退院

- 退院時自宅訪問：訪問報告書作成．
- 退院後自宅訪問：訪問報告書作成．
- 退院後呼吸器看護専門外来での指導．

退院調整看護師，MSWの退院調整でのかかわり

　入院後，病棟では退院調整スクリーニングを行い，退院調整が必要か否かをアセスメントする．また，退院調整看護師，MSWは担当病棟の病棟カンファレンスに定期的に参加し，介入したほうがよいと思われる患者の把握や情報交換を行っている．病棟側はアセスメントで病棟看護師だけでは困難と判断された場合，地域医療連携室に退院調整看護師・MSWの退院調整の介入を依頼する．依頼されたら退院調整看護師，MSWは病棟へ出向き，さらに情報収集や患者面談を行い，カンファレンスに参加しながら病棟と共同で退院調整を進める．

当センターの訪問看護

　訪問看護事業所ではないため，看護師からみて必要と思われる患者に医師の指示のもと，退院前，退院時，退院後に1～2回自宅訪問を実施している．

目標

　初回HOT，高濃度HOT，HMV，がんターミナルの患者を対象に，患者・家族が退院後在宅で心身ともに安寧に，その人らしく過ごすことができるように，退院前から在宅までを通して支援する．

目的

- 患者の退院に先立って患者宅を訪問し，患者または家族とともに，退院後の在宅での療養生活および環境調整について検討する．
- 退院後，患者宅を訪問し，療養上の問題に対して対処および調整ができているかを確認し，患者・家族とともに対処方法を検討しながら，指導を行う．
- 訪問看護ステーションへの橋渡しを行い，入院・外来・在宅において切れ目のない継続した看護サービスを提供する．

社会資源の活用

社会資源には介護保険サービスと障害福祉サービスなどがある．これらのサービスを患者が有効に効率よく利用するためには，看護師も知識をもつことが必要である．

介護保険制度によるサービス

介護保険という社会保険制度に基づいたサービスである．40歳以上で介護保険料を支払っている人は，一定の介護を要する状態になったときに，原則，市町村の認定を受ければ，ケアマネジャーによるケアプランに基づいた介護サービスが指定された事業者により提供される仕組みである．

● 介護保険のサービス利用までの流れ

①申請：市町村の介護保険担当窓口へ．
　〈必要なもの〉
　- 要介護・要支援認定申請書．
　- 介護保険被保険者証（65歳以上の人）．
　- 健康保険被保険者証（40歳以上65歳未満の特定疾患の人）．

②認定調査（自宅や入院施設などにいる本人への面接・聞き取り調査），主治医意見書（市町村が要請）．

③審査．

④認定・通知：非該当（介護給付は受けられない），要支援1・2，要介護1・2・3・4・5に区分され，受けられるサービスが異なる．申請から認定までの期間は約1か月を要し，患者宅に通知書が送られる（病院からの問い合わせには応じてくれない）．

⑤ケアプラン作成：多くの場合，ケアマネジャーが担当．
　患者が入院中であれば，介護支援連携（ケアマネジャーや事業者と情報交換など）を行う

⑥介護サービス開始：患者が入院中であれば退院と同時にサービス開始できるように調整する．

● 介護保険で利用できるサービス内容（在宅）
- 訪問看護：病状の観察，HOT，HMV，カテーテルなどの管理．
- 訪問介護：ホームヘルパーによる食事・入浴・排泄介助，炊事・掃除・洗濯などの日常生活援助．
- 訪問リハビリテーション：理学療法士や作業療法士などによるリハビリテーション．
- 福祉用具貸与：ベッド，車椅子・歩行器などの貸与
- 特定福祉用具販売：ポータブルトイレ・尿器・入浴補助具などの購入費の一部支給．

表1 主な在宅サービスの支給限度額（1か月）

要介護状態区分	1か月の支給限度額[*3]
要支援1	50,030 円
要支援2	104,730 円
要介護1	166,920 円
要介護2	196,160 円
要介護3	269,310 円
要介護4	308,060 円
要介護5	360,650 円

標準地域のものを提示したが（平成26年4月時点），地域差がある．

[*3] 患者負担はこの1割．同じ月に利用したサービス額が高額になり一定額を超えた場合，申請により超えた分が「高額介護サービス費」として後から支給される．

表2 呼吸機能障害の等級と程度

等級	区分	解説
1級	自己の身辺の日常生活活動が極度に制限されるもの	呼吸困難が強いため歩行がほとんどできないもの．呼吸障害のため指数[*4]の測定ができないもの，指数が20以下のものまたは動脈血酸素分圧が50 Torr（mmHg）以下のもの
3級	家庭内での日常生活活動が著しく制限されるもの	指数が20を超え30以下のものもしくは動脈血酸素分圧が50 Torr（mmHg）を超え60 Torr（mmHg）以下のものまたはこれに準ずるもの
4級	社会での日常生活活動が著しく制限されるもの	指数が30を超え40以下のものもしくは動脈血酸素分圧が60 Torr（mmHg）を超え70 Torr（mmHg）以下のものまたはこれに準ずるもの

[*4] 指数（予測肺活量1秒率）＝1秒量÷予測肺活量×100（当センターではこれを記載している）．

- 住宅改修：スロープ，手すり，トイレ，お風呂などの改修費の一部支給．
- 通所介護：通所介護施設で食事・入浴などの日常生活向上の支援．

上記のほかにもたくさんのサービスがある．費用については表1に示す．

身体障害者手帳制度

身体障害者手帳制度には1～6級の区分があり，受けられるサービスも障害の種別や程度によって異なる[*5]．呼吸機能障害は1級，3級，4級のみである（表2）．申請は，市町村の福祉事務所または障害福祉担当課などで行う．

[*5] 身体障害者手帳制度とは別に，「特定疾患治療研究事業」における特定疾患の場合，医療費が公費負担される．呼吸器疾患で特定疾患と認定されるものは，特発性間質性肺炎，サルコイドーシス，慢性血栓塞栓性肺高血圧症，肺動脈性肺高血圧症，リンパ脈管筋腫症，などがある．申請や問い合わせは，保健所が窓口になっている．

（虫明佐百合）

●文献
1) 宇都宮宏子：退院支援のプロセスを学ぼう．看護学雑誌 2010；74（5）：6-31.
2) 篠田道子編：ナースのための退院調整．日本看護協会出版会；2007．p.193.

2 呼吸器看護専門外来

　慢性呼吸器疾患は，増悪，軽快を繰り返しながら緩徐に進行し，それに伴い患者は呼吸困難やADLの低下をきたす．そして，できることが減少することによって，いままで培ってきた自己概念が揺らぎ，身体的問題だけでなく心理社会的問題を伴いやすい．

　そのようななか患者は，安定期を長く過ごすために病院で学んだ療養法を懸命に生活に取り入れようと調整を行う．さらに病状進行時には，在宅酸素療法（HOT）や非侵襲的陽圧換気療法（NPPV）を生活のなかに取り入れていく．その過程では，ライフスタイルや社会的役割の変更，自己概念の再構築などを必要とし，病いに伴うさまざまな状況と折り合いをつけながら療養生活を送ることを余儀なくされる．

　呼吸器看護専門外来は，このような多くの課題を抱える慢性呼吸不全患者が，生活の場である在宅で，病いとともにその人らしく生きていくことができるように，対話と観察を中心に患者をエンパワーメントする必要不可欠な場と考える．また，病院，在宅のそれぞれ"点"での療養を"線"で結ぶ継続看護の拠点として機能することにより，チーム医療は充実し，患者はさらにエンパワーメントされ病気と折り合いをつけながら，その人らしく生きることができるようになる．ここでは，大阪府立呼吸器・アレルギー医療センター（以下，当センター）呼吸器看護専門外来での実践について概説する．

呼吸器看護専門外来の目的と運営

目的

　呼吸器看護専門外来は，「慢性呼吸不全患者がアドヒアランスを維持し，症状のコントロールおよび悪化予防に努めながら，心身ともに安楽にその人らしく生活できるように支援する」ことを目的としている．

運営

- **外来時間**
　9：00～17：00．
- **体制**
　慢性疾患看護専門看護師（以下，CNS），慢性呼吸器疾患看護認定看護師，呼

> **COLUMN**
>
> ## その人らしさを理解するために必要なこと
>
> 　患者を，長い人生を歩んできた病気をもつ生活者，唯一無二の存在としてとらえ，患者のライフヒストリー，病いの語りを傾聴する．患者の生活信条，価値観がベースとなる主観的体験に重きをおく．
> 　医学的知識から病状を，患者の体験の語りから価値観や望む生き方を知り，今の病状が生活だけでなく内面的にどのような影響を及ぼしているのか，どのように病いに伴うさまざまな状況に折り合いをつけようとしているのかを理解することに力を注ぐ．

吸療法認定士が，担当曜日を決めて実施.

● **対象患者**

　療養指導を希望する患者，医師が看護師による療養指導を必要と判断した患者，HOT・NPPV導入後の初回外来とその後に看護師が継続指導が必要と判断した患者，医師から人工呼吸療法についての説明があり意思決定をしようとしている患者・家族など．

● **場所**

　プライバシーが確保できる診察室（図1）．

● **手順**

① CNSによる病棟ラウンドや退院前訪問，カルテや退院時看護サマリー，退院時理学療法サマリーなどから必要な情報を収集する．初回指導時には，事前に在宅療養指導記録用紙（図2）に，治療導入日時や検査データなどを記入しておく．
② コミュニケーションをとりながら療養指導を実施する．適宜，訪問看護師，理学療法士，ケースワーカーなど多職種と連携を図る．
③ 実施後，医師からの依頼に対する指導内容と患者の反応，生活や精神的苦悩，主体的努力，酸素流量変更の必要性など，医師へ情報提供を行う．
④ 指導した内容は，呼吸器看護専門外来看護記録としてエクセルに入力するとともに，外来カルテにも記載する．
⑤ 30分以上指導を行った場合，在宅療養指導管理料を算定する．

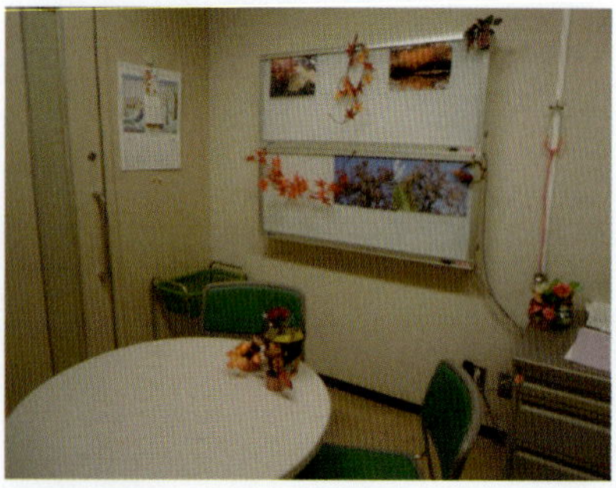

図1　呼吸器看護専門外来

在宅療養指導記録　　　　（　　年　月　日開始）

ID	氏名	生年月日　　　（　）歳	主治医
診断名		介護保険　　　訪問看護	身障

ABG（　　年　月）PH:　　PaCO$_2$:　　　呼吸機能（　年　月）VC:　　%VC　　FEV$_1$:
PaO$_2$:　SaO$_2$:　HCO$_3^-$:　BE:　　　%FEV$_{1.0}$:　　FEV$_{1.0}$%:　　%DL$_{CO}$:　FEV$_1$/VCP:

| HOT
NPPV | HOT　年　月より開始（NPPV　年　月より開始）
HOT：安静時　　L（実際　　L），労作時　　L（実際　L，入浴時　　L） | 喫煙 | ・有
・無 |

家族構成	その他の情報

| 看護介入の
必要性 | |

[在宅療養指導チェックリスト]

- □ 酸素管理
  - ・流量（労作時　　入浴時　　）
  - ・携帯用ボンベ or 液体酸素取り扱い
  - ・酸素濃縮器取り扱い
  - ・その他
- □ NPPV管理
  - ・装着時間
  - ・回路洗浄
  - ・マスクフィッティング
  - ・その他
- □ 排痰
  - ・痰の量
  - ・排痰方法
  - ・スクイージング
  - ・その他
- □ 日常生活動作
  - ・息切れ
  - ・動作要領
  - ・その他
- □ 運動
  - ・運動習慣
  - ・その他
- □ 悪化予防
  - ・手洗い，含嗽
  - ・体調不良時の対処
  - ・その他

- □ 栄養
  - ・身長，体重
  - ・食事の習慣
  - ・食事の工夫
  - ・その他
- □ 介護・福祉の利用
  - ・身体障害者認定，特定疾患
  - ・ホームヘルパー
  - ・訪問看護
  - ・デイサービス
  - ・その他
- □ 連携・調整（必要な場合）
  - ・病棟との連携
  - ・他部署との連携
  - ・院外施設との連携
  - ・その他
- □ 役割
- □ 禁煙
- □ 治療に伴う苦痛
- □ アドヒアランス
- □ その他の支援内容

図2　在宅療養指導記録用紙（大阪府立呼吸器・アレルギー医療センター）

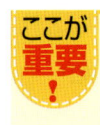

> **ここが重要！** ▶呼吸機能検査，血液ガス検査から病態を把握しておくことは必要不可欠．

●情報共有システム

呼吸器看護専門外来と病棟間

- 病棟から呼吸器看護専門外来：退院時看護サマリーを活用する．病状，病いの体験，患者のライフヒストリーや価値観，HOT・NPPV に対する理解度やアドヒアランス，教育時の様子（苦悩やがんばりの過程など），残された問題などの情報を得る．
- 呼吸器看護専門外来から病棟や多職種間：
  - CNS が，療養指導内容と結果を，毎週各病棟カンファレンスでフィードバックする．これにより，病棟看護師は入院時に実践した看護の評価および退院後の患者の生活状況の把握ができる．
  - 呼吸器看護専門外来受診患者が入院した場合，呼吸器看護専門外来指導記録の経時一覧表を作成し，病棟に情報提供を行う．病棟看護師は，呼吸器看護専門外来での指導内容や在宅療養で生じている問題点，患者が実際どのように折り合いをつけているのかの過程などが把握できる．
  - 医師や理学療法士との情報共有は，共有カルテを用いたり直接情報交換したりする．

呼吸器看護専門外来と在宅医療従事者（訪問看護師，訪問理学療法士など）間

- 呼吸器看護専門外来の看護師は，在宅医療従事者へ看護ケアの依頼や必要な検査データおよび生じている問題などの情報提供を行う．
- 在宅医療従事者から実際の生活の場における労作時の SpO_2，脈拍，酸素流量や生活状況，精神面，リハビリ状況など，必要な情報提供を受ける．

呼吸器看護専門外来の看護師間

- 提供する看護の質の保証のために，困難な事例は，CNS がコンサルテーションを受けるとともに，適宜情報交換を行っている．
- 連絡事項ファイルに，療養指導における知識や運営上の新たな情報などを入力し情報共有する．

呼吸器看護専門外来の実際

看護専門外来の理念

病いは長期にわたって続く主観的体験であり，患者のライフヒストリー，病いや治療に対する思い，生活における不自由などの患者の話，語りを傾聴することが重要である．それは生活者としての患者のアドヒアランスの妨げとなっていることや苦悩を理解することにつながり，患者の生活に即したテーラーメイドの療養指

導を可能とする．また，看護師の傾聴および共感的態度は患者の思いの言語化を助けるのみならず，患者は看護師に「私の思いをわかってもらった」「がんばっていること，大切にしていることに気づいてくれた」と理解してもらえた実感をもち，心の安寧が図れ，エンパワーメントされる．

さらに，看護師は，適切な療養行動を行わない患者に対して，「病状の悪化を防ぎたい」，「適切な療養行動を行わなければ病状悪化が心配である」という患者への思いや感情を伝えることにより，信頼関係を深めることができる．知識，技術だけでなく人としての態度が重要である．看護専門外来を行ううえで必要な能力を表1に，療養指導を行うにあたり大切にしていることを表2に示す．

表1 看護専門外来を行ううえで必要な能力

- 看護の専門性：専門的知識・技術，瞬時のアセスメント能力
- 対話能力，コミュニケーション能力
- 理論と患者教育を統合する能力：変化ステージ理論，健康信念モデル（health belief model），自己効力理論，エンパワーメントなどの理論に基づき，患者が試行錯誤をしている貴重なプロセスを待つ力
- マネジメント能力：コーディネーションする力
- 倫理的感性

表2 療養指導を行うにあたり大切にしていること

患者のとらえ方	・個々の価値観をもった人生の先輩である「生活者」 ・患者が行っている療養法には，患者にとって意味がある ・患者は力をもっている
態度	・パートナーシップ：ともに考える姿勢．傾聴しながら言語化を助け問題を見出す．専門的知識に基づいてアドバイスを行うが，意思決定の主体は患者である．意思決定をした自覚のもとで行動を起こすことで，患者の自己効力感や自尊感情は向上する ・積極的傾聴：共感的理解，受容，誠実を基礎とする．相手の立場に立って，共感的に相手の気持ちや行動・価値観を理解しようとする態度 ・安心した，心配しているなど看護師の思いや感情を伝える：患者のことを大切に思っていることが伝わる
実践	・対象理解 ・ライフヒストリー，病いの体験および価値観，望む生き方を把握 ・患者の療養行動の意味，アドヒアランスを妨げていることを把握 ・患者の状態をアセスメントし，望む生活の実現に向けて生活に密着したテーラーメイドの指導 ・療養法を生活に取り入れるための試行錯誤のプロセスを保証 ・精神面への支援：感情への対応，できていることや創意工夫などを称賛 ・価値転換への支援：態度価値[*1]への認知を高める ・家族への支援 ・ストレスからの解放と心地よい時間の提供

[*1] 態度価値：精神科医フランクルは，人生に見出しうる価値として，創造価値，体験価値，態度価値の3つを示している（諸富祥彦：フランクル心理学入門―どんな時も人生には意味がある．コスモス・ライブラリー；2001．p.113-122より）．創造価値とは，活動し，創造することによって実現される価値で，体験価値とは，何かを体験することによって実現される価値をいう．態度価値とは，自分自身でどうしようもない状況，変えることのできない運命に直面したとき，その窮状に対してある態度をとることによって実現される価値をいう．看護師が患者の語りのなかからとらえた態度価値を言語化し患者にフィードバックすることは，患者の自尊感情の向上につながる，重要な看護技術である．

症状緩和

● 酸素管理

　酸素療法に対して，「二酸化炭素が増えるため危険」「酸素を使うと癖になる」と思い，酸素指示量を守らない患者が少なくない．安静時と労作時では酸素消費量が異なり，労作時に酸素を増量しても二酸化炭素が貯留したり癖になることはない．そこで患者には，酸素を食べ物に例えて，空腹時にたくさん食べることは何ら問題ないことと同じであり，動くことで酸素消費量が増加し，身体が酸素を必要としている状態のため，酸素指示量に増量することは問題ないこと，逆に酸素指示量を使用しないため低酸素血症を引き起こしたりそれに伴う心負担が大きくなったりすること，を説明する．

　慢性呼吸不全は内部障害であり，息切れの自覚症状が少ないときには，HOTに対するアドヒアランスの維持が困難なことも少なくない．見えない身体の障害を理解する手段として，パルスオキシメータによる労作時のモニタリングや24時間モニタリングが有用である．特に24時間モニタリングは，解析結果図と行動チェック表を照らし合わせて経時的かつ視覚的に振り返りながら，患者が望む生活を送るために今の酸素指示量やインターフェイスが適切であるのか，SpO_2，脈拍，酸素流量，動作の速さはどうかなど患者とともに評価ができるので，効果的である．

● NPPV

　アドヒアランスを維持し，効果的にNPPVを実施できるように，マスクフィッティングや同調性を確認する．患者は，退院後ベルトをきつく締めがちとなるため，マスククッションの役割を説明し，緩めにフィッティングすることを思い出してもらう．同調性の確認は，通常機器を作動させないため，主観的情報が頼りである．例えば，具体的に息を吐いているのに空気が入ってくる，息が吸い足りないなどの非同調性や，息苦しくなって目が覚める，朝，頭がすっきりしないなど効果が不確かなときは，夜間モニタリングを実施し，状況を客観的にとらえて評価する．訪問看護を導入している場合は，訪問看護師に状況確認を依頼する．

　最近の機器は作動中の状況履歴が残る機能を搭載しており，患者が最も興味を示しているリークを患者自身が観察することを提案している．これは，自己効力感の向上や，治療への積極的参画の認知から自己コントロール感の向上に役立っている．

　日中の頭痛，頭重感，息切れの軽減や中途覚醒の減少などがあれば，NPPVの効果であると伝え，NPPVを実施できていることを称賛する．機器で過去の状況履歴を観察できる場合は，その情報をもとに，ともに評価し，マスクフィッティングが適切にできていれば称える．リークが多い場合は，対策をともに考えることはもちろんだが，観察できていることを称えることも忘れない．

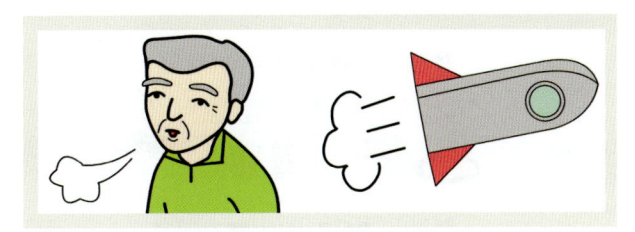

図3 ロケット発射

●日常生活動作（ADL）

生活するなかで，どのようなときに息切れがあるのか，そのときの動作要領はどのようなものかを，患者に振り返ってもらう．そして，生活場面でその動作はよいのか，息切れを増強させる動作（体幹前屈姿勢，上肢挙上動作，息を止める動作，反復動作）[1]を理由を交えながら紹介し，具体的に指導することで，患者の習得度を高める．

また，酸素消費量の少ない呼気時に動くこと，動作は休憩を取り入れながらゆっくり行うことを指導する．呼吸器看護専門外来では「ロケット発射」が合言葉になっている．これは，患者が呼気時に動くことをわかりやすくするために考え出されたもので，ロケットが発射するとき，後部から煙が出るのを口からの呼気に例えている（図3）．

[1]「慢性閉塞性肺疾患（COPD）」の図4：p.66 参照．

●パニックコントロール

呼吸困難の予期不安は活動性を低下させるため，呼吸困難時の自己コントロール感を高めることは重要である．急に息苦しくなったときは，椅子や壁などにもたれて軽い前傾姿勢をとり，口すぼめ呼吸を行う[2]．落ち着いてきたら，ときどき深呼吸を行い，次に横隔膜呼吸と口すぼめ呼吸でゆっくりとした呼吸を行う．ただし重症COPDの場合は，横隔膜の平低化があり，かえって換気効率の悪化をきたしやすいため，口すぼめ呼吸だけすればよいことを理解してもらう．

[2]「慢性閉塞性肺疾患（COPD）」の項：p.57 参照．

栄養指導

慢性呼吸不全患者は，呼吸に要するエネルギーが多く，健康成人の36～76 kcal/日に対して，COPD患者の場合は430～720 kcal/日といわれている．そのうえ，食事摂取量が少なくなりがちなため，まず体重を維持することが大切である．体重を維持できていれば，「それは患者の"がんばり"の成果であり，セルフマネジメントできている」と称える．

食事量と内容，嗜好を確認し，食事量が少ない場合は，呼吸商が少なくカロリーが高い脂肪でエネルギーを補う必要性を説明する．例えば，おひたしやソーメンに少量のごま油，みそ汁に少量のバターを入れる，ドレッシングは油入りを用いる，間食に乳脂肪の多いバニラのアイスクリームを摂るなどの工夫を説明する．

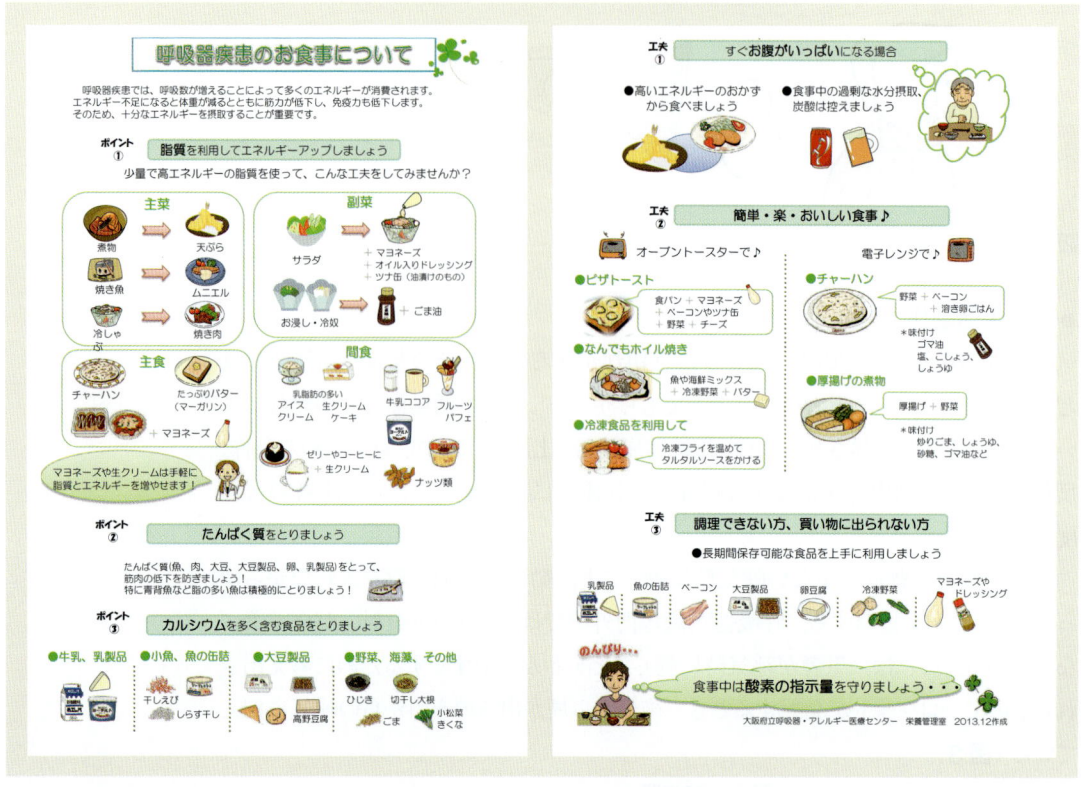

図4 栄養指導で用いるリーフレット（大阪府立呼吸器・アレルギー医療センター）

図4に，管理栄養士と作成した，患者指導の際に使用しているリーフレットを示す．

下肢筋力低下予防，ADL拡大への支援

　慢性呼吸不全患者は，労作時の息切れにより行動を制限され，そのため筋力低下をきたし，さらに息切れを増強させる，という悪循環をきたしやすい．患者だけでなく家族を含めて運動の必要性を理解してもらい，患者に合った，自宅で可能な運動方法を理学療法士，患者とともに検討し合い継続的に支援している．

　また臥床がちであっても，呼吸機能や栄養状態などから食卓やトイレまでの歩行が可能と判断した患者には，看護外来でDVDによる端坐位での運動の仕方や，食卓・トイレへ行くなど日常生活上の工夫などをみてもらい活動を促す．その結果「足が軽くなった」「息切れがましになった」という言葉が聞かれたら，「歩くことによって得られた効果である」と言葉にして伝え称賛する．

禁煙指導

　行動変容理論を活用し，患者の禁煙への準備性を把握し，各ステージに合った支援をしていく[3]．

[3] 治療 TOPICS「禁煙支援」の項：p.299 参照．

感染予防

急性増悪を繰り返すたびに病状は進行していく．感染予防についての考えや実施していることを確認した後，適宜必要性を説明する．不足している点は，改善できるよう，患者とともに計画を立てる．

精神的サポート

HOT・NPPV を行いながら在宅で生活するなかで，息切れという身体的苦痛だけでなく，趣味や仕事などの活動の制約，役割の喪失，これまでの価値観からの逸脱，重要他者との関係性の崩れなどから自尊感情の低下やうつ状態など，さまざまな心理的問題を抱えていることが多い．呼吸器看護専門外来では，患者がその苦悩を軽減し，本来の自己を取り戻すことができるように支援する．

● 自尊感情の維持

主体的努力の承認，称賛

- 患者が療養生活のなかで，息切れを軽減し安定期を長く過ごすためにがんばっていることや創意工夫していることをキャッチし，セルフマネジメントできていることを称え，よき理解者となる．

役割提供

- 看護師が，患者の工夫していることやがんばっていることを，ほかの患者に紹介することで，自分の体験が役立っていること（ピアサポートの役割）を認識し，自尊感情の向上につながる．

役割発見

- 看護師は，アンテナを立てて患者の語りを傾聴し，患者の「役割」を見出し，患者だけでなく家族にもフィードバックする．
- 行動レベルの役割にとらわれるのではなく，内面的レベルの役割に拡張してとらえることが重要である．

重要他者によるソーシャルサポート

- 重要他者から理解され，大切にされているという実感は心理的安寧や気力の維持，ひいては自尊感情の維持・向上につながる．
- 呼吸器看護専門外来では重要他者に，患者がセルフケア能力向上のため密かにがんばって行動していることや，患者の相手を思いやる気持ちや優しさである態度価値について伝達している．それにより，表出されにくい患者の内面的な役割や高貴な価値を有していることを，重要他者が理解することができる．

● 趣味・楽しみの継続

趣味・楽しみは，意欲や生きがいなど精神的健康に関連する．可能な限り趣味や楽しみが継続できるように一緒に方法の検討を行い，必要時，訪問看護師との連携を図る．

意思決定への支援

慢性呼吸不全患者は，病状が進行すると生命の維持のためにNPPVや侵襲的陽圧換気（IPPV）などの人工呼吸療法が必要となる．IPPVで状態が改善しない場合は，必然的に気管切開下陽圧換気（TPPV）へ移行する．TPPVでは発声や食事が困難となりやすいこと，行動制限を強いられることなどにより生活が一変してしまい，QOLは低下しやすい．したがって，病状が進行した際，どのように病いとともに生きていきたいのか，人工呼吸療法を行うのか，患者自身が意思決定をしておくことが終末期をその人らしく生きていくうえでは重要となる．当センターでは，人工呼吸療法についてのリーフレット（図5）を用いて，医師とともに意思決定への支援を行っている．

介護保険サービスの利用や身体障害者手帳など社会福祉関係

患者の価値観を大切にしながら，患者の望む生活を可能とするために必要と考えられるサービスの情報提供と申請方法について説明を行う．身体障害者手帳の取得基準を理解しておく▶4．

▶4 「地域や社会資源との連携・調整」の項：p.274参照．

呼吸器看護専門外来の成果

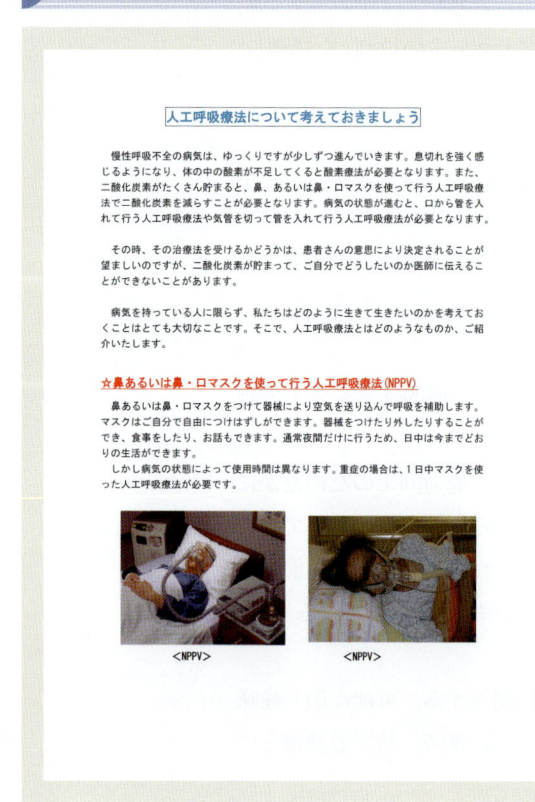

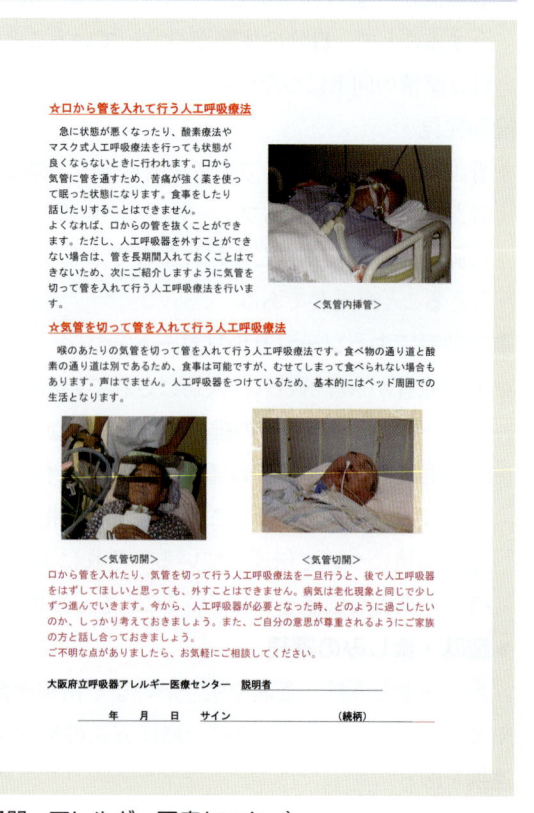

図5 人工呼吸療法についてのリーフレット（大阪府立呼吸器・アレルギー医療センター）

患者における成果	セルフマネジメント能力向上	・「1日のデータ（24時間モニタリング）の説明を聞いてから動くときに酸素を上げている」 ・「自分なりに悩みながら調整していることを認めてくれる，任せてくれるのでこれでいいんだと自信がもてる」
	精神的安寧・自尊感情の維持	・「しんどいことを理解して応援してくれるから，また1か月（次回外来までの期間）がんばれる」 ・「酸素の量の調整を自分の判断に任せてくれるのがうれしいし，自信がもてる」 ・「自分は，がんばってるなと思えた」 ・「自分を大切に思えた」
	QOL向上	・「グラウンドゴルフを続けることができた」 ・「洞窟から出てきた感じ．今は，できることをして楽しんでいる」
	入院回数の減少	・「外来で必要な酸素の量をみてくれ，増やしてくれたから入院しなかった」 ・「1年間，入院しないで過ごせています」
看護師における成果	テーラーメイドの指導の提供	・「生活におけるさまざまな工夫や体験を患者から学ぶことができ，個々の患者の生活に応じた療養指導が可能となってきた」
	病棟における患者教育の質の向上	・「退院後の生活状況を，病棟看護師と共有できるシステムにより，病棟看護師も，患者教育および退院支援のあり方を評価でき，より患者の生活に密着した患者教育，退院支援が可能となった」
	モチベーション向上	・「患者とともに考えるかかわりのなかで行動変容していく患者から活力をもらったり，医師・訪問看護師・理学療法士などと協働したりすることにより，チーム医療のなかで看護師としての役割が果たせていると実感し，やりがいを感じる」
施設経営における成果	在宅療養指導管理料の算定	・30分以上看護専門外来で療養指導を行った場合，在宅療養指導管理料を算定でき病院経営に貢献している．年間600件の算定
その他	患者のセルフマネジメント能力の向上および患者同士の交流の場として，機関紙「HOTでホッと！」（図6）の発行と，ピアサポートの会「ホッと・サン・ピア」（図7）の開催	・「HOTでホッと！」：看護師および多職種からの療養生活におけるワンポイントアドバイスや，患者の病いの体験や療養上の工夫，作品などを掲載 ・「ホッと・サン・ピア」：HOT患者が，ホッとするひと時と太陽のようなエネルギーを患者同士の集いの中で得てもらうという意味で命名した．患者の貴重な体験の共有，がんばりや役割の言語化ができるように支援している

HOTでホッと！

2012年9月　第23号
大阪府立呼吸器・アレルギー医療センター
呼吸器看護専門外来　竹川幸恵

空と患者さんに感謝

慢性疾患看護専門看護師　竹川　幸恵

高く澄みきった空に白いうろこ雲が浮かぶ季節となりました。数日前までの猛暑が嘘のような心地よい季節の到来です。ボーっとしばらく眺めていると、穏やかな気持ちになり元気が出てきました。

空を眺めていた時、ある患者さんのことを思い出しました。患者さんは、「ご飯を食べるときにはお百姓さんに感謝、夫が洗濯しくれた時には夫に感謝。なんでも感謝。そして私は、なる様になると思って深く考えないの。それに空を見たら元気になるの」と微笑みながら話してくれました。感謝の気持ちと、過度な心配をしないこと、そして空を見上げること…よいことを教えていただいたなと患者さんに感謝です。

皆さんもちょっと空を見上げてみてください。そして今年の夏の猛暑を、よく乗り切ったなとほめていただければと思います。元気が出てくるでしょう。

ただ、HOTとともに生活をする中で、心配なことや不安なことなどあるかと思います。お気軽に看護専門外来にお越しくださいませ。当センターの看護専門外来は、慢性疾患看護専門看護師、慢性呼吸器疾患看護認定看護師、呼吸療法認定士という呼吸器看護を専門にしている看護師が担当させていただいています。3つの有資格者が担当している看護専門外来は、なんと日本で当センターだけです。私たちは患者さんとさまざまな療養法を一緒に考えたり貴重な体験を聞かせていただく中で成長させていただいており、感謝の気持ちでいっぱいです。

はじめまして

慢性呼吸器疾患看護認定看護師　渡部　妙子

今年度、4月より火曜日を担当させていただくことになりました。

5B病棟で働いていますので時々不在にすることがあるのですが、そのときに外来へいらっしゃった患者さんから、不在であったことに対し、温かいご注意をいただきました。その思いをうれしく感じるとともに、呼吸器看護専門外来で患者さんにお会いすることの大きな役割を実感しました。

呼吸器病棟で働くようになり、長い時間が過ぎました。その間、患者さんから、先輩看護師から、先生から、文献などからたくさんのことを教えていただきましたが、そのゴールは見えず、まだまだ発展途上の段階にあります。今後も研鑽を積むとともに、今までの経験をいかして患者さんといっしょにこれからの生活を考えるお手伝いができればと考えます。これは、何気ない日常生活の様子であったり、普段抱えておられる思いを語っていただいたり、さまざまな話をさせていただくことから始まります。

何かありましたら、気軽に声をおかけください。よろしくお願いいたします。

インフルエンザワクチン受けましょう！！

薬剤師　上田 理絵

みなさんは毎年インフルエンザワクチンをうけていますか？

インフルエンザは毎年冬(12月～3月)に流行します。

高齢者や肺や心臓に病気のある方がインフルエンザにかかると、咳や痰がひどくなったり、呼吸がいつもより苦しくなることがありますので、流行前にワクチンを受けて、インフルエンザの発症や重症化を予防しましょう。

ワクチンの予防効果は、接種した2～3週間後から4～5か月程度まで持続します。涼しくなってきたら、インフルエンザワクチン接種について主治医に相談しましょう。

特に、65歳以上のCOPD患者さんではインフルエンザ感染後に肺炎球菌による肺炎を合併して重症化することが多く、5年ごとの肺炎球菌ワクチンも併せて接種しましょう。

《インフルエンザワクチンの副反応》

接種された20人に1～4人の割合で、ワクチンを接種した部位のはれや、発熱、寒気、頭痛などの副反応が起こることがあります。また、まれに、気分不良、じんましん、息苦しさなどがみられることもあります。ワクチンに対するアレルギー反応は、接種後比較的すぐ起こることが多く、接種後30分間は、医療機関内で体調の変化がないか、注意してください。また帰宅後におかしいかな？と感じたら、すぐに病院に連絡してください。

ホッと・サン・ピア(HOT患者さんの集い)

第3回目のお知らせ
日時：10月31日（木）13：30-15：30
場所：当センター　第一会議室（2階）
プログラム：①石原医師から「呼吸器疾患について」
②竹川看護師から「日常生活での注意点や工夫」
③みんなで話す会
皆様のご参加をお待ちしております。

図6　機関紙「HOTでホッと！」

第1回 HOTの集い
「ホッと・サン・ピア」新聞

平成24年12月

日々吹く風も冷たくなり、いよいよ冬も本番を迎えようとしています。皆さま、体調の方はいかがでしょうか？前回10月に行った会を無事に終えることができたことをスタッフみんなで喜んでいます。

日頃、生活をしている中で感じている疑問や不安を軽減し、また HOT 患者さんの工夫など新たな知識を得ることで明るく太陽のようにホッとしていただければと思って始まった、ホッと・サン・ピアです。会の様子と、感想、今後の活動について御報告したいと思います。

石原先生の講義風景

石原先生「呼吸器の病気について」の講義はいかがでしたか？10月は「COPD」について、わかりやすい講義内容でしたね。ふだん、石原先生に聞けないことも、質問できるチャンスがあるかもしれません！皆さま、次回の講義では積極的に質問してみてはどうでしょうか!(^^)!

そして、石原先生が「HOT」＝在宅酸素療法という言葉を「在宅でなく、酸素を吸って活動的に生きる」ための酸素療法であって、名前を皆さまで考えていきましょう！と言っていたのを、覚えていますか？何か新しいネーミングを思いつかれた方は呼吸器看護専門外来までお知らせください。

理学療法士　相田先生の講義は「呼吸リハビリについて」でした。運動することの必要性や、呼吸調整について詳しく講義していただきました。運動して体力をつけることや、運動は自分のペースで行っていくことが大切だと教えてもらい、私たちスタッフも、勉強になった内容でした。皆さま、呼吸困難がなく自宅でできる運動を取り入れながら、有意義な日常生活が送れていますか？

散歩するには少し寒い季節になっています。しっかりと感染予防を行いながら、御自身のペースで行える運動を取り入れていきましょう

理学療法士：相田先生の講義風景

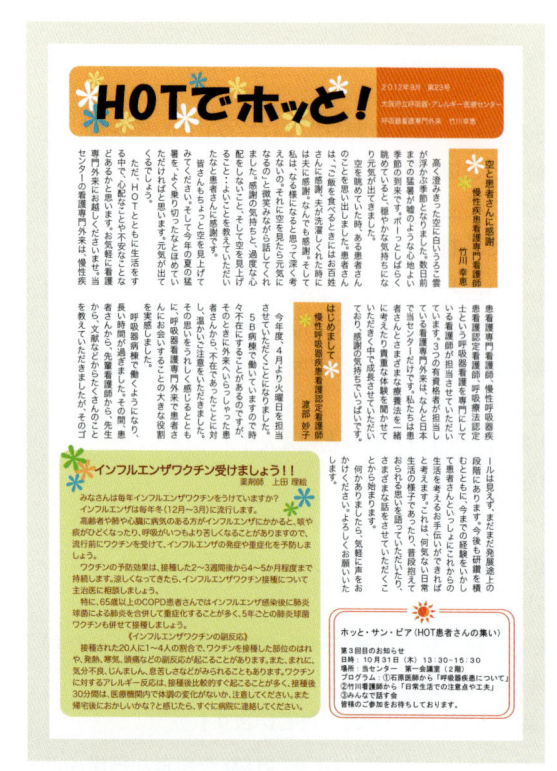

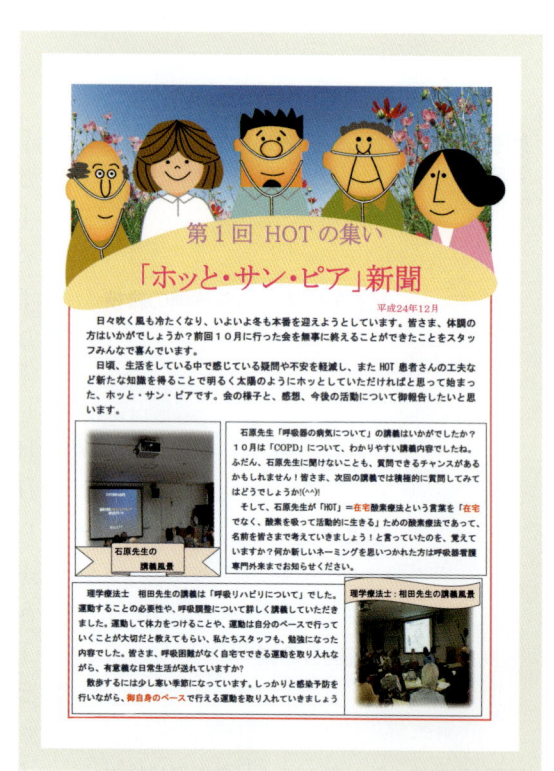

図7　HOTの集いを報告した「『ホッと・サン・ピア』新聞」

（竹川幸恵）

治療TOPICS 地域の保険薬局薬剤師との連携

病薬連携の必要性

　気管支喘息や慢性閉塞性肺疾患（COPD）などの呼吸器疾患の薬物療法において，吸入療法は中心となる治療であるが，一般的に内服薬と比較してアドヒアランスが低いことが指摘されている．また，薬剤の効果を十分に得るためには，正しい吸入手技を習得し，さらにそれを維持していくことが必要である．

　現在，医薬分業の推進に伴い，外来診療における処方の多くが院外処方となっている．そのため，患者が疾患に対する知識や吸入療法に対する理解・意識を維持して，正しい吸入手技を継続し，アドヒアランスの向上を図るためには，院内のみではなく地域の保険薬局薬剤師らとも連携し，患者を支援していく必要がある．

病薬連携ツールの利用（図1）

　病薬連携を行うにあたっては，病院と保険薬局間の情報を相互にやりとりするコミュニケーションツールが必要となる．連絡用の様式を独自に作成している地域やお薬手帳を利用している地域など，さまざまであるが，大阪府立呼吸器・アレルギー医療センター（以下，当センター）のアレルギー内科では，「服薬情報提供書」（図2）を作成し，コミュニケーションツールとして用いている．

　服薬情報提供書により，医師側から保険薬局薬剤師へ吸入指導の依頼とともに治療ステップなどの情報を提供し，保険薬局での指導後は薬剤師から医師へ指導の結果や服薬状況などの情報を返信して，情報共有を行っている（図1）．

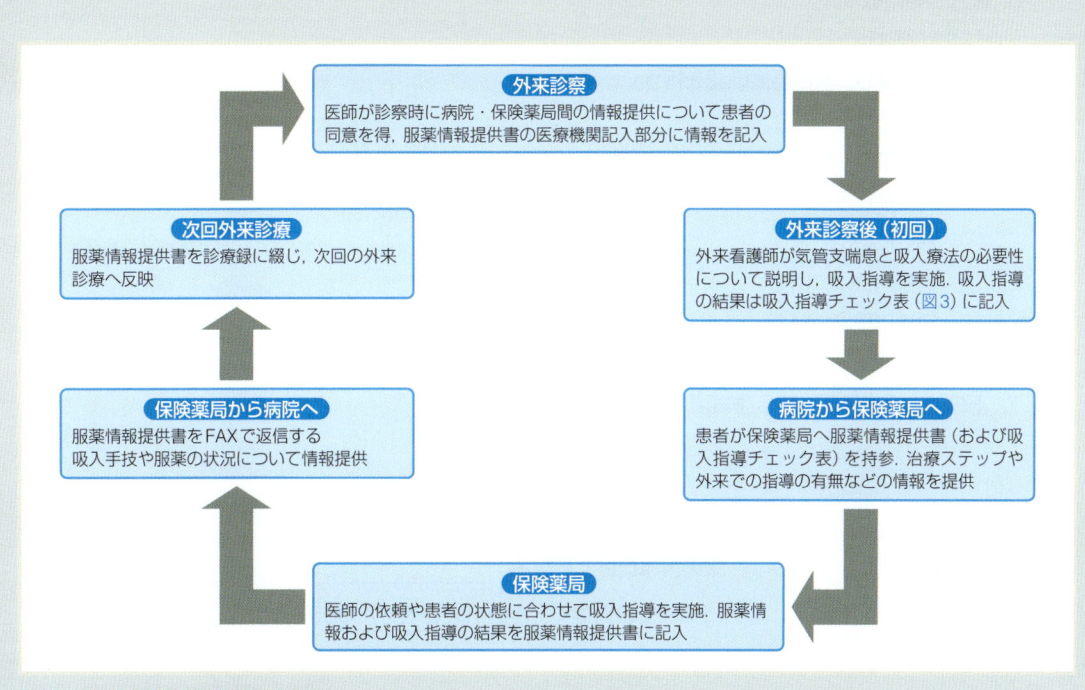

外来診察
医師が診察時に病院・保険薬局間の情報提供について患者の同意を得，服薬情報提供書の医療機関記入部分に情報を記入

外来診察後（初回）
外来看護師が気管支喘息と吸入療法の必要性について説明し，吸入指導を実施．吸入指導の結果は吸入指導チェック表（図3）に記入

病院から保険薬局へ
患者が保険薬局へ服薬情報提供書（および吸入指導チェック表）を持参．治療ステップや外来での指導の有無などの情報を提供

保険薬局
医師の依頼や患者の状態に合わせて吸入指導を実施．服薬情報および吸入指導の結果を服薬情報提供書に記入

保険薬局から病院へ
服薬情報提供書をFAXで返信する
吸入手技や服薬の状況について情報提供

次回外来診療
服薬情報提供書を診療録に綴じ，次回の外来診療へ反映

図1 服薬情報提供書運用の流れ

| 服薬情報提供書 | 発行日： 年 月 日 |

処方せん発行：大阪府呼吸器・アレルギー医療センター　アレルギー内科

患者 ID：＿＿＿＿＿＿＿＿＿　　　　　　主治医：＿＿＿＿＿＿＿＿＿

【医療機関】

喘息ステップ　　　　1　・　2　・　3　・　4　・　特記（　　　　　　　　　　　）

吸入薬（　　　　　　　　　　）

吸入ステロイド薬　　　はじめて　・　処方薬変更　・　継続中

□情報提供書の返信に患者同意ずみ

□外来吸入指導実施ずみ（チェックシート添付）[チェック時4, 5は記入不要]

□保険薬局にて吸入指導実施希望

【保険薬局】

1. 薬の受け取り
    本人　・　本人以外（　　　　　　　　　）
2. 患者様の服薬状況について
    □　医師の指示通り服薬している
    □　特記あり（　　　　　　　　　　　　　　　　　　　　　　　）
3. 残薬状況について　　　なし　・　少しあり　・　多量にあり
    特記（　　　　　　　　　　　　　　　　　　　　　　　　　　）
4. 薬局で吸入指導　　初回　・　2回目以降（前回より　　日あいている）
5. 吸入指導の様子
    □　問題なし
    □　不安なし，次回再度確認を行う
    □　特記あり（　　　　　　　　　　　　　　　　　　　　　　）
6. 患者様の質問・不安など（できれば詳細に）
    □　特になし
    □　病気について
    □　治療内容について
    □　用法用量について
    □　その他（　　　　　　　　　　　　　　　　　　　　　　　　）
7. その他の医療機関への伝達事項

服薬情報提供元施設名：＿＿＿＿＿＿＿＿＿＿

FAXでご返信ください：072-957-8051（地域連携室）

図2　服薬情報提供書（大阪府立呼吸器・アレルギー医療センター）

**アドエア・フルタイド・セレベントディスカス
吸入指導チェック表**

ID：　　　　　　　　患者名：　　　　　　　　年齢（　　　）

アドエア　・　フルタイド　・　セレベント　　　朝　昼　夕　眠前
（　：　：　：　）

	注意点など					
	指導年月日	／	／	／	／	／
①薬の効果を説明						
②用法用量の説明						
③カウンターの確認・使用可能回数説明（60 or 28吸入）						
④カバーを開ける	カチッと音がするまで開ける					
⑤レバーを押す	カチッと音がするまで押す 以降は器具を水平に保つ					
⑥息を吐く	吸入口に息を吹きかけない					
⑦吸入口をくわえる	隙間がないように軽くくわえる					
⑧薬を吸い込む	速く深く吸い込む（甘味・粉を感じる）					
⑨息を止める	無理しない程度にできるだけ長く止める（5秒程度）					
⑩呼出～息止め（⑥～⑨）を繰り返す	計2回以上吸入する（薬が全て吸入できるまで吸入）甘味・粉を感じなくなるまで					
⑪カバーを閉じる	カチッと音がするまで閉じる					
⑫1回2吸入以上の場合は④～⑪を繰り返す						
⑬うがいをする	口腔カンジダ・嗄声などの副作用予防 セレベントは不要					
⑭保管についての説明	湿気を避けて保管					
	確認者名					

○自分で行える　　△補助すると行える　　×行えない・理解していない

連絡事項

図3　吸入指導チェック表（大阪府立呼吸器・アレルギー医療センター）

保険薬局では患者に指導を拒否される場合もあるため，医師から患者へ，吸入指導を受けることの必要性をきちんと伝えてもらうことも必要である．病院と保険薬局が相互に情報提供することによって，実際にうまく吸入できていなかった例が明らかとなり，正しい吸入手技の再指導や治療薬の変更などに結びついている．

地域に向けて研修会を開催

病薬連携を推進してくために，アレルギー内科医師，看護師，薬剤師と地域薬剤師会により「大阪アズマネットワーク」という会を立ち上げ，定期的な研修会の企画も行っている．

以前，当センター近隣の保険薬局に吸入指導の現状についてアンケートをとった結果，吸入指導にかける時間は10分以内の薬局が9割以上であり，そのうち4割は5分以内であることがわかった．また，模擬薬などを用いて実際に吸入手技の練習を行っている薬局は半数程度にとどまっていた．初回指導以降も吸入指導を行っている薬局は約6割であり，気管支喘息やCOPDの治療における吸入指導の重要性や，定期的な介入の必要性について，医療者間でも共通認識をもち理解を深める必要性が認められた．

吸入手技は慣れに従い自己流になるケースもしばしばみられ，特に高齢者の場合は1回の指導で全てを理解してもらうのは難しい．理解困難な高齢者の場合は毎回，理解がよい患者であっても半年～1年に1回は再指導を行う必要がある．大阪アズマネットワークで行っている研修会では，指導する側である薬剤師や看護師らが，さまざまな吸入器具に実際に触れ，吸入指導の要点を確認し，定期的な再指導の必要性や病薬連携について意見交換を行っている．

地域全体に広がる連携へ

今後さらに，保険薬局で十分な吸入指導が行われ，医療機関と保険薬局が情報共有する体制が整うことで，医師が吸入薬を処方しやすい環境となることが期待される．また，近年は在宅医療に取り組む薬局も増えており，看護師とともに，より患者の日常生活のなかで支援を行うことも可能となってきている．患者の服薬・吸入状況についての情報共有が地域全体で行われ，病薬連携が進むことで，地域全体の治療の質の向上につながると考える．

最後に

2006年から厚生労働省より「喘息死ゼロ作戦」が進められており，全国各地で吸入療法に関する病薬連携の取り組みが行われている．しかしながら，その方法や様式などはそれぞれ異なっているため，2014年現在，統一化の試みも進められている．地域や病院によって，それぞれ実際に実施しやすい形はあると思われるが，吸入療法を行ううえでの最低限の要点は同じである．

病院と保険薬局，さらに開業医，訪問看護ステーションなど広く連携が整えられ，患者が十分な支援を受けられる環境が広がるよう，さらなる取り組みが求められている（図4）．

（嶋津史恵）

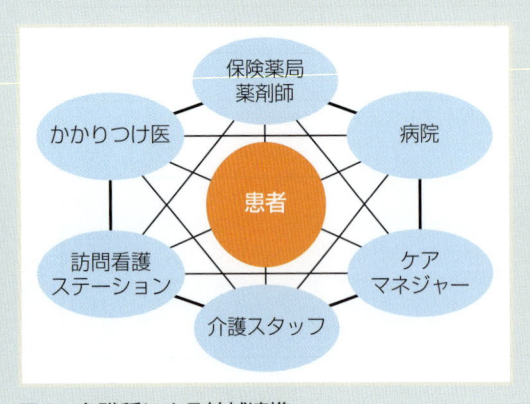

図4 多職種による地域連携

治療TOPICS　禁煙支援

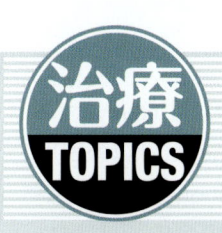

　喫煙は循環器，呼吸器，口腔組織のみならず，多くの臓器にさまざまな疾患を引き起こす．喫煙によって脳梗塞や虚血性心疾患などの発症のリスクが高くなることは，確立した疫学的事実である．ほかにも，喫煙が発症や増悪にかかわるとみられる疾患や病態は枚挙にいとまがない．妊娠中の喫煙は流早産を伴いやすいのみならず，心身に異常をもつ子どもを生むリスクの高い行為とみられている．

喫煙者の禁煙までの過程

　喫煙者は禁煙に至るまでに，禁煙することを考えていないステージ（①前熟考期），禁煙することを考えているステージ（②熟考期），禁煙を試みようとしているステージ（③準備期と④実行期）の4つのステージを経るとされる．

日本における禁煙への対応

　日本では，本人に禁煙の意思があり，ニコチン依存症のスクリーニングテストでニコチン依存症と診断され，ブリンクマン（Brinkman）指数（1日喫煙本数×喫煙年数）が200以上で，禁煙治療に文書で同意をしている場合は，禁煙外来による保険診療が受けられる．

　また，日本循環器学会による『禁煙ガイドライン』が2005年に作成され，2010年には改訂版が出されている．同学会では市民への啓蒙活動も積極的に行っている（図1）．

禁煙治療の「5Aアプローチ」

　日常の外来診療や健診の現場で短時間で実施できる禁煙治療のアプローチとして，「5Aアプローチ」（Ask，Advise，Assess，Assist，Arrange）という指導手順が世界各国で採用されている．

ステップ1（Ask）
- 診察のたびに，全ての喫煙者を系統的に同定する．血圧，脈拍，体温，体重などのバイタルサインの欄に喫煙の欄（現在喫煙，以前喫煙，非喫煙）を追加する．

ステップ2（Advise）
- 現在喫煙している全ての患者に対して，禁煙するようにはっきりと，強く個別的に忠告する．

ステップ3（Assess）
- 喫煙者一人ひとりに禁煙する意思があるかどうかを尋ね，禁煙への関心度を評価する．

ステップ4（Assist）
- 患者の禁煙を支援する．
  - 患者が禁煙を計画するのを支援する．
  - カウンセリングを行い，問題解決のスキルトレーニングを行う．例えば，過去の禁煙経験から何が役立ち，何が障害になったのかを振り返る．
  - 診療活動のなかで，ソーシャルサポートを提供する．

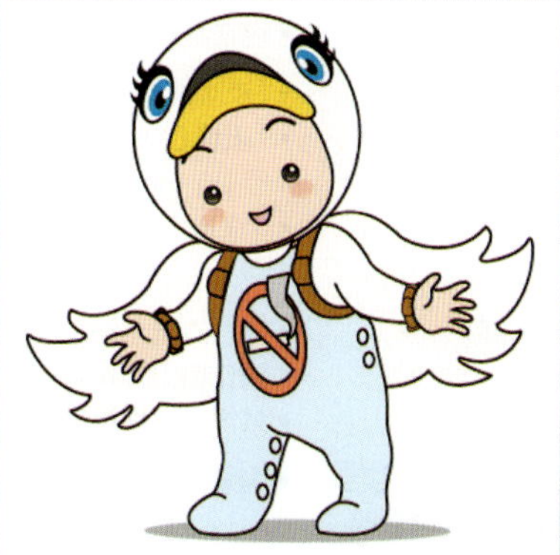

図1　禁煙啓発キャラクター「すわん君」
（一般社団法人日本循環器学会禁煙推進委員会：http://www.j-circ.or.jp/kinen/suwankun/index.htm より）

- 患者が医療従事者以外からソーシャルサポートを利用できるように支援する．
- 薬物療法の使用を勧める．
- 補助教材を提供する．

ステップ5（Arrange）
- フォローアップの診察を決める．

禁煙の動機づけ

禁煙意思のない患者に対しては，禁煙の動機づけを強化するための「5つのR」Relevance（関連性），Risks（リスク），Rewards（報酬），Roadblocks（障害），Repetition（反復）という指導法が有効である．5つのRの「リスク」に関連して，患者の呼気中の一酸化炭素濃度，あるいは試験紙による尿中ニコチン（ニコチン代謝物）濃度の測定を行い，その結果をフィードバックすることは禁煙の動機づけに役立つ．また，禁煙の動機づけを強化するためには，患者に共感し，患者の自主的な行動変容の選択や

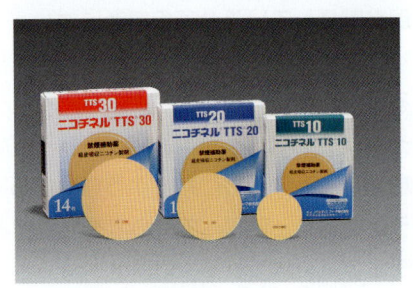

ニコチネル TTS®
（写真提供：ノバルティスファーマ）

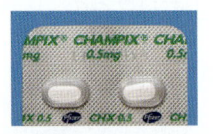

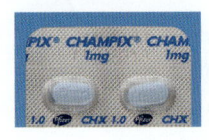

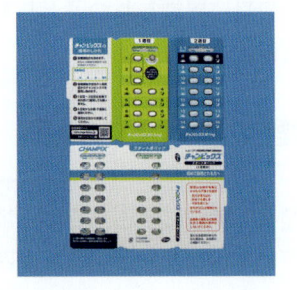

チャンピックス®

図2 ニコチン依存症治療薬

表1 具体的な禁煙外来の流れ（看護師）

問診	・禁煙外来に来たきっかけ ・過去の禁煙経験の有無および，どのような手段で禁煙したか：禁煙経験がある場合は，何がきっかけで再喫煙したのか，今回の禁煙外来でも再喫煙に至らないように危険因子を把握しておく ・家庭内および職場での喫煙者の有無 ・どのようなときに喫煙しているか ・現在服用中の薬剤や疾患，皮膚疾患の有無
心構えの指導	・「まずは，タバコの道具を一掃しましょう」 ・「喫煙している友人や家族がいる場合は，「自分は禁煙しています」とアピールしましょう」 ・「失敗を繰り返してしまうものなので，1本吸ってしまってもめげずにがんばりましょう」
処方薬の説明	・内服方法：貼り薬の場合は，貼付方法の説明 ・副作用の出現についての説明 ・禁煙後は体重増加しやすくなるが，2kg程度であることを説明
タバコが吸いたくなったときの対処法の説明	・喫煙のタイミングの回避
2回目以降の場合	・副作用の有無，服用状況の確認 ・喫煙本数の確認：禁煙してしまった患者へは，再指導 ・禁煙できていることに対して頑張っていることを労う：禁煙による効果を伝えていき，「今日1日吸わなかった」と日々禁煙できている自信をもたせる

目標設定を促し，小さな目標でもそれを達成できたら誉め，患者の自己効力感[*1]を高めるように接することがよい．

[*1] 自己効力感（self-efficacy）：禁煙を実行・継続できるという自信．

禁煙支援の実際

大阪府立呼吸器・アレルギー医療センター（以下，当センター）の禁煙支援は，2003年から禁煙環境の整備を進め，2006年からは敷地内全面禁煙，2008年12月からは「タバコフリーホスピタル（敷地内禁煙のみならず，タバコを持ってくることも禁止）」を掲げている．

現在，以下の禁煙へのサポートを行っている．

禁煙教室

入院や通院をきっかけに，この際禁煙しようと思った患者に対して，1回/月実施している禁煙教室の参加を呼びかけ，タバコや禁煙の知識を伝えている．

禁煙外来

自分一人の努力では禁煙がうまくいかない場合には，治療薬が有効である．治療薬（ニコチン〈ニコチネルTTS®〉やバレニクリン酒石酸塩〈チャンピックス®〉）（図2）を用いながら禁煙にトライする．禁煙外来では，医師の診察と看護師によるカウンセリングを行い，禁煙状況や副作用の有無を確認し，禁煙が成功できるように支援する．

当センターの禁煙外来で看護師が行っている支援内容を表1に記載する．

2006年より「ニコチン依存症管理料」が外来患者を対象として診療報酬に加算された．禁煙のための多くの機会の提供とともに，より禁煙治療がしやすくなった．禁煙は優先順位の高い生活習慣の改善であることを伝え，禁煙の意欲を高めていく必要がある．

（住田桐子）

付録

英略語一覧

付録

	略語	英語	日本語
A	A/C	assist/control	補助/強制換気
	A-aDo₂	alveolar-arterial O₂ difference	肺胞気−動脈血酸素分圧較差
	ACBT	active cycle of breathing techniques	アクティブサイクル呼吸法
	ACT	Asthma Control Test	喘息コントロールテスト
	ADA	adenosine deaminase	アデノシンデアミナーゼ
	ADL	activities of daily living	日常生活動作
	AIDS	acquired immunodeficiency syndrome	後天性免疫不全症候群
	AIP	acute interstitial pneumonia	急性間質性肺炎
	Alb	albumin	アルブミン
	ALI	acute lung injury	急性肺損傷
	APRV	airway pressure release ventilation	気道圧開放換気
	APTT	activated partial thromboplastin time	活性化部分トロンボプラスチン時間
	ARDS	acute respiratory distress syndrome	急性呼吸窮迫症候群
	AST/ALT	aspartate aminotransferase / alanine aminotransferase	アスパラギン酸アミノ基転移酵素/アラニンアミノ基転移酵素
	AVAPS	Average Volume-Assured Pressure Support	
B	BAE	bronchial artery embolization	気管支動脈塞栓術
	BAL	broncho-alveolar lavage	気管支肺胞洗浄
	BE	base excess	過剰塩基
	BLVR	bronchoscopic lung volume reduction	気管支鏡下肺容量減量手術
	BMI	body mass index	体格指数
	BNP	brain natriuretic peptide	脳性ナトリウム利尿ペプチド
	BUN	blood urea nitrogen	血清尿素窒素
C	CA19-9	carbohydrate antigen 19-9	糖鎖抗原 19-9
	CAP	community-acquired pneumonia	市中肺炎
	CEA	carcinoembryonic antigen	がん胎児性抗原
	Cmax	maximum drug concentration	最高血中濃度
	CNS	certified nurse specialist	専門看護師
	COP	cryptogenic organizing pneumonia	特発性器質化肺炎
	COPD	chronic obstructive pulmonary disease	慢性閉塞性肺疾患
	CPAP	continuous positive airway pressure	持続的気道内陽圧
	CR	complete response	完全奏効
	Cre	creatinine	クレアチニン
	CRP	C-reactive protein	C反応性蛋白
	CSI	continuous subcutaneous injection	持続皮下注射
	CT	computed tomography	コンピュータ断層撮影
	CTR	cardio-thoracic ratio	心胸郭比
	CYFRA	cytokeratin 19 fragment	サイトケラチン 19フラグメント
D	DAD	diffuse alveolar damage	びまん性肺胞障害
	DEHP	diethylhexyl phthalate	フタル酸ジ-2-エチルヘキシル
	DIP	desquamative interstitial pneumonia	剥離性間質性肺炎
	DL_co	diffusing capacity of co	一酸化炭素拡散能
	DNR	do not resuscitate	蘇生処置拒否
	DOTS	directly observed therapy and short-course	直接服薬確認療法
	DPB	diffuse panbronchiolitis	びまん性汎細気管支炎

略語	英語	日本語
DPI	dry powder inhaler	ドライパウダー吸入器
E ECMO	extracorporeal membrane oxygenation	体外式膜型人工肺
ED	extensive disease	進展型
EDD	esophageal detector devices	食道挿管検知器
EGFR	epidermal growth factor receptor	上皮成長因子受容体
EIP	end inspiratory pause	呼気終末休止，吸気ポーズ
EPAP	expiratory positive airway pressure	呼気圧
E_{SENS}	expiratory sens	呼気感度
$ETCO_2$	end tidal CO_2	呼気終末二酸化炭素濃度
F f	frequency	呼吸回数
FEV_1	forced expiratory volume in one second	1秒量
$FEV_1\%$	forced expiratory volume in one second %	1秒率
F_IO_2	fractional concentration of inspired oxygen	吸入気酸素濃度
FRC	functional residual capacity	機能的残気量
FVC	forced vital capacity	努力性肺活量
F-V曲線	flow-volume curve	流量−換気量曲線
H HA	hemagglutinin	赤血球凝集素
HAP	hospital-acquired pneumonia	院内肺炎
Hb	hemoglobin	ヘモグロビン
HCO_3^-	hydrogencarbonate	重炭酸イオン
HFOV	high frequency oscillation ventilation	高頻度振動換気
HIV	human immunodeficiency virus	ヒト免疫不全ウイルス
HMV	home mecanical ventilation	在宅人工呼吸療法
HOT	home oxygen therapy	在宅酸素療法
HPV	hypoxic pulmonary vascular constraction	低酸素性肺血管攣縮
HR	heart rate	心拍数
HRCT	high-resolution CT	高分解能 CT
HRmax	maximum heart rate	最大心拍数
HRR	heart rate reserve	予備心拍数
I I/E比	inspiratory expiratory time ratio	吸気/呼気時間比
IADL	instrumental activities of daily living	手段的日常生活動作
iBR	intelligent backup rate	バックアップ呼吸回数
IC	inspiratiory capacity	最大吸気量
IgA	immunoglobulin A	免疫グロブリン A
IgE	immunoglobulin E	免疫グロブリン E
IIPs	idiopathic interstitial pneumonias	特発性間質性肺炎
IP	interstitial pneumonia	間質性肺炎
IPAP	inspiratory positive airway pressure	吸気圧
IPF	idiopathic pulmonary fibrosis	特発性肺線維症
IPPV	invasive positive pressure ventilation	侵襲的陽圧換気
ISWT	incremental shuttle walking test	漸増シャトルウオーキングテスト

略語	英語	日本語
iVAPS	intelligent Volume-Assured Pressure Support	
JCS	Japan Coma Scale	ジャパン コーマ スケール
KL-6	sialylated carbohydrate antigen KL-6	シアル化糖鎖抗原 KL-6
LABA	long-acting beta-agonist	長時間作用性β_2刺激薬
LD	limited disease	限局型
LDH	lactate dehydrogenase	乳酸脱水素酵素
LIP	lymphocytic interstitial pneumonia	リンパ球性間質性肺炎
LTBI	latent tuberculosis infection	潜在性結核感染症
LTRA	leukotriene receptor antagonist	ロイコトリエン受容体拮抗薬
LVRS	lung volume reduction surgery	肺容量減量手術
MAC	*Mycobacterium avium* and *intracellulare* complex	
MGIT	Mycobacteria Growth Indicator Tube	ミジット
MIC	minimum inhibitory concentration	最小発育阻止濃度
MRSA	methicillin-resistant Staphylococcus aureus	メチシリン耐性黄色ブドウ球菌
MSW	medical social worker	医療ソーシャルワーカー
MV	minute volume	分時換気量
NA	neuraminidase	ノイラミニダーゼ
NHCAP	nursing and healthcare-associated pneumonia	医療・介護関連肺炎
NPPV	non-invasive positive pressure ventilation	非侵襲的陽圧換気療法
NSAIDs	nonsteroidal anti-inflammatory drugs	非ステロイド性抗炎症薬
NSE	neuron specific enolase	神経特異エノラーゼ
NSIP	non-specific interstitial pneumonia	非特異性間質性肺炎
NST	nutrition support team	栄養サポートチーム
NTM	non-tuberculous mycobacteria	非結核性抗酸菌
OLB	open lung biopsy	開胸肺生検
OP	organizing pneumonia	器質化肺炎
P/F比	PaO_2/FiO_2	酸素化係数
$PaCO_2$	partial pressure of carbon dioxide in arterial blood	動脈血二酸化炭素分圧
P_ACO_2	partial pressure of carbon dioxide in arterial blood	肺胞気二酸化炭素分圧
PaO_2	arterial oxygen partial pressure	動脈血酸素分圧
P_AO_2	oxygen tension of alveolar air	肺胞気酸素分圧
PAV	proportional assist ventilation	比例補助換気
PCI	prophylactic cranial irradiation	予防的全脳照射
PCR	polymerase chain reaction	ポリメラーゼ連鎖反応
PCV	pressure control vetilation	圧規定換気
PEEP	positive end expiratory pressure	呼気終末陽圧
PEF	peak expiratory flow	ピークフロー
PEG	percutaneous endoscopic gastrostomy	経皮内視鏡的胃瘻造設術
PET	positron emission tomography	陽電子放出断層撮影

英略語一覧

略語	英語	日本語
Pl	platelet	血小板
pMDI	pressurized metered-dose inhaler	加圧定量噴霧式吸入器
ProGRP	pro-gastrin-releasing peptide	ガストリン放出ペプチド前駆体
PS	performance status	パフォーマンス・ステイタス
PS	pressure support	プレッシャーサポート
PSV	pressure support ventilation	プレッシャーサポート換気, 圧支持換気
PT	prothrombin time	プロトロンビン時間
$PvCo_2$	mixed venous carbon dioxide	混合静脈血二酸化炭素分圧
PvO_2	mixed venous oxygen pressure	混合静脈血酸素分圧
P-V曲線	pressure-volume curve	圧－換気量曲線

Q
略語	英語	日本語
QFT	QuantiFERON	クオンティフェロン
QOL	quality of life	生活の質

R
略語	英語	日本語
RASS	Richmond Agitation-Sedation Scale	ラス
RB-ILD	respiratory bronchiolitis-associated interstitial lung disease	呼吸細気管支炎関連性間質性肺疾患
RM	recruitment maneuver	リクルートメント手技
RSBI	rapid-shallow breathing index	浅速換気指数
RV	residual volume	残気量

S
略語	英語	日本語
S/T	spontaneous/timed	
SABA	short-acting beta 2 agonist	短時間作用性β_2刺激薬
SaO_2	saturation of arterial oxygen	動脈血酸素飽和度
SBT	spontaneous breathing trial	自発呼吸トライアル
SCC	squamous cell cartinoma antigen	扁平上皮がん関連抗原
SIADH	syndrome of inappropriate secretion of antidiuretic hormone	抗利尿ホルモン不適合分泌症候群
SIMV	synchronized intermittent mandatory ventilation	同期式間欠的強制換気
SLB	surgical lung biopsy	外科的肺生検
SLX	sialyl Lewis X-i antigen	シアリル Lex-i 抗原
SP-A	pulmonary surfactant protein-A	肺サーファクタントタンパク質-A
SP-D	pulmonary surfactant protein-D	肺サーファクタントタンパク質-D
SpO_2	percutaneous oxygen saturation	経皮的動脈血酸素飽和度
SvO_2	mixed venous oxygen saturation	混合静脈血酸素飽和度

T
略語	英語	日本語
T-Bil	total bilirubin	総ビリルビン
TBLB	transbronchial lung biopsy	経気管支肺生検
TB-PCR	tuberculosis-polymerase chain reaction	結核菌核酸増幅同定検査
TDM	therapeutic drug monitoring	薬物血中濃度モニタリング
TLC	total lung capacity	全肺気量
TP	total protein	総蛋白
TPPV	tracheostomy positive pressure ventilation	気管切開下陽圧換気
TRALI	transfusion-related acute lung injury	輸血関連急性肺障害

U
略語	英語	日本語
UIP	usual interstitial pneumonia	通常型間質性肺炎

V
略語	英語	日本語
Va	alveolar ventilation	肺胞換気量
V_A/Q比	ventilation/perfusion ratio	換気血流比
VALI	ventilator associated lung injury	人工呼吸器関連肺損傷

略語	英語	日本語
VAP	ventilator-associated pneumonia	人工呼吸器関連肺炎
VATS	video assisted thoracic surgery	胸腔鏡下肺生検，胸腔鏡下手術
VC	vital capacity	肺活量
VCV	volume control ventilation	量規定換気
VF	videofluoroscopic examination of swallowing	嚥下造影検査
Vmax	peak expiratory flow rate	最大呼気速度
W WBC	white blood cell	白血球数
$\dot{V}O_2$	oxygen consumption	酸素摂取量
$\dot{V}T$	tidal volume	1回換気量
他 %FEV$_1$	% forced expiratory volume 1.0	対標準 1秒量
%IBW	% ideal body weight	基準体重比
%VC	% vital capacity	%肺活量
2,3BPG	2,3-bisphosphoglycerate	2,3-ビスホスホグリセリン酸

索引

和文索引

あ

悪性胸膜中皮腫　51
アシドーシス　12, 25
アスピレーションキット　245
石綿による健康被害の救済に
　関する法律　56
石綿肺がん　52
アセトアミノフェン　267
圧－換気量曲線　238
圧規定換気　232
圧曲線　238
アドヒアランス　212
アニオンギャップ　30
肋軟骨部　5
アルカローシス　12, 26
安静呼吸　9
アントラサイクリン系
　抗がん剤　182

い

息切れ　66
息苦しさ　270
医原性気胸　134
イソニアジド　194
一次抗結核薬　195
医療・介護関連肺炎　74
インターフェイス　213
院内肺炎　74
インフルエンザ　105, 206
インフルエンザウイルス　106

う

運動の中止基準　252
運動負荷の決定に用いる指標
　252
運動療法　249

え

エアゾル　211
栄養血管　8

栄養指導　289
液体酸素　217
エリスロマイシン　142
嚥下機能検査　83
嚥下性肺炎　82
嚥下リハビリテーション　85
エンゼルケア　269

お

横隔膜　5, 9
横隔膜呼吸　254
嘔吐　187
小川培地　96
悪心　187
オピオイド　267
折りたたみ式サージカルマスク
　92

か

加圧定量噴霧式吸入器　208
開胸術　168
外呼吸　10
介護保険制度　281
外傷性気胸　134
咳嗽　31, 135
解剖学的死腔　4, 18, 25
外来DOTS　197
外来化学療法　191
外肋間筋　5
下気道　4
拡散障害　11, 19, 155
喀痰　32
喀痰検査　74
下肢筋力低下予防　290
ガス交換　10
　——異常　18
　——指標　12
　——評価　27
家族ケア　269
喀血　175
がん化学療法　181

換気　9
換気異常　22
換気血流比　10, 20
換気血流比不均等　11, 21, 155
換気障害　60
換気モード　224, 232
換気様式　232
換気量曲線　238
間質性肺炎　110
緩衝作用　12
乾性咳嗽　31
感染症法　87
感染予防　291
緩和ケア　264, 271

き

気管　4
気管支　4
気管支拡張症　145
気管支形成術　170
気管支循環　8
気管支静脈　8
気管支喘息　122, 206
気管支動脈　8
気管支動脈塞栓術　175
気管食道瘻　257
気管切開　242
気管切開下陽圧換気　242
気管切開孔　242
気胸　133
起坐位　34
気道過敏性　123
気道狭窄　123, 257
気道ステント留置　257
気道内分泌物　255
機能血管　7
吸引性肺炎　82
吸気/呼気時間比　233
吸気圧　233
吸気時間　233
吸気筋　5

吸気トリガーエラー　229
吸気トリガー感度　233
吸気ポーズ　233
吸気流速　233
急性咳嗽　31
急性呼吸窮迫症候群　152, 154
急性肺損傷　154
急性有害事象　201
吸入気酸素濃度　233
吸入療法　206
胸郭　5, 9, 35, 37
胸郭可動域訓練　254
胸腔鏡手術　168
胸腔ドレナージ　244
胸骨角　5
胸水　5
胸水貯留　161
胸痛　134
胸膜　5
胸膜腔　5
禁煙ガイドライン　299
禁煙外来　301
禁煙教室　301
禁煙啓発キャラクター　299
禁煙支援　299
禁煙指導　290
禁煙治療の「5Aアプローチ」　299
金属ステント　258
緊張性気胸　137
筋力トレーニング　252

く

区域切除術　170
空気感染　87
空気感染隔離室　93
空洞切開術　102
クオンティフェロン　89
口すぼめ呼吸　68, 253
グラフィック波形　238
グリーフケア　269, 271

け

経口気管挿管　234
外科的治療　168
血液ガス　12
血液ガス分析　12
結核　86
結核菌検査　89

ゲックラー分類　75
血性痰　32
血痰　175
血流減少モデル　23
血流正常モデル　22
原発性気胸　134
原発性肺クリプトコックス症　102

こ

抗インフルエンザウイルス薬　107
抗がん性抗生物質　182
抗凝固薬　260
高強度負荷　253
抗菌薬治療　76
口腔ケア　85
抗結核薬　194
抗血小板薬　260
抗コリン薬　208
抗体薬　183
行動変容のステージ　62
高二酸化炭素血症　18, 24
高流量システム　214
誤嚥　82
誤嚥性肺炎　81
呼気感度　233
呼気終末陽圧　233
呼気トリガーエラー　229
呼吸音　38
呼吸回数　233
呼吸器看護専門外来　283
呼吸機能障害　282
呼吸筋　5, 9
呼吸困難　32, 134, 255, 265
呼吸状態　33
呼吸性アシドーシス　26
呼吸性アルカローシス　27
呼吸性代償　26
呼吸中枢　8, 10
呼吸調節　10
呼吸パターン　34
呼吸不全　18
呼吸補助筋　5, 9, 65
呼吸理学療法　253
呼吸リハビリテーション　249
呼吸練習　253
姑息的放射線治療　199

骨髄抑制　187
骨転移　200, 204
根治的放射線治療　198

さ

差圧計　93
サーファクタント　153
細気管支　4
細菌性肺炎　73
最高気道内圧　237
在宅酸素療法　216
再膨張性肺水腫　137
酸塩基平衡　12
　──の評価　28
酸素解離曲線　14
　──右方移動　15
酸素カスケード　16
酸素化の指標　13, 16
酸素化不全　18
酸素管理　288
酸素消費性低酸素症　19
酸素親和性　15
酸素濃縮装置　216
酸素ブレンダー　215
酸素マスク　213
酸素利用障害　19
酸素療法　213

し

ジェット型ネブライザー　207
視診　33
自然気胸　134
自尊感情　291
市中肺炎　74
実行期　299
湿性咳嗽　31
飛沫核感染　87
社会資源　274, 281
社会的苦痛　265
シャント　20, 155
修正MRC質問票　32
住宅改修　282
終末期医療　270
熟考期　299
腫瘍　42
準備期　299
漿液性痰　32
上気道　2

小細胞がん　43
小細胞肺がん　200
症状緩和　288
小分子化合物　182
情報収集　275
触診　37
食道炎　201
シリコンステント　259
人工呼吸器　232
人工呼吸器関連肺炎　80
侵襲性肺アスペルギルス症　101
侵襲的陽圧換気　232
腎性代償作用　26
身体障害者手帳制度　282
身体的苦痛　265

■す
水封式　245
スクリーニング　275
ステロイドβ刺激薬　208
ステロイド薬　208
ストレッチング　254
スピリチュアルケア　270
スピリチュアルな苦痛　265
スプリンギング　255

■せ
精神的苦痛　265
精神的サポート　271，291
脊椎転移　200
セデーション　268
セルフケア支援　191
遷延性咳嗽　31
腺がん　43
潜在性結核感染症　94
前熟考期　299
全身持久力トレーニング　252
全人的苦痛　264
喘息死ゼロ作戦　298
喘息重症度の分類　124

■そ
ソーシャルサポート　291
続発性気胸　134
続発性肺クリプトコックス症　102

■た
退院支援　274
退院調整　274
退院調整看護師　280
大喀血　175
大細胞がん　43
代謝拮抗薬　181
代謝性アシドーシス　26
代謝性アルカローシス　27
態度価値　287
多剤耐性結核　194
打診　37
立ち上がり流量　233
脱毛　188
多発性骨転移　205
炭酸—重炭酸緩衝系　12

■ち
チアノーゼ　36
超音波ネブライザー　207
聴診　38
直接服薬確認療法　197
鎮静　268

■つ
通所介護　282
ツベルクリン反応　89

■て
低圧持続吸引　245
低強度負荷　253
低酸素血症　11，18
低酸素血症性低酸素症　19
低酸素症　18
低酸素性肺血管攣縮　177
低心拍出量性低酸素症　19
低流量システム　213
電話訪問　192

■と
疼痛　267
動脈血酸素分圧　14
動脈血二酸化炭素分圧　17
特定疾患治療研究事業　282
特定福祉用具販売　281
特発性間質性肺炎　111
特発性肺線維症　111

ドライパウダー　210
ドライパウダー吸入器　208
トラムライン　147
トリガーエラー　229
トロッカーカテーテル　245

■な
内因性PEEP　59
内呼吸　10
内肋間筋　5

■に
ニコチン依存症管理料　301
ニコチン依存症治療薬　300
二酸化炭素の輸送　17
二次抗結核薬　195
日常生活動作　289

■ね
ネーザルハイフロー　215
ネブライザー　207
ネブライザー吸入　209
ネブライザーつき酸素吸入器　214
粘液性痰　32
粘液性膿性痰　32

■の
膿性痰　32
脳転移　201，204

■は
肺　2
肺MAC症　96
肺アスペルギルス症　101
肺アスペルギローマ　101
排液　244
肺炎　72
肺外結核　87
肺がん　42，199
排気　244
肺気腫　58，206
肺気道　5
肺虚脱　135
肺気量分画　60
肺区域　2
肺クリプトコックス症　101
肺結核　87

肺血流　10
肺高血圧　155
肺循環　7
肺障害　189
肺静脈　7
肺真菌症　100
肺全摘術　170
肺臓炎　203
排痰法　254
肺動脈　7
肺動脈シャント　176
肺胞　5
肺胞管　4
肺胞換気量　25
肺胞腔　11
肺胞実質系　5
肺胞低換気　25
肺胞嚢　4, 5
肺葉　2
肺葉切除術　170
瀑布　16
バケツハンドル運動　9, 37
ばち状指　36
鼻カニュラ　213
パニックコントロール　289
パフォーマンス・ステータス　46
ハンド吸入　208

ひ

非オピオイド　267
非がん性呼吸器疾患　270
非結核性抗酸菌　95
微小管阻害薬　182
非小細胞肺がん　200
非侵襲的陽圧換気　223
非定型肺炎　73
皮膚炎　202
皮膚障害　189
びまん性汎細気管支炎　140
病薬連携　295
ピラジナミド　194
貧血性低酸素症　19

ふ

フィジカルアセスメント　33
副雑音　38
腹式呼吸　254
福祉用具貸与　281

服薬情報提供書　295
不顕性誤嚥　82
部分切除術　170
ブラ　134
白金製剤　181
プラトー　233
プラトー圧　237
ブリンクマン指数　299
フレッチャー・ヒュー・ジョーンズの分類　35
ブレブ　134
フローサイクル%　233
フローパターン　233
分時換気量　25
分子標的治療薬　182, 183

へ

ヘモグロビン　13, 14
ヘモグロビン酸素飽和度　14
ヘンダーソン・ハッセルバルヒ　13
ベンチュリーマスク　214
扁平上皮がん　43

ほ

蜂窩肺　113
放射線宿酔　205
放射線治療　198
蜂巣肺　113
泡沫状痰　32
訪問介護　281
訪問看護　280, 281
訪問リハビリテーション　281
保険薬局　295
保険薬局薬剤師　295
ポストリフツ　255
ボルグCR-10スケール　252
ポンプハンドル運動　10, 37

ま

マスクフィッティング　225
末梢神経障害　188
慢性壊死性肺アスペルギルス症　101
慢性咳嗽　31
慢性気管支炎　58, 206
慢性閉塞性肺疾患　57, 206

み

ミラー・ジョーンズの分類　75

も

毛細血管　11

ゆ

有害事象　201
有効分時換気量　25

り

リーク　225
リザーバーシステム　215
リザーバーつき酸素マスク　215
リザーバーつき鼻カニュラ　215
リファンピシン　194
流速波形　233
流量－換気量曲線　238
流量曲線　238
量規定換気　232
療養指導　287
臨終　268

ろ

労働者災害補償保険法　56
リンパ　8

欧文索引

数字，その他

1回換気量　232
Ⅰ型肺胞上皮細胞　5
Ⅱ型肺胞上皮細胞　5
β刺激薬　208

A

A-aD$_{O2}$　29
ACBT　254
ADL　289
ADL拡大　290
ADLトレーニング　254
air trapping　59
ALI　154
ARDS　152, 154
auto cycling　229
auto triggering　229

B

BAE　175
bilevel PAP　224
bleb　134
bulla　134

C

CAP　74
COPD　57, 206, 207
CTアンギオグラフィ　176

D

DOTS　93, 196
DPB　140
DPI　208

E

EIP　233

EPAP　224
E$_{SENS}$　233

F

F$_I$O$_2$　233
F-V曲線　238

H

HAP　74
Hb　14
Henderson-Hasselbalch　13
HPV　177

I

I/E比　233
IIPs　111
IMIG　53
INH　194
IP　110
IPAP　224
IPF　111
IPPV　232

L

LTBI　94

M

MSW　280

N

N95マスク　92
NHCAP　74
NPPV　223, 288
NSAIDs　267
NTM　95

P

P/F比　16
PaCO$_2$　17
PaO$_2$　13, 14, 16
PCV　232
PDI　210
PEEP　233
pMDI　208, 211
P-V曲線　238
PZA　194

Q

QFT　89

R

RASS　235
RFP　194

S

SaO$_2$　13

T

total pain　264
TPPV　242

U

UICC-TNM分類　45

V

V$_A$/Q比　10
VAP　80
VATS　168
VCV　232

中山書店の出版物に関する情報は，
小社サポートページを御覧ください．
https://www.nakayamashoten.jp/
support.html

呼吸器看護ケアマニュアル

2014年9月1日　初　版第1刷発行Ⓒ　〔検印省略〕
2020年9月1日　　　　　　第2刷発行

編　集	石原英樹　竹川幸恵　山川幸枝
発行者	平田　直
発行所	株式会社　中山書店
	〒112-0006　東京都文京区小日向4-2-6
	電話　03-3813-1100（代表）
	振替　00130-5-196565
	https://www.nakayamashoten.jp/

装丁・デザイン	臼井弘志＋藤塚尚子（公和図書デザイン室）
イラスト	内田和世，株式会社　日本グラフィックス
DTP	株式会社　明昌堂
印刷・製本	株式会社　シナノ

Published by Nakayama Shoten Co., Ltd. Printed in Japan
ISBN 978-4-521-73980-9

落丁・乱丁の場合はお取り替え致します

・本書の複製権・上映権・譲渡権・公衆送信権（送信可能化を含む）は株式会社中山書店が保有します．

・ JCOPY ＜(社)出版者著作権管理機構委託出版物＞
本書の無断複写は著作権法上での例外を除き禁じられています．複写される場合は，そのつど事前に，(社)出版者著作権管理機構（電話 03-5244-5088，FAX 03-5244-5089，e-mail : info@jcopy.or.jp）の許諾を得てください．

本書をスキャン・デジタルデータ化するなどの複製を無許諾で行う行為は，著作権法上での限られた例外（「私的使用のための複製」など）を除き著作権法違反となります．なお，大学・病院・企業などにおいて，内部的に業務上使用する目的で上記の行為を行うことは，私的使用には該当せず違法です．また私的使用のためであっても，代行業者等の第三者に依頼して使用する本人以外の者が上記の行為を行うことは違法です．